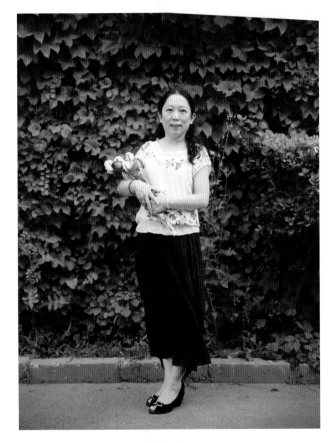

作者近照

师生合影

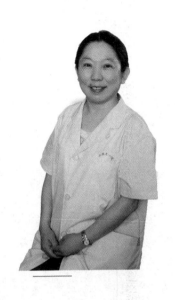

解析急性胰腺炎

武嫣斐

—— 武嫣斐 著

WUYANFEI JIEXI
JIXING YIXIANYAN

胰腺炎

—— 胰腺有水肿、充血，或出血、坏死。临床上
出现腹痛、腹胀、恶心、呕吐、发热等症状，化验
血和尿中淀粉酶含量升高等

升阳散火汤 —— 住院患者会诊记录 —— 达原饮

伤寒 —— 炙甘草汤 —— 经方活用 —— 清胰汤

金匮温胆汤 —— 小陷胸汤 —— 中医临证医案

山西出版传媒集团　山西科学技术出版社

序

打开案头武嫣斐主任所著《武嫣斐解析急性胰腺炎》一书，拜读她杏林三十载之穰穰满家的病案解析，从中感受到字里行间渗透之辛勤耕耘的不懈，让我着实敬佩。

对于中医学，我基本属于门外汉，邀我做序，备感汗颜。医学无论中西，其理、其感、其道，实属互通。借做序之机，也使我再入中医学之门，深悟其博大精深，提升自身修养。

本书参考了东汉至晚清时期重要医家经典之作，诸如《灵枢》《素问》《伤寒论》《金匮要略》《医方考》《外科正宗》《景岳全书》《临证指南医案》《类证治裁》《马培之外科医案》等，从中医学视角阐述了急性胰腺炎，急性阑尾炎，结肠癌，肝脓肿、黄疸，颈部、乳腺脓肿，胃癌术后，多脏器衰竭，皮肤溃疡、伤口感染等八大类病症。每病、每例都详实记载治疗方法及疗效反馈，可见其治医之严谨、细致，并将其研究成果与医家分享，向同道请教，实感武主任做人、做事、行医、做学问态度之正、之端。

作为一名头颈外科医生，阅读本书关于"颈部脓肿"一篇尤为受益。

颈部脓肿为本专科的急重病种，处理不当、不及时，常可危及生命。外科主要的治疗手段是切开引流，术后抗炎对症治疗。中医则提供了一个辅助或综合治疗思路，并行之有效，这使得西医治疗方法又多了一招，成为对抗病魔不可多得的同盟军。

中医学是祖国的瑰宝，更是中华民族对世界医学的贡献。作为医者，我们必须继承、弘扬、发展，更要借助现代科技之匙，解析中医治病之机理，中西合璧，对症下药，瞄准精准医学这一现代医学发展方向，方能将祖国中医学立于世界之端。

由衷地推荐本书，其乃医家真心立著，参百家经典，付诸辛勤汗水，肺腑感言，祝愿各位同道从中获益，在各自的医疗实践中取得更好的医疗成果以回馈患者。

王斌全

2016 年 7 月，并州

※ 王斌全，国家教学名师，博士生导师，耳鼻咽喉 - 头颈外科专家

前　言

光阴荏苒，岁月如梭。屈指算来，我已步入杏坛三十余载。数十年来，青灯黄卷，药石馨香，读书不敢稍有懈怠，临证务必多加思虑，此已成为我做人和从业的原则，而从不敢逾越也。

我生也有幸，先后拜医学界名宿马宝璋教授、王素萍教授、姜良铎教授等人为师。此几位乃当代医学巨匠，医德高尚，医术精湛，学术高超，且常怀丹心以济世，执妙方以救命，秉仁德以传业，持懿行以教人，为患者所爱戴，为学界所推重。同时，他们在长期的临床、教学和科研工作中，勇于探索，勤于思考，究岐黄之奥趣，继往圣之绝学，卓然自成一家，为中国的医学事业作出了重要贡献，桃李不言，下自成蹊，声誉日隆，名至实归，为今人所景仰。

我就学于几位恩师，聆听教诲，耳濡目染，得以传承师德，继承医术，自是获益匪浅。然自觉多年来医术虽有进步，临证依然如履薄冰，自叹临证愈多，困惑愈多，乃勤求古训，博采众长，孜孜以除苦去疾为要务，步步以真实效果为追求。悟大道于象外，究医理于心内。时时以弘师医道为己任，处处以治病救人为根本，以报答恩师释疑解惑授业之恩德。故多年来，无论是立身于临床，或教学于讲堂，抑或是攻关于科研，似乎觉得尚在师前，愈加诚惶诚恐，谨言慎行，自策自警，自勉自励，必须勤奋，而不能有丝毫懈怠也。

为继承恩师的学术思想，传绍恩师的医学成就，亦为回顾自己的学习体会，总结自己的从医经验，兹将我近年积存医案217例编集成册，名曰《武嫣斐解析急性胰腺炎》，实际分为解析急性胰腺炎；急性阑尾炎；结肠癌；肝脓肿、黄疸；颈部、乳腺脓肿；胃癌术后；多脏器衰竭；皮肤溃疡、伤口感染等8篇。其中有自己学习之体会，诊疗之心得，亦有自己临床之"雕虫小技"。虽不够全面系统，但皆为真实医案记载。值此书付梓之际，为方便读者阅读，把握本书梗概，易于查阅，现将我写作此书的思想简述于下，作为前言。

1. 急性胰腺炎，属于中医"腹痛"范畴。

《黄帝内经素问·气交变大论》《症因脉治·腹痛论》《景岳全书·心腹痛》等均有论述。病因一般多由外感六淫、饮食不节、七情内伤等造成气血不和而致，临床上有寒热、虚实、气血之分。

《寿世保元·腹痛》："治之皆当辨其寒热虚实，随其所得之症施治，若外邪者散之，内积者逐之，寒者温之，热者清之，虚者补之，实者泻之，泄则调之，闭则通之，血则消之，气则顺之，虫则追之，积则消之，加以健理脾胃，调养气血，斯治之要也。"

临床上，加减使用张仲景《伤寒论》等经典所载"承气汤""排气汤""活血汤"等有较好疗效。此外，采用针法、灸法等亦有一定效果。

2. 急性阑尾炎，中医称之为"肠痈"。

《黄帝内经素问·厥论》等认为此症多因饮食失节，暴怒忧思，跌仆奔走而致胃肠运化失职，湿热内壅所致。

《外科正宗》卷三："肠痈者，皆湿热淤血流于小肠而成也。由来有三：男子暴急奔走，以致肠胃传送不能舒利，败血浊气壅遏而成者一也；妇人产后，体虚多卧，未经起坐，又或坐草（胎产）艰难，用力太过，育后失逐败淤，以致败血停积肠胃，结滞而成者二也；饥饱劳伤，担负重物，致伤肠胃，又或醉饱房劳，过伤精力，或生冷并进……气血凝滞而成者三也。"

《金匮要略方论》："肠痈者，少腹肿痞，按之即痛，如淋，小便自调，时时发热，自汗出，复恶寒，其脉迟紧者，脓未成，可下之，当有血；脉洪数者，脓已成，不可下也，大黄牡丹皮汤主之。"

近代医家的"阑尾解毒汤""阑尾化淤汤"等方剂，对治疗上述疾病发挥了较好的疗效。

3. 结肠癌，属于中医关于"癥瘕积聚"之症。

《金匮要略·疟病脉证并治》将此症称为"癥瘕"。《诸病源候论·癥瘕病诸候》："其病不动者，直名为癥。若虽病有结癥而可推移者，名为癥瘕。"

《圣济总录》还认为癥瘕与积聚属同类疾病："癥瘕结癖者，积聚之异名也。证状不一，原其根本，大略相类。"病因病机多因脏腑不和，气机阻滞，淤血内停，气聚为癥，血结为瘕，以气滞、血淤、痰湿及毒热为多。癥瘕又分气滞、血淤、痰湿、毒热等症型。

治疗法则：疏肝解郁，行气散结；活血破淤，散结消证；除湿化痰，散结消瘕；解毒除湿，破淤消癥。

《伤寒论》还有"直肠给药"的论述，在临床上，对患者采取中药煎剂直肠滴入保留灌肠，对于改善患者局部症状也起到较好的治疗作用。

4. 肝脓肿，中医谓之"肝痈"。

《黄帝内经素问·大奇论》："肝雍，两胠满，卧则惊，不得小便。"本病包括西医之肝脓疡、肝包虫、化脓性胆囊炎及胆管炎。肝痈多因愤郁气逆积湿生痰蕴蒸而成。肝痈初起期门穴处微肿隐痛，牵引胁肋，拒按，或便溺则疼痛加重，或侧卧咳嗽，脉弦数，常见恶寒发热。继则局部胀痛加剧，胁肋胀满，身热不退。如迁延失治则脓肿破溃，可咳吐或下利脓血，呈褐色且带臭秽。

肝痈的治疗宜清肝宣肺，解毒涤痰，可选用柴胡清肝汤、化肝清毒汤、宣郁化毒汤、疏肝涤痰汤。脓成则宜于清肝泻火方中佐以排脓之品。脓溃之后宜清肺清肠，补益脾肾。外治参见肠痈，必要时应行手术治疗。愈后宜用四物汤等调理。

我在临床治疗中，借鉴使用《马培之外科医案》的治疗方法，取得较好效果。中医辨证治疗肝脓肿，可以使患者免除手术的痛苦，并且治疗后不易复发。此外，中医治疗黄疸也有着悠久的历史和非常成熟的治疗方剂，很值得我们继承。

5. 颈部、乳腺脓肿，中医称为"有头疽""缺盆疽""发颐""乳痈"等。

疽之病名始见于《灵枢·痈疽》："何谓疽……热气淳盛，下陷肌肤，筋髓枯，内连五脏，血气竭，当其痈下，筋骨良肉皆无余，故命曰疽。"

《外科理例·疮名有三》云："疽者，初生白粒如粟米，便觉痒痛，触着其痛应心，此疽始之发兆……"有头疽是发生在皮肤肌肉间的急性化脓性疾病，病因为外感风温、湿热之邪；情志内伤，气郁化火；房事不节、劳伤精气。

病机①外感风温、湿热之邪，邪毒侵入肌肤，毒邪蕴聚以致经络阻塞，气血运行失常。②脏腑蕴毒，情志内伤，气郁化火；或由于平素恣食膏粱厚味、醇酒炙博，以致脾胃运化失常，湿热火毒内生。以上二者皆可致脏腑蕴毒。③内伤精气由于房室不节，劳伤精气，以致肾水亏损，水火不济；阴虚则火邪炽盛，感受毒邪之后，往往毒滞难化。证治分类：火毒蕴滞证、阴虚火炽证、气虚毒滞证。

明代陈实功《外科正宗》中的"排脓散"，同时配合外用《外伤科学》"生肌散"对于治疗颈部脓肿，尤其对治疗乳腺脓肿具有较高的临床价值和治疗效果。

6. 胃癌亦属中医的"癥瘕积聚"范畴。

其病理、病机、治则，参见上述中医关于"癥瘕积聚"论述。我在临床上借鉴使用《世医得效方》中的"六磨汤""排气汤"等方剂，治疗胃癌术后胃肠功能障碍，取得较好疗效。

7. 多器官衰竭，又称多器官功能障碍综合征，中医参考"胸痹""胁痛""痰湿""黄疸""咳嗽""喘症""肺胀""水肿"等病名。

多器官的急性功能障碍或衰竭，常见肺先受累，次为肾、肝、心血管、中枢系统、胃肠、免疫系统和凝血系统功能障碍。目前呼吸机、人工肝、血液透析、血压维持等现代技术的临床应用，可以使患者度过疾病的危险期。但是治疗后期会出现患者脱机困难、昏迷患者排痰困难、抗休克药物难撤离等问题。使用《伤寒论》中的"四逆汤"和《医方考》中的"清气化痰汤",以及《内外伤辨惑论》的"生脉饮"对患者升压、化痰、抗感染等有很好的治疗效果。根据各脏器功能衰竭的程度不同,参考不同的中医病名。

"胸痹"病名最早见于《内经》,《素问·藏气法时论》:"心病者,胸中痛,胁支满,胁下痛,膺背肩胛间痛,两臂内痛。"《灵枢·厥病》:"真心痛,手足青至节,心痛甚,旦发夕死,夕发旦死。"《金匮要略·胸痹心痛短气病脉证治》认为心痛是胸痹的表现,"胸痹缓急",即心痛时发时缓为其特点,其病机以阳微阴弦为主,以辛温通阳或温补阳气为治疗大法,代表方剂如瓜蒌薤白半夏汤、瓜蒌薤白白酒汤及人参汤等。

胁痛是以胁肋部疼痛为主要表现的一种肝胆病证。《素问·热论篇》曰:"三日少阳受之,少阳主胆,其脉循胁络于耳,故胸胁痛而耳聋。"《素问·刺热论篇》谓:"肝热病者,小便先黄……胁满痛。"《灵枢·五邪》说:"邪在肝,则两胁中痛。"《景岳全书·胁痛》将胁痛病因分为外感与内伤两大类,并提出以内伤为多见。《临证指南医案·胁痛》对胁痛之属久病人络者,善用辛香通络、甘缓补虚、辛泄祛淤等法,立方遣药,颇为实用,对后世医家影响较大。《类证治裁·胁痛》在叶氏的基础上将胁痛分为肝郁、肝淤、痰饮、食积、肝虚诸类,对胁痛的分类与辨证论治作出了一定的贡献。胁痛是肝胆病变常见的症状。

黄疸是由于感受湿热疫毒等外邪,导致湿浊阻滞,脾胃肝胆功能失调,胆液不循常道,随血泛溢引起的以目黄、身黄、尿黄为主要临床表现的一种肝胆病证。《内经》已有黄疸之名,并对黄疸的病因、病机、症状等都有了初步的认识，如《素问·平人气象论篇》云："溺黄赤，安卧者，黄疸……目黄者曰黄疸。"《素问·六元正纪大论篇》云："溽暑湿热相薄，争于左之上，民病黄瘅而为胕肿。"《灵枢·经脉》云："是主脾所生病者……黄疸，不能卧。"《金匮要略》将黄疸立为专篇论述，并将其分为黄疸、谷疸、酒疸、女劳疸和黑疸等五疸。《伤寒论》还提出了阳明发黄和太阴发黄，说明当时已认识到黄疸可由外感、饮食和正虚引起，病机有湿热，淤热在里，寒湿在里，相关的脏腑有脾胃肾等，并较详细的记载了黄疸的临床表现，创制了茵陈蒿汤、茵陈五苓散等多首方剂，体现了泻下、解表、清化、温化、逐淤、利尿等多种退黄之法，这些治法和方剂仍为今天所喜用，表明汉代对黄疸的辨证论治已有了较高的水平。黄疸是肝功能衰竭的常见症状。

《内经》对喘病有较多论述。如《灵枢·五阅五使》说："故肺病者，喘息鼻张。"《灵枢·本脏》曰："肺高则上气肩息咳。"提示喘病以肺为主病之脏，并以呼吸急促、鼻煽、张口抬肩为特征。《灵枢·五邪》指出："邪在肺，则病皮肤痛，寒热，上气喘，汗出，喘动肩背。"《素问·举痛论》又说："劳则喘息汗出。"指出喘病病因既有外感，也有内伤，病机亦有虚实之别。此外，《素问·痹论》云："心痹者，脉不通，烦则心下鼓，暴上气而喘。"《素问·经脉别论》云："有所坠恐，喘出于肝。"提示喘虽以肺为主，亦涉及它脏。汉·《伤寒论》《金匮要略》已经认识到许多疾病，如伤寒、肺痿、肺痈、水气、黄疸、虚劳都可导致喘病，并开始了具体的方药治疗。金元以后，诸多医家充实了内伤诸因致喘的证治。如《丹溪心法·喘》说："六淫七情之所感伤，饱食动作，脏气不和，呼吸之息，不得宣畅而为喘急。

亦有脾肾俱虚体弱之人，皆能发喘。"认识到六淫、七情、饮食所伤，体质虚弱皆为喘病的病因。明代张景岳把喘病归纳为虚实两证。《景岳全书·喘促》说："实喘者有邪，邪气实也；虚喘者无邪，元气虚也。"指出了喘病的辨证纲领。清·《临证指南医案，喘》说："在肺为实，在肾为虚。"《类证治裁·喘症》则明确指出"喘由外感者治肺，由内伤者治肾"的治疗原则。这些观点对指导临床实践具有重要意义。呼吸困难、咳、喘是呼吸衰竭的常见症状。

水肿是指因感受外邪，饮食失调，或劳倦过度等，使肺失通调，脾失健运，肾失开阖，膀胱气化失常，导致体内水液潴留，泛滥肌肤，以头面、眼睑、四肢、腹背，甚至全身浮肿为临床特征的一类病证。肾功能衰竭、心功能衰竭、肺功能衰竭、肝功能衰竭均可以见到水肿一症。

本病在《内经》中称为"水"，并根据不同症状分为风水、石水、皮水。《灵枢·水胀》篇对其症状作了详细的描述，如"水始起也，目窠上微肿，如新卧起之状，其颈脉动，时咳，阴股间寒，足胫肿，腹乃大，其水已成矣。以手按其腹，随手而起，如裹水之状，此其候也。"至其发病原因，《素问·水热穴论篇》指出："故其本在肾，其末在肺。"《素问·至真要大论篇》又指出："诸湿肿满，皆属于脾。"可见在《内经》时代，对水肿病已有了较明确的认识。《金匮要略》称本病为"水气"，按病因、病证分为风水、皮水、正水、石水、黄汗五类。又根据五脏证候分为心水、肺水、肝水、脾水、肾水。至元代《丹溪心法·水肿》才将水肿分为阴水和阳水两大类，指出："若遍身肿，烦渴，小便赤涩，大便闭，此属阳水""若遍身肿，不烦渴，大便溏，小便少，不涩赤，此属阴水"。这一分类方法至今对指导临床辨证仍有重要意义。明代《医学入门·水肿》提出疮痍可以引起水肿，并记载了"脓疮搽药，愈后发肿"的现象，清代《证治汇补·水肿》归纳总结了前贤关于水肿的治法，认为治水肿之大法，"宜调中健脾，脾气实，自能升降运行，则水湿自除，此治其本也。"同时又列举了水肿的分治六法：治分阴阳、治分汗渗、湿热宜清、寒湿宜温、阴虚宜补、邪实当攻。分别为完善水肿的病因学说和辨证论治做出了各自的贡献。临床对水肿的治疗应当借鉴前人的治疗方法。

8. 皮肤溃疡或伤口感染，中医称之为"脱疽""脉痹"。

皮肤溃疡为外科常见病、多发病。是以皮肤溃疡为主要临床表现，且长期不能愈合为临床特征，是皮肤组织缺损液化感染坏死的一种体表疾病。术后伤口感染是外科手术常见的并发症。

皮肤溃疡常见于糖尿病足、肢体动脉炎、肢体静脉炎等，中医病名为脱疽，或脉痹。脱疽病名早见于《灵枢·痈疽篇》："发于足趾，名脱疽。"病机与脾气不健、肝肾不足、寒湿侵袭、凝滞脉络等。治疗以温阳通脉、祛寒化湿、活血祛淤、补益气血等。《素问·痹论篇》"在于脉则血凝而不流"，是对脉痹的最早的阐述。《金匮要略·血痹虚劳病脉证并治》提供"当归四逆汤""黄芪桂枝五物汤"等治疗脉痹的主要方剂，沿用至今。

总之，我认为中华民族是勤劳勇敢、智慧善良、品德优秀的伟大民族。几千年来，我国广大劳动人民，在生活生产和劳动实践中，同严酷的自然环境和吞噬人们生命、影响人们身体健康的各类疾病进行了不懈的斗争，积累了非常丰富的生活经验和卓有成效医疗技术，对此，历代医家均有翔实的记载和独到的论述，形成了源远流长，博大精深的中医学。对提高人类的寿命，提高人们的生活质量，康健中华民族乃至全人类的体魄，做出了不可磨灭的重要贡献。因此，可以毫不夸张地说，中医药乃中华文明宝库中的瑰宝，非常值得我继承和弘扬，并在医学实践中运用和发展，以造福中国和世界人民。

由于自己才疏学浅，医疗水平所限，加之写作时间仓促，此书缺点和谬误在所难免，恳请诸位方家不吝赐教，加以斧正，本人不胜感激！此书成稿后，山西医科大学第一医院王斌全院长亲自为本书作序，令我非常感动！此外，我在写作此书过程中，学生强亚、王健飞、徐惠芳、杨宏伟、姚芬等人均提出过很好的建议和意见，并在资料收集整理、篇目编辑、文稿校对等方面做了大量工作，在此一并表示感谢！

武嫣斐

2016 年 7 月于山西太原

目　录

第一篇　急性胰腺炎

　　急性胰腺炎是腹部外科的常见疾病。近年来，随着人们生活节奏的加快，工作压力的增大，以及受不良饮食习惯等影响，重症胰腺炎的发病率呈大幅上升趋势。而对于急性胰腺炎的治疗，不论是采取手术治疗还是保守治疗，均面临患者胃肠道功能恢复差、胰腺脓肿吸收困难，以及患者在治疗过程中的疼痛等问题。在临床中，我根据张仲景《伤寒论》等经典论述，辨证施治，直接或加减使用"承气汤""排气汤""活血汤"等方剂，配合中医的针灸等方法，取得了较好的治疗效果。

病案 1

　　张××，女，30 岁，普外，入院时间 2014 年 12 月 6 日。

　　主诉：产后出血，腹痛，全身皮肤黄染 4 小时。

　　现病史：患者因剖宫产术中胎盘前置，胎盘剥离困难致术中大出血，行子宫全切除术，术中、术后大量出血，给予输注浓红、血浆等，出血情况有所缓解，但腹部切口有渗血。产后患者自觉腹痛明显，全身皮肤及巩膜黄染。急查床旁腹部 B 超示：腹腔积液，腹水形成。胰腺 B 超示：胰腺肿大，胰内及胰腺周围回声异常，提示：急性胰腺炎。腹部 CT 示：胰腺周围区消失，腹腔积液形成，腹腔炎及腹膜后脓肿，提示：重症胰腺炎。考虑患者为产后重症胰腺炎，由我院产科转入普外科病房治疗。患者妊娠晚期有腹部胀满，全身轻度浮肿，大便不通，数十日不行，小便量少，剖宫产术后和子宫全切除术后上述症状明显加重。

查体

T36.7℃，P145次／分，R30次／分，BP148/106mmHg，神志淡漠，意识清楚，痛苦面容，全身皮肤黄染，巩膜黄染，全身浮肿明显，腹部膨隆，压痛、反跳痛、腹肌紧张明显，腹部叩诊有移动性浊音。腹部切口辅料有渗血。术后腹腔引流管通畅，腹腔引流液量多，颜色浑浊，呈血性。

理化检查

血常规：白细胞计数（WBC）16×10^9/L，嗜中性粒细胞百分比（NUE%）77%，红细胞计数（RBC）2.5×10^{12}/L，血红蛋白（HGB）80g/L，血小板（PLT）120×10^9/L。

凝血系列：凝血酶原时间（PT-S）20秒，凝血酶原时间活动度〔PT（%）〕56%，活化部分凝血活酶时间（APTT）45秒。

肝功：血清丙氨酸氨基转移酶（ALT）120U/L，血清天门冬氨酸氨基转移酶（AST）90U/L，总蛋白（TP）56g/L，白蛋白（ALB）30g/L，血清总胆红素（TBIL）199μmol/L，血清直胆红素（DBIL）103μmol/L，血清间胆红素（IBIL）96.50μmol/L。

肾功：尿素（Urea）10.98mmol/L，肌酐（CRE）325μmol/L。

血清淀粉酶（AMS）：756U/L。

尿淀粉酶（UAMR）：330U/L。

血清电解质：钾（K）4.9mmol/L，钠（Na）140mmol/L，氯（CI）106mmol/L，钙（Ca）2mmol/L。

即刻血糖：22.7mmol/L。

影像检查

腹部B超示：胰腺肿大，胰内及胰腺周围回声异常，提示：急性胰腺炎。

腹部 CT 示：胰腺周围区消失，腹腔积液形成，腹腔炎及腹膜后脓肿，提示重症胰腺炎。

诊断

急性重症胰腺炎、腹腔炎及腹膜后脓肿形成、腹腔感染、肾功能衰竭、梗阻性黄疸、脓毒血症、多脏器衰竭、产后大出血、产后凝血功能障碍、剖宫产术后、子宫全切术。

治疗

给予禁饮食，监护心率、血压、尿量，胃肠减压，腹腔灌洗，维持血电解质平衡，补充体液，维持有效血容量，采用全胃肠外营养（TPN），纠正贫血、纠正低蛋白血症、补充血浆、纠正凝血障碍、减少胰液分泌、抑制胰酶活性、保肝、抗感染等治疗。

会诊理由：患者主诉剖宫产术后，子宫全切术后，出现重症胰腺炎合并腹腔感染、腹膜炎及腹膜后脓肿，肾功能衰竭。经对症治疗病情有所好转。期间因腹胀、腹泻、大便次数增多，大量水样便，每天约 3000ml，同时小便量明显减少，浮肿明显。考虑抗菌药改变了肠道菌群，出现菌群失调导致腹泻，给予口服双歧杆菌和思密达等药物。服药后患者大便次数明显减少，腹泻症状减轻，但是腹胀症状明显加重，同时小便量少，全身浮肿明显。治疗后 2014 年 12 月 23 日请中医科会诊。

中医四诊：患者意识模糊，颜面浮肿，全身浮肿，身面及巩膜黄染明显，发热，腹部膨隆，皮温较高，小便量少，色黄赤，大便量少，大便呈绿色，腹部胀满。腹腔引流管引流物量多，呈血性，浑浊不清。舌未见，脉滑数。主症：发热、黄疸、腹胀、腹泻、浮肿、神昏。

中医辨证：热毒炽盛，元气不足。

主治：扶正托毒，泄热逐水。

会诊意见

1. 针灸治疗。

头针取额旁 2 线，体针取中脘、下脘、天枢、关元、水分、足三里、上巨虚、下巨虚、太冲、公孙、阴陵泉，阳陵泉，日 1 次，每次留针 30 分钟。

2. 中药汤剂。

主方：葛根芩连汤、白头翁汤、大桃花汤加减。

处理：口服中药汤剂。

白茅根 20g 白头翁 20g 黄连 5g 黄柏 10g 秦皮 10g 葛根 20g 黄芩 10g 茵陈 30g 虎杖 20g 公英 20g 干姜 5g 附子（先煎）5g 龙骨 20g 牡蛎 20g 枳壳 15g，4 剂，水煎服，每日 1 剂，鼻饲给药。

3. 中药外治。

主方：决流汤加减。生甘遂 6g 牵牛子 6g 肉桂 6g 车前子 30g 冰片 6g，黄酒调糊，每日 3g，敷神阙穴，纱布覆盖，热灯照射 30 分钟，每日换药。

治疗效果

经上述中医疗法治疗后，患者水肿症状减轻，腹胀减轻。2015 年 1 月 7 日 24 小时液体出入量记载，总入量 4820ml，总出量 5055ml，其中包括排出尿 2750ml、大便 900ml、胃液 250ml。

按语： 脐疗是将药做成适当的剂型（如糊、散、丸、膏）敷于脐部，以治疗疾病的方法。脐部即中医神阙穴，通过药物刺激穴位，可以达到激发经气，疏通经络，促进气血运行，调节脏腑阴阳功能。脐部皮肤最薄，有利于药物的渗透和吸收。决流汤出自《傅青主男科》，主治水臌良方。本案是将决流汤方改变用法，通过脐疗的方法发挥药物的作用，并根据小便量决定敷药量和时间，临床使用安全有效，值得推广。

病案 2

许××，男，45 岁，普外，入院时间 2015 年 12 月 11 日。

主诉：上腹部疼痛 1 天。

现病史：患者因昨日大量饮酒后出现上腹部疼痛，呈钝痛，并逐渐加重，并伴有恶心，呕吐。就诊于社区医院，考虑急性胰腺炎，转入我院普外科。急查腹部 B 超可见胰腺肿大。患者发病以来，一般情况尚可，平素大便干燥，近 1 周大便未行。

查体

T36.7℃，P90 次 / 分，R18 次 / 分，BP120/80mmHg，神清语利，痛苦面容，查体合作。全身皮肤黏膜、巩膜未见黄染。腹胀，压痛，无腹肌紧张、反跳痛。肠鸣音减弱。

理化检查

血常规：白细胞计数（WBC）4.3×10^9/L，嗜中性粒细胞百分比（NUE%）53%，红细胞计数（RBC）4.6×10^{12}/L，血红蛋白（HGB）130g/L，血小板（PLT）220×10^9/L。

肝功：血清丙氨酸氨基转移酶（ALT）48U/L，血清天门冬氨酸氨基转移酶（AST）36U/L，总蛋白（TP）80g/L，白蛋白（ALB）47g/L。

肾功：尿素（Urea）3.44mmol/L，肌酐（CRE）48μmol/L。

即刻血糖：6.7mmol/L。

血清电解质：钾（K）3.9mmol/L，钠（Na）141mmol/L，氯（CI）110mmol/L，钙（Ca）2.2mmol/L。

凝血检查：凝血酶原时间（PT−S）12 秒，凝血酶原时间活动度〔PT（%）〕102%，活化部分凝血活酶时间（APTT）29 秒。

血清淀粉酶（AMS）：320U/L。

尿淀粉酶（UAMR）：110U/L。

影像检查

腹部 B 超：肝内管道结构清晰，实质回声均匀，肝内外胆管未见扩张，门静脉主干内径正常，血流信号无异常，胰腺肿大。胆、脾、双肾未见异常。提示：急性胰腺炎。

腹部 CT：胰腺增大。提示：急性胰腺炎。

诊断

轻症急性胰腺炎。

治疗

给予禁饮食，胃肠减压，口服硫酸镁注射液。维持血电解质平衡，补充体液，采用全胃肠外营养（TPN），减少胰液分泌，抑制胰酶活性，抗感染等治疗。

会诊理由：患者经治疗后腹痛症状消失，从原本的全胃肠外营养（TPN），现给予肠内营养治疗。现患者出现腹部胀满，大便 4 日不行。于 2015 年 12 月 11 日住院，治疗后 14 日请中医科会诊，改善肠道功能，选择时机给予肠内营养或流食。

中医四诊：患者腹胀，大便数日不行，舌质红，舌苔黄厚腻，脉细数。

中医辨证：湿热中阻。

主方：清胰汤（简明中医药词典。人民卫生出版社 834）和枳实导致丸（简明中医药词典。人民卫生出版社 596）加减。

主治：疏肝理气，清热通便，健脾祛湿。

会诊意见

中药汤剂处方如下：

柴胡 15g 黄芩 10g 胡黄连 10g 白芍 15g 木香 10g 延胡索 10g 大黄 10g （后下）芒硝 10g （冲）枳实 10g 焦神曲 15g 茯苓 10g 泽泻 10g 白术 10g 栝楼 20g 生薏仁 20g 杏仁 10g，4 剂，水煎服，每日 1 剂。

治疗效果

患者开始以肠内营养支持治疗，服药期间患者大便通畅，腹胀消失。

按语：急性胰腺炎起病多合并排便功能的异常，普外科多以口服硫酸镁，起效较快。但是停药后，排便困难会再次出现。而肠道功能的恢复与否影响着急性胰腺炎病情的进展和是否可以进食。目前临床广泛应用空肠营养管给予肠内营养支持治疗。清胰汤是急性胰腺炎早期少阳阳明合病，属阳明腑实证的主要方剂。随着治疗向前推进，胃肠道湿热积滞兼脾虚湿盛成为主要病机，因此，积实导滞丸可作为主选方剂，治疗疾病后期脾虚无力运化水谷和水湿。脾胃为后天之本，治疗过程中兼顾脾胃的调理，也是提高疗效的关键。

病案 3

张 ××，男，40 岁，普外，入院时间 2015 年 3 月 2 日。

主诉：上腹部疼痛 3 天。

现病史：患者 3 天前饮酒后出现持续剧烈的上腹部疼痛，呈刀割样痛，同时伴有恶心、呕吐，呕吐物为胃内容物，不伴有腹胀、呕血、便血。患者自行口服奥美拉唑肠溶胶囊 1 粒，疼痛未见明显缓解，遂就诊于我院急诊。急诊急查尿淀粉酶（UAMR）：751U/L，血清淀粉酶（AMS）：1320U/L。收住我院普外科进行治疗。发病以来患者精神差，痛苦面容，二便正常。患者既往有 2 型糖尿病，血糖控制情况不详，既往空腹血糖最高 18mmol/L。给予皮下注射诺和灵 50r，控制血糖，具体剂量和用法暂时不详。患者吸烟史 10 余年，每日吸烟量在 20 支左右。少量饮酒。

查体

T36.9℃，P101 次/分，R15 次/分，BP130/100mmHg，上腹部压痛阳性，反跳痛阳性，墨菲氏征阳性，肠鸣音减弱。

理化检查

即刻血糖：葡萄糖 19.69mmol/L。

血常规：白细胞计数（WBC）10.3×10^9/L，嗜中性粒细胞百分比（NUE%）63%，红细胞计数（RBC）3.9×10^{12}/L，血红蛋白（HGB）130g/L，血小板（PLT）130×10^9/L。

肝功：血清丙氨酸氨基转移酶（ALT）98U/L，血清天门冬氨酸氨基转移酶（AST）76U/L，总蛋白（TP）70g/L，白蛋白（ALB）42g/L，血清 γ - 谷氨酰基转移酶（γ-GT）113U/L，血清总胆红素（TBIL）44.8μmol/L，血清间胆红素（IBIL）39.5μmol/L。

肾功：尿素（Urea）6.44mmol/L，肌酐（CRE）88μmol/L。

凝血检查：凝血酶原时间（PT-S）10秒，凝血酶原时间活动度〔PT(%)〕98%，活化部分凝血活酶时间（APTT）32秒。

血清淀粉酶（AMS）：320U/L。

尿淀粉酶（UAMR）：751U/L

血清电解质：钾（K）3.2mmol/L，钠（Na）121mmol/L，氯（CI）96mmol/L，钙（Ca）2.1mmol/L。

血脂系列：血清总胆固醇（TC）7.76mmol/L，血清甘油三酯（TG）3.21mmol/L。

影像检查

腹部超声：可见胰腺周围异常回声。提示：急性胰腺炎。肝、胆、脾、双肾未见异常。

腹部CT：可见胰腺实质及周围炎症，胰腺周围渗出性改变。提示：急性胰腺炎。肝、胆、脾、双肾未见异常。

诊断

重症急性胰腺炎。

治疗

禁饮食，留置胃管接负压吸引器以胃肠减压。监测血糖，日4次，根据血糖值调节胰岛素用量。硫酸镁注射液5g，胃管注射药，日2次，夹闭胃管1小时。给予抑酸，抑制胰腺外分泌，生长抑素、乌司他丁、兰索拉唑静脉点滴；抗感染使用头孢哌酮他唑巴坦钠静脉滴入。补液10% 葡萄糖注射液 500ml，核黄素磷酸钠注射液 60mg，脂溶性维生素12 支，门冬氨酸钾液 20ml，胰岛素液 10u；10% 葡糖糖注射液 500ml加胰岛素液 10u，10% 复合磷酸氢钾液 4ml，混合糖电解质液 500ml，胰岛素液 2u，复方氨基酸液 500ml，10% 氯化钾 10ml。

第一次会诊理由：患者经治疗后腹痛、恶心、呕吐症状消失，经空肠管给予肠内营养辅助治疗时，患者出现大便稀排便不畅。于发病后一周，给予肠内营养支持治疗后，于 2015 年 3 月 6 日请中医科会诊，调理肠道功能。

中医四诊：患者脘腹胀满，倦怠乏力，口渴不欲饮，面色晦暗，大便溏，排便不畅，午后潮热，身热不扬，舌质暗红，苔白腻，脉沉弱。血糖监测血糖偏高，增加胰岛素用量。

中医辨证：肝郁气滞，脾胃失调，气阴两虚。

主治：疏肝理气，清热祛湿，益气养阴。

主方：清胰汤、泻黄散、平胃散、生脉散加减。

处理意见

中药汤剂处方如下：

厚朴 10g 枳实 10g 大腹皮 10g 丹参 10g 党参 10g 麦冬 10g 五味子 10g 柴胡 10g 白芍 10g 黄芩 10g 苍术 10g 石膏 20g 花粉 10g 生薏仁 20g 怀牛膝 5g 山药 10g，4 剂，水煎服，每日 1 剂。

第二次会诊理由：患者 2015 年 3 月 17 日腹部 CT 示：急性胰腺炎，胰腺周围渗出性改变，较前渗出减轻。患者监测血糖值较前明显下降，胰岛素用量减少。患者腹胀消失，排便正常，主诉无明显不适。2015年 3 月 17 再次请中医科会诊希望继续服用中药治疗。目前已停空肠管肠内营养支持治疗，已能进流食。

中医四诊：患者无不适主诉，大便溏，食少，舌质红，苔薄白，脉弦。

中医辨证：脾胃气虚。

主治：益气健脾。

主方：参苓白术散加减。

处理意见

中药汤剂处方如下：

党参 10g　麦冬 10g　五味子 5g　葛根 10g　白术 20g　茯苓 20g　山药 20g　扁豆 10g　甘草 10g　干姜 3g　大腹皮 10g　丹参 10g　鸡内金 10g　生薏仁 20g　莲子 10g　桔梗 10g，4 剂，水煎服，每日 1 剂。

治疗效果

患者已可以进食，无明显不适，于 2015 年 3 月 23 日出院。

按语： 此病案为急性胰腺炎合并 2 型糖尿病。血糖明显升高是该病案的特点。2 型糖尿病中医称为脾瘅。脾瘅这一病名出自《素问·奇病论》，多指脾胃积热所致。患者长期血糖偏高，脾胃积热长期存在，同样也是导致急性胰腺炎的重要原因。因此，合并 2 型糖尿病、血糖异常升高的胰腺炎患者，治疗时清除脾胃积热也是治疗的关键。本病案在清胰汤的基础上结合泻黄散、平胃散达到较好的治疗目的，同时有效地降低了血糖值，更多的保护了受伤的胰腺。后期以参苓白术散或补中益气汤调理善后。明代王肯堂《诊治准绳》提出兰香饮子组成：石膏、知母、生甘草、人参、泽兰、防风、升麻、桔梗、连翘、半夏、白蔻仁。本次因未掌握此方，以后有机会一定尝试。该方可能更适用于此类病案。

病案 4

田××，男，62 岁，普外，入院时间 2015 年 8 月 29 日

主诉：上腹部疼痛 12 小时，柏油样便 1 次。

现病史：患者于 12 小时前无明显诱因出现上腹部疼痛，并持续剧烈加重，伴有恶心、呕吐，呕吐物为胃内容物，排便 1 次，大便颜色呈柏油样。就诊于我院急诊，急查血清淀粉酶 1350U/L，以急性胰

腺炎收入住院。患者有高血压病史 20 余年，长期口服药物控制血压，具体情况不详，目前血压控制尚可。1997 年因胆结石行胆囊切除术。2010 年被诊断为睡眠呼吸暂停综合征。同年行鼻中隔偏缺修补术。发病以来，患者精神紧张，表情痛苦，小便量少，大便 1 次，呈柏油样变，量不多。

查体

T37.7℃，P90 次 / 分，R20 次 / 分，BP130/90mmHg，神清语利，痛苦面容，查体合作。全身皮肤黏膜、巩膜未见黄染。腹胀，全腹压痛明显，有腹肌紧张、反跳痛。肠鸣音减弱。

理化检查

血常规：白细胞计数（WBC）15.3×10^9/L，嗜中性粒细胞百分比（NUE%）73%，红细胞计数（RBC）3.2×10^{12}/L，血红蛋白（HGB）120g/L，血小板（PLT）200×10^9/L。

血清淀粉酶（AMS）：1350U/L。

尿淀粉酶（UAMR）：158U/L。

即刻血糖：葡萄糖 6.9mmol/L。

血清电解质：钾（K）3.1mmol/L，钠（Na）111mmol/L，氯（CI）98mmol/L，钙（Ca）2.01mmol/L。

肝功：血清丙氨酸氨基转移酶（ALT）108U/L，血清天门冬氨酸氨基转移酶（AST）43U/L，总蛋白（TP）58g/L，白蛋白（ALB）42g/L。

肾功：尿素（Urea）3.44mmol/L，肌酐（CRE）68μmol/L。

凝血检查：凝血酶原时间（PT-S）15 秒，凝血酶原时间活动度〔PT(%)〕89%，活化部分凝血活酶时间（APTT）31 秒。

影像检查

腹部 B 超：肝、脾、双肾未见异常。胰腺局部弥漫性增大。提示：急性胰腺炎。

腹部 CT：胰腺显示巨大假性囊肿伴胰腺内积液坏死。提示：急性胰腺炎。

诊断：重症急性胰腺炎、胰腺巨大假性囊肿伴胰腺内积液坏死、消化道出血、胆囊切除术后、睡眠呼吸暂停综合症、鼻中隔偏缺修补术后。

治疗

给予监护生命体征，禁饮食，胃肠减压，维持水电解质平衡，维持有效血容量。营养支持，早期给予全胃肠外营养（TPN）。抗菌素抗感染，减少胰液分泌，抑制胰酶活性等治疗。

第一次会诊理由：患者住院一周后，一般情况尚可，未见腹痛、呕吐、便血等症。患者出现持续高热，体温在 38.2℃~38.9℃，于 2015 年 9 月 6 日请中医科会诊，请求中药降温。

中医四诊：患者上腹部胀痛，发热，食欲减退，大便不畅，小便黄，口干，舌红，苔黄腻，脉滑。

中医辨证：胃肠郁热。

主治：泄热通便，凉血逐淤。

主方：桃核承气汤合小承气汤加减。

会诊意见

中药汤剂处方如下：

生大黄 6g 厚朴 10g 枳壳 10g 炒莱菔子 12g 桃仁 6g 赤芍 12g 生甘草 6g，4 剂，水煎服，每日 1 剂。

第二次会诊理由：服上方后，患者体温降至正常。服中药效果好，希望继续服药，于 2015 年 9 月 11 日再次请中医科会诊，协助治疗。

中医四诊：间断上腹痛，动则汗出，大便 1~2 次 / 天，便不成形，口干，较前好转，尿色淡黄，舌淡，齿痕舌，苔黄腻，脉滑。

中医辨证：胃肠郁热，气滞血淤。

主治：泄热通腹，行气散淤。

主方：桃核承气汤和小承气汤加减。

会诊意见

中药汤剂处方如下：

生大黄 3g　厚朴 6g　枳壳 6g　赤芍 15g　生甘草 6g　延胡索 12g　川楝子 1g　五灵脂 10g　桃仁 6g，4 剂，水煎服，每日 1 剂。

治疗效果

患者未主诉明显不适，好转出院。

按语：《伤寒论》："太阳病三日，发汗不解，蒸蒸发热，属胃也。调胃承气汤主之。"如果发热用发汗的方法不能达到退热的目的，说明热邪在体内存在，对于本病案，郁热继续在胃肠道停留，可以用承气汤类，因目前无燥屎内结，选用小承气汤。本病案患者有黑便史，说明患者有血淤血热的情况，因此选用桃核承气汤，桃仁、大黄相配行气泄热逐淤，对急性胰腺炎血管微循环有明显的改善作用，有助于胰腺炎症的吸收。

病案 5

刘××，男，65 岁，普外，入院时间 2015 年 10 月 2 日。

主诉：间断中上腹疼痛 8 天余，伴气短、咳嗽 1 天。

现病史：患者 8 天前无明显诱因出现中上腹部疼痛，向腰背部呈放射性疼痛，伴有恶心、呕吐等症状。疼痛呈间断发作，并阵发性加重，就诊于当地诊所，给予静脉点滴抗生素等药物治疗，具体不详，未见明显改善。今日患者出现咳嗽、气短、胸憋等症，就诊于我院急诊，急查血清淀粉酶 850U/L，急查胸片示：胸水形成。以重症急性胰腺炎收入普外科治疗。既往因腰椎间盘突出症于 2009 年行腰椎间盘突出术。发病以来，患者精神较差，自觉疲乏无力，小便量少，大便一周未行，体重未见明显变化。

查体

T36.7℃，P120 次 / 分，R30 次 / 分，BP120/70mmHg，神清语利，

查体合作，痛苦面容，口唇轻度紫绀。心脏听诊，心率不齐，心音遥远，肺部听诊，呼吸音粗，可闻湿性啰音。全身皮肤黏膜、巩膜未见黄染。腹胀，中上腹压痛明显，无腹肌紧张、无反跳痛。肠鸣音减弱。双下肢未见明显水肿。

理化检查

血常规：白细胞计数（WBC）9.3×10^9/L，嗜中性粒细胞百分比（NUE%）58%，红细胞计数（RBC）4.2×10^{12}/L，血红蛋白（HGB）110g/L，血小板（PLT）160×10^9/L。

血清淀粉酶（AMS）：750U/L。

尿淀粉酶（UAMR）：208U/L。

肝功：血清丙氨酸氨基转移酶（ALT）46U/L，血清天门冬氨酸氨基转移酶（AST）20U/L，总蛋白（TP）53g/L，白蛋白（ALB）39g/L。

肾功：尿素（Urea）2.44mmol/L，肌酐（CRE）55μmol/L。

血清电解质：钾（K）2.9mmol/L，钠（Na）120mmol/L，氯（CI）101mmol/L，钙（Ca）1.9mmol/L。

凝血检查：凝血酶原时间（PT-S）11秒，凝血酶原时间活动度〔PT(%)〕70%，活化部分凝血活酶时间（APTT）29秒。

即刻血糖：葡萄糖6.9mmol/L。

影像检查

腹部B超：提示胆囊炎，肝左叶囊肿。胰腺超声提示：胰腺体积增大。

腹部CT：胰腺实质炎性改变，胰周积液，体积增大。

胸部X片：胸腔积液及心包积液形成，双肺纹理增粗，肺部感染。

诊断：重症急性胰腺炎、胸腔积液、心包积液、肺部感染、呼吸衰竭、水电解质酸碱平衡紊乱、低钠血症、低钙血症、低蛋白血症、腰椎间盘突出术后、胆囊炎、肝左叶小囊肿。

治疗：吸氧，利尿，空肠插管肠内营养支持，抗感染，减少胰液分泌，抑制胰酶活性，维持水电解质平衡，纠正低蛋白血症等治疗。

会诊理由：患者经治疗后，一般情况尚可。已开始进半流食。入院治疗后 6 天，即 2015 年 10 月 8 日，患者因上腹部间断不适，无食欲，口干明显，请求中医科会诊，以协助治疗上述症状。

中医四诊：患者上腹间断不适，无食欲，口干，舌红，苔白，脉弦滑。

中医辨证：水热互结。

主治：清热消肿，泻下逐淤。

主方：大黄牡丹皮汤合小承气汤加减。

会诊意见

中药汤剂处方如下：

枳壳 10g 厚朴 10g 生大黄 6g 赤芍 10g 桃仁 6g 冬瓜仁 12g 炒薏仁 12g 当归 6g 生甘草 6g，4 剂，水煎服，每日 1 剂。

治疗效果

患者未主诉明显不适，好转出院。

按语：本案患者为重症胰腺炎合并呼吸衰竭。因肺气虚，肺的肃降功能不足，肺与大肠相表里，大肠传导功能失常，胃肠道淤滞，气血运行不畅，郁热内生。肺气虚，通调水道的功能失常，水湿内停，郁热与水互结而致上述诸症。大黄牡丹皮汤是传统治疗肠痈的方剂，不论脓成与否均有效，有清热通便、泄水逐淤的功效，对于炎性水肿合并胃肠道功能减退有效。

病案 6

窦××，68 岁，女，普外，入院时间 2014 年 1 月 5 日。

主诉：胸憋、腹胀 2 月余。

现病史：患者 2 月前无明显诱因出现胸憋、腹胀，并间断性加重，不伴发热、寒战、恶心、呕吐等症状。近日上述症状加重，因既往有胰腺炎病史，前来我院普外科就诊，行门诊腹部B超，胰腺显示不清楚，再次以"急性胰腺炎"收入住院治疗。既往确诊为乙型肝炎，20余年间断治疗。确诊为高血压病17余年，口服降压药，具体药物不详。确诊为2型糖尿病10余年，口服降糖药物治疗，具体不详。2000年因子宫肌瘤行子宫全切术。2009年因胆结石行胆囊切除术。2012年因急性胰腺炎，行胆肠吻合术和胰肠吻合术。发病以来，患者精神欠佳，食欲差，大便溏，小便正常，体重未见明显变化。

查体

T36.5℃，P67次／分，R19次／分，BP125/85mmHg，神清语利，查体合作。心脏听诊，心率齐，未闻及病理性杂音。肺部听诊，呼吸音清，未闻及干、湿性啰音。全身皮肤黏膜、巩膜未见黄染。腹胀、压痛不明显，无腹肌紧张，无反跳痛。肠鸣音减弱。双下肢未见明显水肿。

理化检查

血常规：白细胞计数（WBC）4.3×10⁹/L，嗜中性粒细胞百分比（NUE%）52%，红细胞计数（RBC）4.5×10¹²/L，血红蛋白（HGB）130g/L，血小板（PLT）260×10⁹/L。

肝功：血清丙氨酸氨基转移酶（ALT）22U/L，血清天门冬氨酸氨基转移酶（AST）18U/L，总蛋白（TP）70g/L，白蛋白（ALB）50g/L。

肾功：尿素（Urea）2.44mmol/L，肌酐（CRE）55μmol/L。

血清淀粉酶（AMS）：52U/L。

尿淀粉酶（UAMR）：158U/L。

血清电解质：钾（K）3.9mmol/L，钠（Na）136mmol/L，氯（CI）105mmol/L，钙（Ca）2.2mmol/L。

即刻血糖：葡萄糖8.9mmol/L。

影像检查

腹部B超：胰腺显示不清楚。

腹部 CT：胰腺周围炎性改变。右侧输尿管结石。

诊断：轻症急性胰腺炎，胆肠、胰腺吻合术后，右侧输尿管结石。

治疗：禁饮食，胃肠减压，维持水电解质平衡，全胃肠营养（TPN），抗感染，抑制胰酶活性，抑制胃酸，降压，降糖等治疗。

会诊理由：住院后 2 天，即 2014 年 1 月 7 日患者胸憋、腹胀症状未见缓解，请求中医科协助治疗。

中医四诊：患者胸胁不疏，脘腹胀满，口舌咽干燥，五心烦热，舌质红，苔薄黄，脉滑数。

中医辨证：肝肾阴虚，肝郁气滞，胃肠积热。

主治：疏肝理气，养阴清热，行气通腑。

主方：一贯煎合清胰汤加减。

会诊意见

中药汤剂处方如下：

沙参 10g 麦冬 10g 生地 10g 当归 10g 枸杞子 10g 川楝子 10g 柴胡 10g 大黄 10g 胡黄连 10g 清半夏 10g 生白芍 10g 黄芩 10g 木香 10g 元胡 10g 荔枝核 15g，4 剂，水煎服，每日 1 剂。

治疗效果

服上方后，患者症状明显减轻。

按语：《素问·至真要大论》关于病机的认识中指出："诸胀腹大，皆属于热。"本案患者出现胸腹胀满与热有关，且与肝肾阴虚，阴虚内热有关。肝肾阴虚和肝郁气滞，气滞血淤，胃肠道淤滞，郁热内生，是发生本病的原因。本病案为急性胰腺炎经手术治疗后，再次发生胰腺的炎症，治疗当兼顾养阴清热活血。一贯煎在这里起到润通的作用，在治疗该类疾病时因适当考虑。

病案 7

王 ×，男，42 岁，普外，入院时间 2013 年 1 月 7 日。

主诉：上腹部疼痛 3 小时。

现病史：患者无明显诱因出现上腹部疼痛，刀割样疼痛，呈持续阵发性加重。未见呕吐、呕血、发热等症状。就诊于我院急诊，急查血清淀粉酶 480U/L，以"急性胰腺炎"收住我院普外科。患者发病以来，烦躁不安，出冷汗，近日食欲差，大便 7 日未行，小便可。既往确诊为高血压病 1 年，现口服降压药物治疗，具体情况不详，目前血压控制尚可。

查体

T36.8℃，P79 次 / 分，R18 次 / 分，BP130/89mmHg，神清语利，查体合作。心脏听诊，心率齐，心脏各瓣膜听诊区，未闻及病理性杂音，肺部听诊可闻及呼吸音粗。全身皮肤黏膜、巩膜未见黄染。腹胀，压痛不明显，无腹肌紧张，无反跳痛，墨菲氏阴性。肠鸣音减弱。

理化检查

血常规：白细胞计数（WBC）7.3×10⁹/L，嗜中性粒细胞百分比（NUE%）58%，红细胞计数（RBC）4.9×10¹²/L，血红蛋白（HGB）148g/L，血小板（PLT）190×10⁹/L。

血清淀粉酶（AMS）：480U/L。

尿淀粉酶（UAMR）：358U/L。

肝功：血清丙氨酸氨基转移酶（ALT）48U/L，血清天门冬氨酸氨基转移酶（AST）34U/L，总蛋白（TP）85g/L，白蛋白（ALB）56g/L。

肾功：尿素（Urea）6.48mmol/L，肌酐（CRE）43μmol/L。

凝血检查：凝血酶原时间（PT-S）13 秒，凝血酶原时间活动度〔PT(%)〕82%，活化部分凝血活酶时间（APTT）27 秒。

血清电解质：钾（K）3.7mmol/L，钠（Na）132mmol/L，氯（CI）107mmol/L，钙（Ca）2.1mmol/L。

即刻血糖：葡萄糖 4.9mmol/L。

影像检查

腹部B超：肝、胆、脾、双肾未见异常，胰腺超声显示，胰腺肿大，提示急性胰腺炎。

腹部CT：可见胰腺非特异性增大增厚，提示急性胰腺炎。

诊断

轻症急性胰腺炎。

治疗

禁饮食，胃肠减压，维持水电解质平衡，全胃肠外营养（TPN），尽早经空肠插管，行肠内营养（EN），并过渡到半流食，抗感染，抑制胰酶活性，抑制胃酸，降压等治疗。

会诊理由：经治疗后，患者腹部疼痛症状消失，现给予空肠插管，行肠内营养（EN），治疗2周，患者自觉上腹部不适，心前区胀满，两胁憋胀，口苦，于2013年1月22日请中医科协助治疗。

中医四诊：胸脘痞闷，按之则痛，口苦，排便不畅，舌苔白腻，脉浮滑。

中医辨证：小结胸证（痰热中阻）。

主治：清热化淤涤痰。

主方：小陷胸汤合大黄牡丹皮汤加减。

会诊意见

口服中药汤剂处方如下：

栝楼20g 黄连5g 清半夏10g 大黄10g 丹皮10g 桃仁10g 冬瓜仁20g 生薏仁20g 木香10g 枳实10g，4剂，水煎服，每日1剂。

治疗效果

服上方后，患者胸脘痞闷症状消失，好转出院。

按语：放置空肠营养管是目前急性胰腺炎提供营养支持的主要手段。根据胃肠道的功能调整空肠营养液的泵入速度。急性胰腺炎患者经一段时间的进食和服用抑制胰液、胃酸的药物后，使胃肠道的功能变弱。空肠营养液停留于肠道，影响六腑的通降功能，聚生痰饮。痰饮与胃肠道郁热相合会形成小结胸证。可以服用小陷胸汤缓解上述症状。

病案 8

杨××，男，68 岁，普外，入院时间 2013 年 9 月 29 日。

主诉：上腹部疼痛伴恶心、呕吐 1 天。

现病史：患者 1 天前因饱餐后出现上腹部绞痛，呈持续阵发作加重。给予口服胃药（具体不详），疼痛未明显缓解。伴有恶心、呕吐，呕吐物为胃内容物，无呕血、黑便、腹泻症状。就诊于我院急诊，查体温 38.8℃。急查血清淀粉酶（AMS）：1080U/L，尿淀粉酶（UAMR）：458U/L。以"急性胰腺炎"收住我院普外科。

发病以来，患者烦躁不安，二便正常，食欲欠佳。既往确诊高血压病 4 余年，口服降压药控制血压，具体药物不详。现血压控制尚可。2010 年因十二指肠穿孔行十二指肠穿孔修补术。

查体

T38.8℃，P100 次／分，R22 次／分，BP145/95mmHg，神清语利，查体合作。心脏听诊，心率齐，心脏各瓣膜听诊区未闻及病理性杂音，肺部听诊可闻及呼吸音粗。全身皮肤黏膜、巩膜未见黄染。全腹部压痛明显，有腹肌紧张、有反跳痛，墨菲氏阴性。上腹部压痛明显，反跳痛阳性。肠鸣音减弱。

理化检查

血常规：白细胞计数（WBC）17.3×10⁹/L，嗜中性粒细胞百分比（NUE%）78%，红细胞计数（RBC）4.6×10¹²/L，血红蛋白（HGB）138g/L，血小板（PLT）201×10⁹/L

血清电解质：钾（K）3.2mmol/L，钠（Na）122mmol/L，氯（CI）

101mmol/L，钙（Ca）2.3mmol/L。

肝功：血清丙氨酸氨基转移酶（ALT）27U/L，血清天门冬氨酸氨基转移酶（AST）45U/L，总蛋白（TP）67g/L，白蛋白（ALB）42g/L。

肾功：尿素（Urea）4.61mmol/L，肌酐（CRE）70μmol/L。

血清淀粉酶（AMS）：1080U/L。

尿淀粉酶（UAMR）：458U/L。

影像检查

腹部B超：胰腺超声显示胰腺胰周回声异常，胰腺肿大。胆囊超声示胆囊结石、慢性胆囊炎。

腹部CT：胰腺实质及周围组织炎性改变，胰周外积液，腹水形成。

诊断

重症急性胰腺炎合并腹水形成、胆囊结石、慢性胆囊炎、高血压病、十二指肠穿孔修补术后。

治疗

禁饮食，监测生命体征，胃肠减压，维持水电解质平衡。全胃肠外营养（TPN），尽早经空肠插管行肠内营养（EN），并过渡到半流食。抗感染、抑制胰酶活性、抑制胃酸、降压等治疗。

第一次会诊理由：经治疗后，患者一般情况尚可，发热，以午后明显，体温在37.2℃~38.5℃波动。现已进半流食。于治疗后2周即2013年10月16日请中医科会诊，协助降体温治疗。

中医四诊：患者午后发热，口干口渴，口渴欲饮水，大便不成形，舌质淡红，苔白腻，脉滑。

中医辨证：阳明热盛，太阴湿盛。

主方：白虎加人参汤合升降散加减。

会诊意见

中药汤剂处方如下：

石膏 30g　知母 5g　粳米 20g　甘草 6g　太子参 15g　柴胡 10g　大黄 10g　木香 10g　僵蚕 10g　蝉衣 10g　升麻 10g　甘草 6g　葛根 20g，4 剂，每日 1 剂，水煎服。

第二次会诊理由：2013 年 10 月 22 日患者服上方后，体温正常。希望继续中医治疗。

中医四诊：患者午后低热，口渴，大便不成形，舌质红，苔厚腻，脉滑。

中医辨证：湿热伏于膜原。

主治：清热祛湿，升阳散火。

主方：达原饮合升阳散火汤加减。

会诊意见

知母 10g　草果 10g　黄芩 10g　白芍 10g　槟榔 10g　厚朴 10g 生甘草 6g　太子参 15g　茯苓 10g　羌活 5g　防风 10g　升麻 5g　白术 10g　葛根 20g，4 剂，水煎服，每日 1 剂。

第三次会诊理由：2013 年 10 月 28 日患者自觉进食后腹胀明显。希望继续中医治疗。

中医四诊：腹胀，大便不成形，舌质淡红，苔厚腻，脉沉。

中医辨证：脾胃虚寒。

主治：温运中焦。

会诊意见

中药汤剂处方如下：

党参 10g　蜀椒 2g　干姜 3g　厚朴 10g　陈皮 10g　青皮 10g　白芍 10g 甘草 6g　鸡内金 10g　谷芽 15g　麦芽 15g，4 剂，水煎服，每日 1 剂。

治疗效果

患者无明显不适，痊愈出院。

按语：本案患者因急性胰腺炎合并高热不退，曾 3 次请中医会诊，3 次会诊效果较好，均达到了预期治疗目标。分析 3 次会诊处方，发现急性胰腺炎不同时期的病症，中医治疗会有所不同。第一次会诊处方以白虎加人参汤合升降散组方，退热效果较好。第二次会诊处方以达原饮合升阳散火汤组方，升阳散火祛湿较好，患者湿热退去。第三次会诊以大建中汤组方，以温运中阳，恢复胃肠道功能。三次会诊处方均有所不同，说明随着病情的变化，中医证型同样发生变化。

病案 9

庞××，女，41 岁，普外科，入院时间 2014 年 7 月 2 日。

主诉：间断性上腹部不适 1 月余。

现病史：患者 1 月前因饮食不当出现上腹部不适，继而间断性加重，并有双侧季肋区憋胀、串痛。就诊于我院普外科，急查尿淀粉酶（UAMR）：735U/L。腹部 B 超显示：胰腺回声增强，提示：急性胰腺炎。收住我院普外科。患者于 2014 年 5 月，因腹痛曾诊断为急性胰腺炎，在我院普外科，经治疗 2 周后症状改善出院。出院 2 周后，患者再次出现上腹部不适至今 1 月余。发病以来患者自觉情绪欠佳，食欲一般，大便不畅，小便可，体重变化不大。

查体

T36.4℃，P72 次 / 分，R22 次 / 分，BP137/80mmHg，神清语利，查体合作。心脏听诊，心率齐，心脏各瓣膜听诊区，未闻及病理性杂音，肺部听诊可闻及呼吸音粗。全身皮肤黏膜、巩膜未见黄染。上腹部压痛不明显，无反跳痛，无肌紧张。肠鸣音减弱。

理化检查

血常规：白细胞计数（WBC）6.3×10⁹/L，嗜中性粒细胞百分比（NUE%）66%，红细胞计数（RBC）4.2×10¹²/L，血红蛋白（HGB）146g/L，血小板（PLT）180×10⁹/L。

肝功：血清丙氨酸氨基转移酶（ALT）33U/L，血清天门冬氨酸氨基转移酶（AST）21U/L，总蛋白（TP）74g/L，白蛋白（ALB）

52g/L。

肾功：尿素（Urea）5.62mmol/L，肌酐（CRE）56μmol/L

凝血检查：凝血酶原时间（PT-S）12秒，凝血酶原时间活动度〔PT(%)〕80%，活化部分凝血活酶时间（APTT）31秒。

血清电解质：钾（K）3.5mmol/L，钠（Na）137mmol/L，氯（CI）99mmol/L，钙（Ca）2.2mmol/L。

血清淀粉酶（AMS）：480U/L。

尿淀粉酶（UAMR）：735U/L。

即刻血糖：葡萄糖5.9mmol/L。

影像检查

腹部B超：胰腺及胰周回声异常。肝、胆、脾、双肾未见异常。提示：急性胰腺炎。

腹部CT：胰腺增厚，胰周边缘不清，胰腺退行性变，胰腺边缘不清，考虑胰腺炎。

诊断

轻症急性胰腺炎。

治疗

短暂禁食，适当补液，口服硫酸镁注射液促进胃肠动力。抑制胃酸分泌，抑制胰酶活性，减少胰酶分泌。必要时行内窥镜逆行胰胆造影术（ERCP）可能情况下放置胰腺支架减轻胰腺管阻塞。

会诊理由：患者经治疗后，症状未见明显缓解。住院后第2日，患者因上腹部胀痛，连及两胁肋痛及肩背明显，于2014年7月3日请求中医科会诊，协助治疗上述症状。

中医四诊：患者上腹部胀痛，两胁肋痛及肩背，偶有咳嗽，二便正常，舌紫暗，苔白腻，脉沉。

中医辨证：气滞血淤。

主方：柴胡疏肝散合复元活血汤加减。

主治：疏肝理气，祛淤通络。

会诊意见

中药汤剂处方如下：

柴胡 15g 香附 10g 陈皮 10g 枳壳 10g 川芎 10g 白芍 20g 桃仁 10g 当归 10g 郁金 10g 延胡索 20g 佩兰 10g 大黄 10g 红花 10g 天花粉 10g，4 剂，水煎服，每日 1 剂。

治疗效果：腹部 CT 示：胰腺退行性变；胰腺边缘毛糙，考虑胰腺炎吸收期；服中药后症状有所缓解，继续中草药治疗。

按语：本案患者急性胰腺炎合并疼痛。在急性胰腺炎中疼痛是患者最为痛苦的症状，目前抑制胰酶分泌、抑制胃酸的药物对疼痛有一定的治疗作用，有的患者因剧烈疼痛，需要止痛泵或神经阻止等办法止痛，但是有的效果并不理想。本案疼痛的病机属于中医气滞血淤，痛有定处，故活血化淤可以起到很好的治疗效果。现代医学认为改善胰腺血运有利于胰腺炎症的吸收。

病案 10

郇××，男，17 岁，普外，入院时间 2013 年 12 年 4 日。

主诉：上腹部持续疼痛 1 天。

现病史：患者昨日进食油腻食物后进行剧烈运动，并喝大量冷饮后出现突发剑突下持续性钝痛，伴恶心、呕吐，呕吐物为墨绿色胆汁和胃内容物，未见头晕、便血、发热等症状。就诊于尧都区第一人民医院，给予解痉止痛等对症治疗（具体药物不详），症状未见明显缓解。于昨日下午 6 时就诊于区上级医院临汾市人民医院，急查血清淀粉酶（AMS）：1000U/L，尿淀粉酶（UAMR）：1300U/L，诊断为急性胰腺炎。患者家属要求转诊于我院，以"急性胰腺炎"收住我院普外科。发病以来，患者精神紧张，烦躁不安，小便量少，大便 1 次。

查体

T37.2℃，P88 次 / 分，R19 次 / 分，BP137/78mmHg，神清语利，精神欠佳，表情痛苦，查体合作。心脏听诊，心率齐，心脏各瓣膜听诊区未闻及病理性杂音，肺部听诊可闻及呼吸音粗。全身皮肤黏膜、巩膜未见黄染。上腹部压痛、反跳痛、肌紧张明显。墨菲氏征阴性，肠鸣音减弱。腹部叩诊有移动性浊音。双下肢未见水肿。

理化检查

血常规：白细胞计数（WBC）15.3×10^9/L，嗜中性粒细胞百分比（NUE%）83%，红细胞计数（RBC）4.9×10^{12}/L，血红蛋白（HGB）150g/L，血小板（PLT）290×10^9/L。

肝功：血清丙氨酸氨基转移酶（ALT）103U/L，血清天门冬氨酸氨基转移酶（AST）88U/L，总蛋白（TP）78g/L，白蛋白（ALB）50g/L。

肾功：尿素（Urea）3.21mmol/L，肌酐（CRE）66μmol/L

血清淀粉酶（AMS）：1000U/L。

尿淀粉酶（UAMR）：1300U/L。

凝血检查：凝血酶原时间（PT-S）11 秒，凝血酶原时间活动度〔PT(%)〕77%，活化部分凝血活酶时间（APTT）30 秒。

即刻血糖：葡萄糖 11.9mmol/L

血清电解质：钾（K）3.1mmol/L，钠（Na）122mmol/L，氯（CI）94mmol/L，钙（Ca）1.9mmol/L。

影像检查

腹部 B 超：胆囊炎。胰腺超声显示：胰腺肿大伴胰周积液，胰管扩张，腹腔积液形成。提示急性胰腺炎。

腹部 CT：胰腺增大增厚，胰周边缘不整齐，胰腺有坏死，腹腔积液，左侧肾筋膜显示毛糙。提示急性胰腺炎。

诊断：重症急性胰腺炎合并腹水形成。

治疗：禁饮食，监测生命体征，胃肠减压，促进胃肠道动力，维持水电解质平衡，维持有效血容量。早期采用全胃肠外营养（TPN），尽早经空肠插管，行肠内营养（EN），并过渡到半流食。抗感染、抑制胰酶活性、减少胰酶的分泌、抑制胃酸等治疗。

会诊理由：经治疗后患者一般情况尚可，病情平稳。于治疗2周后患者自觉上腹部不适，无食欲，大便不畅。于2013年12月18日请求中医科会诊，协助调理胃肠道功能。

中医四诊：发汗后，腹胀满，舌质红，苔薄黄，脉数。

中医辨证：脾虚气滞。

主方：厚朴生姜半夏甘草人参汤加减。

主治：清热导致。

会诊意见

中药汤剂处方如下：

厚朴12g 半夏6g 生姜9g 人参3g 甘草6g，4剂，水煎服，每日1剂。

治疗效果

患者未主诉明显不适。出院查尿淀粉酶503U/L，血清淀粉酶139U/L。

按语：本案患者急性胰腺炎属中医热病范畴，热病治疗过程中，发汗是退热的主要方式，病后期出现腹胀较多见，本案较为典型。《伤寒论》："发汗后，腹胀满，厚朴生姜半夏甘草人参汤主之。"符合该案病情，给予补气养阴，降逆化饮，清热导致。可以作为急性胰腺炎后期调理胃肠道功能用药。

病案 11

曹××，男，32岁，入院时间2014年8月30日。

主诉：持续性腹痛3天。

现病史：患者于2天前饮酒后出现上腹部疼痛，并持续剧烈加重，同时向腰背部放射，呈钻痛或绞痛。伴有恶心、呕吐，呕吐物为胃内容物，呕吐后腹痛症状未见缓解，给予解痉止痛药（具体不详），疼痛不能缓解。不伴有发热、腹泻、黑便、尿血，皮肤巩膜未见黄染。就诊于朔州市中心医院，经急查相关化验、腹部ＣＴ等，诊断为"急性胰腺炎"，给予对症补液治疗，患者要求转我院治疗。从我院急诊科以"急性胰腺炎"收住我院普外科。发病以来，患者烦躁不安，精神欠佳，表情痛苦，口干、口苦明显，大便不畅，小便可。

查体

T37.5℃，P105 次 / 分，R20 次 / 分，BP150/92mmHg，神清语利，精神欠佳，表情痛苦，查体合作。心脏听诊，心率齐，心脏各瓣膜听诊区未闻及病理性杂音，肺部听诊可闻及呼吸音粗。全身皮肤黏膜、巩膜未见黄染。腹部膨隆，未见胃肠型及蠕动波，腹软，右侧及上腹部压痛明显，无反跳痛、肌紧张。墨菲氏征阴性，肠鸣音减弱。腹部叩诊无移动性浊音。肋下未触及包块。

理化检查

血常规：白细胞计数（WBC）$16.2×10^9$/L，嗜中性粒细胞百分比（NUE%）70%，红细胞计数（RBC）$5.1×10^{12}$/L，血红蛋白（HGB）156g/L，血小板（PLT）$281×10^9$/L。

肝功：血清丙氨酸氨基转移酶（ALT）93U/L，血清天门冬氨酸氨基转移酶（AST）68U/L，总蛋白（TP）77g/L，白蛋白（ALB）53g/L。

肾功：尿素（Urea）4.26mmol/L，肌酐（CRE）53μmol/L。

血清电解质：钾（K）3.3mmol/L，钠（Na）126mmol/L，氯（CI）98mmol/L，钙（Ca）2.0mmol/L。

血清淀粉酶（AMS）：1700U/L。

尿淀粉酶（UAMR）：1200U/L。

即刻血糖：葡萄糖 5.9mmol/L。

影像检查

腹部 B 超：胆囊张力差，腹腔少量积液，脂肪肝。胰腺超声示：胰腺尾部体积增大伴有回声异常，不均匀。提示：急性胰腺炎。

腹部 CT：胰腺肿大，胰腺周围边缘不规则。提示：急性胰腺炎。

诊断

轻症急性胰腺炎、脂肪肝。

治疗

禁饮食，胃肠减压，维持水电解质平衡，维持有效血容量。早期采用全胃肠外营养（TPN），尽早经空肠插管，行肠内营养（EN），并过渡到半流食。抗感染，抑制胰酶活性，减少胰酶的分泌，抑制胃酸等治疗。

会诊理由：经治疗患者一般情况尚可，未主诉明显不适。给予全胃肠外营养（TPN）1 周。于 2014 年 9 月 6 日开始留置空肠营养管给予肠内营养支持治疗。开始经空肠胃管泵入肠内营养液 30ml/h，患者有上腹部不适，大便不畅，请求中医科会诊，促进肠内营养液的吸收，并逐步过渡半流饮食。

中医四诊：患者上腹部胀满，进食量少，食后腹胀，大便不畅，舌质红，苔薄白，脉弱。

中医辨证：脾虚气滞。

主治：健脾行气。

主方：香砂六君子汤加减。

会诊意见

中药汤剂处方如下：

清半夏 10g　陈皮 6g　木香 10g　砂仁 10g　茯苓 20g　白术 20g　党参 20g　炙甘草 10g　生姜 10g　大枣 10g　内金 10g　神曲 10g，4 剂，水煎服，每日 1 剂。

29

治疗效果

患者可以正常饮食，出院时血清淀粉酶（AMS）：314U/L，尿淀粉酶（UAMR）：679U/L。

按语： 本案例为急性胰腺炎后期消化功能减退，因经过抑酸、抑酶等治疗后，患者正常消化需要的酶较前有所减少，消化功能减退，出现不思饮食、胸脘痞闷，大便溏薄，舌苔厚腻等症状，中医辨证属脾胃虚弱，治则健脾行气，增强脾胃的消化功能，增强胃肠蠕动，以促进正常饮食能力，促进身体的康复。

病案 12

陈××，女，42岁，×科，入院时间2015年2月6日。

主诉：上腹部持续疼痛3天。

现病史：患者3天前，进饱食后出现上腹部持续疼痛，伴有恶心、呕吐多次，有发热，可排大便和排气。就诊于当地县医院，初步诊断为急性胰腺炎，给予禁饮食，抗感染，减少胰液分泌，抑制胰酶活性，补液等治疗，病情有所缓解。患者为进一步诊治，就诊于我院普外科，以"急性胰腺炎"收住我院普外科。发病以来，患者精神尚可，可进少量流食，二便正常。

查体

T38.5℃，P95次/分，R20次/分，BP90/50mmHg，神清语利，精神欠佳，表情痛苦，查体合作。心脏听诊，心率齐，心脏各瓣膜听诊区未闻及病理性杂音，肺部听诊可闻及呼吸音粗。全身皮肤黏膜、巩膜未见黄染。腹部平坦，未见胃肠型及蠕动波，腹软，脐周上腹压痛阳性，未及反跳痛，肝脾肋下未触及，未触及包块，墨菲氏征阴性，肠鸣音减弱。腹部叩诊无移动性浊音。

理化检查

血常规：白细胞计数（WBC）16×10⁹/L，嗜中性粒细胞百分比

（NUE%）80%，红细胞计数（RBC）4.8×10^{12}/L，血红蛋白（HGB）156g/L，血小板（PLT）230×10^9/L。

肝功：血清丙氨酸氨基转移酶（ALT）33U/L，血清天门冬氨酸氨基转移酶（AST）21U/L，总蛋白（TP）67g/L，白蛋白（ALB）42g/L。

肾功：尿素（Urea）2.36mmol/L，肌酐（CRE）66μmol/L。

血清电解质：钾（K）4.3mmol/L，钠（Na）140mmol/L，氯（CI）110mmol/L，钙（Ca）2.3mmol/L。

尿淀粉酶（UAMR）：1600U/L。

血清淀粉酶（AMS）：4045U/L。

凝血检查：凝血酶原时间（PT-S）12秒，凝血酶原时间活动度〔PT(%)〕72%，活化部分凝血活酶时间（APTT）28秒。

即刻血糖：葡萄糖 8.0mmol/L。

影像检查

腹部B超：胆囊内点状等回声堆积（胆汁淤积）。胰腺体积增大，伴有周围积液。提示：急性胰腺炎。

腹部CT：胰腺外广泛积液，胰腺内积液坏死。提示：急性胰腺炎。

诊断

重症急性胰腺炎伴腹水形成、全身炎症反应综合征。

治疗

禁饮食，监测生命体征，胃肠减压，促进胃肠道动力，口服硫酸镁注射液以促进排便，必要时进行灌肠，维持水电解质平衡，维持有效血容量。采用全胃肠外营养（TPN）作为营养支持。抗感染，抑制胰酶活性，减少胰酶的分泌，抑制胃酸等。

第一次会诊理由：住院治疗1周后，患者一般情况尚可，病情稳定，经数次灌肠和每日口服硫酸镁口服液后，患者没有排便，自觉头晕、恶心、呕吐，上腹部胀满、憋胀明显。于2015年2月13日，请中医科协助治疗。

中医四诊：患者便秘、头晕、恶心、呕吐、上腹部胀满，以憋胀感明显，脉沉涩。

中医辨证：少阳胆经枢机不利（少阳证）。

主方：小柴胡汤合厚朴生姜半夏甘草人参汤加减。

主治：和解少阳，行气导滞。

会诊意见

中药汤剂处方如下：

柴胡10g 黄芩10g 半夏10g 太子参10g 厚朴10g 生姜10g 陈皮5g 栝楼10g 白术10g 苍术10g 甘草5g 元胡10g 川楝子10g 苏梗10g，4剂，水煎服，每日1剂。

第二次会诊理由：服中药后，腹憋胀感消失，大便通，呕吐、恶心消失。2015年2月18日，请中医科会诊，希望继续配合中药治疗。

会诊意见

继续服用上方4剂。

第三次会诊理由：继续目前肠内营养治疗。患者现在每日排便2次，大便呈糊状，上腹部憋胀。考虑与肠内营养液入量有关，2015年2月23日请中医科会诊继续配合中药治疗。

中医四诊：患者上腹部憋胀，大便溏薄，舌苔白腻，不渴，不欲饮食，脉滑数。

中医辨证：脾虚湿滞。

主方：香砂六君子汤合三仁汤加减。

主治：健脾祛湿，分消湿热。

会诊意见

中药汤剂处方如下：

党参15g 茯苓20g 白术20g 杏仁10g 白蔻仁5g 砂仁5g 陈皮10g 厚朴10g 竹叶5g 通草5g 滑石20g 扁豆10g 山药10g 生薏仁

2g 清半夏 10g 木香 5g，4 剂，水煎服，每日 1 剂。

第四次会诊理由：目前患者可以进少量流食，患者自觉脐周不适，2015 年 3 月 1 日请中医科会诊继续配合中药治疗。

中医四诊：患者倦怠乏力，大便通，质稀，有黏液，脐周疼痛，舌质淡红，苔白腻，脉沉无力。

中医辨证：湿热内生。

主方：香砂六君子汤合三仁汤加减

主治：健脾祛湿，分消湿热，散淤排脓。

会诊意见

中药汤剂处方如下：

党参 15g 茯苓 20g 白术 20g 杏仁 10g 白蔻仁 5g 砂仁 5g 陈皮 10g 厚朴 10g 竹叶 5g 通草 5g 滑石 20g 生薏仁 2g 清半夏 10g 木香 5g 蒲公英 20g 败酱草 20g。

治疗效果

患者未主诉明显不适，血清淀粉酶（AMS）：143U/L。

按语：本案例重症胰腺炎患者未排便、未排气。患者给予口服硫酸镁注射液、温肥皂水灌肠不能排便，且患者不能耐受口服硫酸镁，发病 1 周未排出大便，患者便秘、头晕、恶心、呕吐、上腹部胀满，以憋胀明显，中医辨证少阳胆经枢机不利。《伤寒论》："伤寒，阳脉涩，阴脉弦，法当腹中急痛，先与小建中汤；不瘥者，与小柴胡汤主之。"小柴胡汤用来和解少阳，通利三焦。三焦为水液运行的通道，三焦通畅，水液得以运行，脾胃隶属中焦的功能才能够得以发挥。通过小柴胡汤通利三焦而达到治疗腹痛和大便不通的症状。

病案 13

李 ×，男，33 岁，普外，入院时间 2015 年 2 月 21 日。

主诉：上腹部疼痛 1 天。

现病史：患者昨晚饮酒后，于今晨出现上腹部阵发性剧烈疼痛，痛如刀割，之后疼痛有所缓解，今日中午进食后再次出现腹部疼痛，并较前有所加重，持续时间较长。疼痛时不伴恶心、呕吐、腹泻、发热、寒战等症状，痛感未向腰背部放射。就诊于我院普外科，经腹部CT示：胰头周围有渗出。以"急性胰腺炎"收住我院普外科。发病以来，患者精神较差，食欲较差，排便不畅，小便量少。

查体

T37.4℃，P96次／分，R20次／分，BP120/74mmHg，神清语利，精神欠佳，表情痛苦，查体合作。皮肤及巩膜无明显黄染，腹部平坦，未见胃肠型及蠕动波，未见腹壁静脉曲张，上腹部压痛，无明显反跳痛及肌紧张，墨菲氏征阴性。肝脾肋下未触及，叩诊呈鼓音，无移动性浊音，肠鸣音3次／分。

理化检查

血常规：白细胞计数（WBC）15.2×10^9/L，嗜中性粒细胞百分比（NUE%）84%，红细胞计数（RBC）4.6×10^{12}/L，血红蛋白（HGB）145g/L，血小板（PLT）330×10^9/L。

肝功：血清丙氨酸氨基转移酶（ALT）38U/L，血清天门冬氨酸氨基转移酶（AST）41U/L，总蛋白（TP）66g/L，白蛋白（ALB）43g/L。

肾功：尿素（Urea）3.41mmol/L，肌酐（CRE）42μmol/L。

尿淀粉酶（UAMR）：450U/L。

血清淀粉酶（AMS）：158U/L。

影像检查

腹部超声：肝、胆、脾、双肾未见异常。胰腺体积增大。提示急性胰腺炎。

腹部CT：胰腺增大增厚，胰周围边缘不规则，胰头周围渗出明显。提示：急性胰腺炎。

诊断

轻症急性胰腺炎。

治疗

禁饮食，胃肠减压，维持水电解质平衡，维持有效血容量。早期采用全胃肠外营养（TPN），尽早经空肠插管，行肠内营养（EN），并过渡到半流食。给予抗感染，抑制胰酶活性，减少胰酶的分泌，抑制胃酸等治疗。

会诊理由：患者经治疗后一般情况尚可，未明显不适主诉。于治疗后 1 周，2015 年 2 月 28 日由全胃肠外营养（TPN）转为肠内营养（EN）支持。经鼻留置空肠营养管，泵入糖盐水，促进肠道蠕动后泵入肠内营养液。于 2015 年 3 月 3 日给予患者少量的肠内营养液时，患者自觉上腹部不适，大便不畅，当日请中医科会诊，协助治疗。

中医四诊：患者自觉上腹部不适，大便不畅，食入欲呕，烦渴喜饮，舌暗红少津，脉数。

中医辨证：气阴两伤。

主方：竹叶石膏汤加减。

主治：清热生津，益气和胃。

会诊意见

中药汤剂处方如下：

太子参 10g　麦门冬 10g　清半夏 10g　玉竹 10g　生地 10g　竹茹 10g　生姜 10g　竹叶 10g　甘草 10g　丹参 10g　石膏 10g　生山药 20g，4 剂，水煎服，每日 1 剂。

治疗效果

患者精神可，食欲睡眠可，二便正常。痊愈出院。

按语：本案患者为急性胰腺炎给予肠内营养液时出现食入欲呕的症状，结合中医临床症状辨证为气阴两虚，虚热内生。《伤寒论》："伤寒解后，虚羸少气，气逆欲呕，竹叶石膏汤主治。"对于热病后期，气阴两伤，胃虚热内生出现的食入欲吐，上腹部不适等症状有效。这也是急性胰腺炎在治疗过程中经常会见到的症状。患者合并舌暗红，考虑与热性病后期血热血淤有关，在治疗过程中酌情加入丹参、生地等凉血活血的药物，以改善胰周微血管循环，以利于脏器功能的恢复。

病案 14

赵××，女，51 岁，普外，入院时间 2015 年 3 月 13 日。

主诉：间断右上腹疼痛 3 年，加重 3 天。

现病史：患者 3 年前因进食油腻食物后出现右上腹部疼痛，以胀痛明显，持续时间约 5 分钟左右，休息后症状有所缓解，同时伴有恶心、乏力、后腰背不适等症状。不伴有寒战、黄疸、呕吐、发热、呕血、黑便等症状。当时就诊于当地医院，行腹部 B 超检查示：充满型泥沙样胆结石，急性胆囊炎。之后经中药治疗，上述症状消失。但是进食油腻食物时，肝区明显不适。近 3 日患者再次进食油腻食物，上述症状再次出现，未予特殊处理，继续服用中药治疗，症状未见缓解。开始口服"优思弗"1 片／日，消炎利胆片，1 片／日，上述症状仍间断出现。来我院做腹部 CT 示：急性胰腺炎。以"急性胰腺炎、胆结石、胆囊炎"收住我院普外科。发病以来，患者精神差，睡眠差，食欲欠佳，小便正常，大便干结，3 天排便 1 次。未见明显体重减轻。

查体

T36.4℃，P86 次／分，R20 次／分，BP126/80mmHg，双肺呼吸音清，未闻及干、湿性啰音，心脏各瓣膜未闻及明显病理性杂音，腹部平坦，未见胃肠型及蠕动波，未见腹壁静脉曲张，Cullen 征（—）；Grey-Turner 征（—）腹软，右上腹有压痛、反跳痛，墨菲氏征（＋）。肝脾肋下未触及，未触及明显包块，无移动性浊音，双下肢无水肿。双侧季肋叩击痛（＋）。

理化检查

血常规：白细胞计数（WBC）9.2×10⁹/L，嗜中性粒细胞百分比

（NUE%）56%，红细胞计数（RBC）4.7×10^{12}/L，血红蛋白（HGB）140g/L，血小板（PLT）230×10^9/L。

肝功：血清丙氨酸氨基转移酶（ALT）22U/L，血清天门冬氨酸氨基转移酶（AST）18U/L，总蛋白（TP）56g/L，白蛋白（ALB）40g/L。

肾功：尿素（Urea）6.41mmol/L，肌酐（CRE）80μmol/L。

凝血检查：凝血酶原时间（PT-S）13秒，凝血酶原时间活动度〔PT(%)〕70%，活化部分凝血活酶时间（APTT）29秒。

尿淀粉酶（UAMR）：153U/L。

血清淀粉酶（AMS）：124U/L。

即刻血糖：葡萄糖5.0mmol/L

影像检查

腹部B超：胰头体积大，周边微量渗出，胰腺炎性改变。提示：急性胰腺炎。胆囊结石合并胆囊炎。

腹部CT示：胰腺体积增大，胰周围渗出明显。提示：急性胰腺炎。

诊断

轻症急性胰腺炎，胆囊结石伴慢性胆囊炎。

治疗

禁饮食，胃肠减压，维持水电解质平衡，维持有效血容量。早期采用全胃肠外营养（TPN）。抗感染，抑制胰酶活性，减少胰酶的分泌，抑制胃酸等治疗。

第一次会诊理由：经以上治疗后，患者一般情况尚可，未主诉明显不适，目前禁饮食采用全胃肠外营养（TPN）支持已13天。为商榷口服清胰汤时机、用量及相关治疗胰腺炎方案，请贵科协助制订下一步治疗方案。于2015年3月26日请中医科会诊。

中医四诊：患者给予全胃肠外营养治疗13天，现准备开始肠内营养支持治疗，嘱患者可进少量小米汤，后来出现腹胀，腹痛。

现患者腹部胀满，嗳气时作，口苦黏腻，时欲饮水，心下压痛，小便黄，大便不畅，舌质淡红，苔厚腻，脉滑。

中医辨证：肝胃不和，肝胆湿热。

主治：清利肝胆，疏肝和胃。

主方：四逆散合茵陈蒿汤加减。

会诊意见

中药汤剂处方如下：

柴胡 10g　枳实 10g　半夏 10g　木香 10g　苏梗 10g　陈皮 10g　黄芩 10g　白芍 10g　黄连 10g　茵陈 10g　佩兰 10g　甘草 6g　栀子 10g　大黄 5g，4 剂，水煎服，每日 1 剂。

第二次会诊理由：患者服上方后，无明显不适，可以进饮食。2015 年 4 月 2 日请中医科会诊，继续中医治疗。

会诊意见

上方去大黄后继续服用 4 剂。

治疗效果

患者无明显不适，痊愈出院。

按语： 本案患者急性胰腺炎合并胆结石、胆囊炎。因肝胆湿热，肝气犯胃表现的肝胃不和，清利肝胆湿热是治疗的关键。肝郁有热，克犯脾胃，可见胃肠道功能失常。《伤寒论》"伤寒七八日，身黄如橘子色，小便不利，腹微满者，茵陈蒿汤主之。"患者虽未见黄疸，但是分析临床症状可见肝胆湿热存在。在会诊中多次要求清胰汤的使用，我们在临床上发现，典型的清胰汤症状比较少见，原因可能与目前的液体治疗有关。

病案 15

肖××，男，51 岁，普外，入院时间 2014 年 10 月 8 日。

主诉：上腹部疼痛 20 天。

现病史：患者 20 余天前无明显诱因出现上腹部疼痛，呈憋胀痛并持续性加重，伴有恶心、呕吐、腹泻，呕吐物为胃内容物。不伴发热、呕血、黑便等，就诊于山西中医学院附属医院普外科以"急性胰腺炎"收住院治疗。经对症治疗后症状缓解，进饮食后腹痛再次出现，同时出现上腹部及背部不适。给予禁饮食，抑制消化腺分泌，抗炎，补液等对症治疗后腹痛缓解。为进一步诊治，就诊于我院普外科，以"急性胰腺炎"收住我院。发病以来，患者精神尚可，食欲差，二便正常，体重未见明显减轻。

查体

T36. 9 ℃，P85 次 / 分，R20 次 / 分，BP141/95mmHg，腹部平坦，未见胃肠型及蠕动波，腹软，左上腹部压痛，无反跳痛，肝脾肋下未触及，未触及包块，无移动性浊音，肠鸣音正常。

理化检查

血常规：白细胞计数（WBC）6.2×10⁹/L，嗜中性粒细胞百分比（NUE%）55%，红细胞计数（RBC）4.8×10¹²/L，血红蛋白（HGB）146g/L，血小板（PLT）260×10⁹/L。

肝功：血清丙氨酸氨基转移酶（ALT）26U/L，血清天门冬氨酸氨基转移酶（AST）19U/L，总蛋白（TP）52g/L，白蛋白（ALB）42g/L。

肾功：尿素（Urea）5.21mmol/L，肌酐（CRE）55μmol/L。

凝血检查：凝血酶原时间（PT-S）14 秒，凝血酶原时间活动度〔PT(%)〕69%，活化部分凝血活酶时间（APTT）30 秒。

血清电解质：钾（K）4.2mmol/L，钠（Na）139mmol/L，氯（CI）105mmol/L，钙（Ca）2.3mmol/L。

尿淀粉酶（UAMR）：168U/L。

血清淀粉酶（AMS）：68U/L。

诊断

轻症急性胰腺炎。

治疗

禁饮食，胃肠减压，维持水电解质平衡，维持有效血容量。早期采用全胃肠外营养（TPN）支持。抗感染、抑制胰酶活性、减少胰酶的分泌、抑制胃酸等治疗。

会诊理由：经治疗后患者一般情况尚可，未主诉明显不适，目前禁饮食采用全胃肠外营养（TPN）支持已10天。现进食稀米汤后出现上腹部及背部不适，请贵科协助制订下一步治疗方案。于2014年11月7日请中医科会诊。

中医四诊：患者进食稀米汤后出现上腹部及背部不适，隐痛，舌质红，苔薄白，脉弦。

中医辨证：脾虚湿热中阻。

主方：香砂六君子汤合旋覆花汤。

会诊意见

中药汤剂处方如下：

元胡10g 川楝子10g 砂仁5g 半夏10g 陈皮10g 竹茹10g 旋覆花10g 僵蚕10g 蝉衣5g 茯苓10g 白术10g 甘草6g，4剂，水煎服，每日1剂。

治疗效果

患者进食后上腹部及背部不适消失。1周后痊愈出院。

按语： 本案急性胰腺炎合并腹膜不适症状，患者随着进食肠道营养液时不适症状加重，拍打局部会感觉舒适。考虑与气机不畅有关。《金匮要略·五脏风寒积聚病脉证病治第十一》："肝着，其人常欲蹈其胸上，先未苦时，但欲饮热，旋覆花汤主之。"这里旋覆花有很好的祛淤通络，行气止痛的作用，对于急性胰腺炎患者后期的神经痛有一定的治疗作用。

病案 16

尹××，男，42 岁，普外，入院时间 2015 年 8 月 7 日。

主诉：中上腹疼痛 1 天余。

现病史：患者 1 天前无明显诱因出现中上腹疼痛，胀痛明显，不伴有呕吐、腹泻、发热、寒战等症状。就诊于我院急诊，急查腹部 CT：胰腺边缘粗糙，左肾筋膜增厚，胰腺炎不排外。以急性胰腺炎收住我院普外科。发病以来，患者精神尚可，食欲欠佳，小便正常，大便不畅。

查体

T36.6℃，P82 次 / 分，R20 次 / 分，BP140/85mmHg，腹部平坦，未见胃肠型及蠕动波，腹软，有中上腹压痛，无反跳痛、肌紧张，肝脾肋下未触及，未触及包块，无移动性浊音，肠鸣音弱。

理化检查

血常规：白细胞计数（WBC）5.2×10^9/L，嗜中性粒细胞百分比（NUE%）58%，红细胞计数（RBC）4.7×10^{12}/L，血红蛋白（HGB）150g/L，血小板（PLT）240×10^9/L。

肝功：血清丙氨酸氨基转移酶（ALT）36U/L，血清天门冬氨酸氨基转移酶（AST）20U/L，总蛋白（TP）54g/L，白蛋白（ALB）43g/L。

肾功：尿素（Urea）4.21mmol/L，肌酐（CRE）66μmol/L。

血清电解质：钾（K）4.1mmol/L，钠（Na）138mmol/L，氯（CI）104mmol/L，钙（Ca）2.2mmol/L。

凝血检查：凝血酶原时间（PT-S）12 秒，凝血酶原时间活动度〔PT(%)〕68%，活化部分凝血活酶时间（APTT）28 秒。

血清淀粉酶（AMS）：128U/L。

尿淀粉酶（UAMR）：75U/L：

影像检查

腹部 CT：胰腺边缘粗糙，左肾筋膜增厚，胰腺炎不排外。

核磁共振胆管造影（MRCP）：胰腺肿胀，信号增高，伴周围炎性渗出。提示：急性胰腺炎。

诊断

轻症急性胰腺炎。

治疗

禁饮食，胃肠减压，维持水电解质平衡，维持有效血容量。早期采用全胃肠外营养（TPN）支持。抗感染、抑制胰酶活性、减少胰酶的分泌、抑制胃酸等治疗。

第一次会诊理由：患者经治疗后，一般情况尚可，未主诉明显不适，目前禁饮食采用全胃肠外营养（TPN）支持已 7 天。现进食少量流食，患者舌苔厚腻，请贵科协助制订下一步治疗方案。于 2015 年 8 月 14 日请中医科会诊。

中医四诊：患者进食后，腹胀，舌苔厚腻，脉缓。

中医辨证：脾虚湿盛。

主方：平胃散合二陈汤加减。

会诊意见

中药汤剂处方如下：

清半夏 10g 茯苓 10g 陈皮 5g 生姜 10g 炙甘草 10g 乌梅 10g 苍术 10g 厚朴 10g 大枣 10g 生薏仁 20g 冬瓜仁 20g 丹参 10g 草果 5g 大腹皮 10g，4 剂，水煎服，每日 1 剂。

第二次会诊理由：患者服上方后，进食较前者增多，2015 年 8 月 20 日请中医科会诊，继续口服中药治疗。

会诊意见

继续服用上方，加马齿苋 20g。

治疗效果

患者服中药治疗后，患者一般情况好，2015 年 8 月 24 日腹部CT：胰腺渗出少量，胰腺炎吸收期。

按语：本案例为急性胰腺炎经禁食后转为肠内营养支持治疗，临床医生观察患者舌苔白厚腻，同时有不欲进食的症状，请求中医会诊。由于患者早期采用全胃肠外营养提供身体所需要的能量，胃肠道相对处于虚弱的状态，变更为肠内营养时，胃肠道功能逐渐恢复，过程中需要增强脾主运化水谷的功能。因此健脾行气燥湿为主要治则，平胃散合二陈汤可以促进胃肠道功能的恢复。

病案 17

武××，男，62 岁，普外，入院时间 2014 年 10 月 9 日。

主诉：上腹部憋胀疼痛 2 天。

现病史：2 天前患者无明显诱因出现上腹部憋胀、疼痛，进食后疼痛明显加重，伴恶心、干呕，偶有呃逆。近 2 日未见排便、排气。今日上述症状明显加重。在我院普外科门诊急查血清淀粉酶（UAMR）552U/L，血清脂肪酶（LPS）1308U/L。腹部平片示：肠管积气明显。于今晚在急诊测血清淀粉酶（UAMR）655U/L，脂肪酶（LPS）2775U/L，尿淀粉酶（AMS）1203U/L。以"急性胰腺炎"收住我院普外科。患者发病以来，精神差，进食后疼痛明显，小便正常，大便 2 日未行，未排气。

查体

T36.5℃，P86 次 / 分，R20 次 / 分，BP101/69mmHg，皮肤黏膜、巩膜未见黄染。腹部平坦，未见胃肠型及蠕动波，腹软，中上腹压痛，无反跳痛、肌紧张，肝脾肋下未触及，未触及包块，无移动性浊音，肠鸣音弱。

理化检查

血常规：白细胞计数（WBC）8.2×10⁹/L，嗜中性粒细胞百分比（NUE%）68%，红细胞计数（RBC）4.4×10¹²/L，血红蛋白（HGB）147g/L，血小板（PLT）280×10⁹/L。

肝功：血清丙氨酸氨基转移酶（ALT）94U/L，血清天门冬氨酸氨基转移酶（AST）57U/L，总蛋白（TP）56g/L，白蛋白（ALB）42g/L。血清总胆红素（TBIL）32.9μmol/L，血清间接胆红素（IBIL）26μmol/L。

肾功：尿素（Urea）6.55mmol/L，肌酐（CRE）56μmol/L。

凝血检查：凝血酶原时间（PT-S）11秒，凝血酶原时间活动度〔PT(%)〕66%，活化部分凝血活酶时间（APTT）29秒。

血清淀粉酶（AMS）：655U/L。

血清脂肪酶（LPS）：2775U/L。

尿淀粉酶（UAMR）：1203U/L。

即刻血糖：葡萄糖12.57mmol/L。尿糖：（+）。

影像检查

腹部B超：脂肪肝，胆囊炎，肝外胆管扩张，脾大，胰腺体积增大。提示急性胰腺炎。

腹部CT：胰腺边缘粗糙，胰周可见渗出。提示：急性胰腺炎。

核磁共振胆管造影（MRCP）：慢性胆囊炎，胆道未见明显梗阻。胰腺肿胀，胰周可见积液。提示：急性胰腺炎，慢性胆囊炎。

诊断

轻症急性胰腺炎、慢性胆囊炎。

治疗

禁饮食，监测生命体征，胃肠减压，维持水电解质平衡，维持有效血容量。早期采用全胃肠外营养（TPN）支持。抗感染、抑制胰酶活性、减少胰酶的分泌、抑制胃酸等治疗。给予口服硫酸镁注射液和灌肠促进胃肠动力。

会诊理由：患者经治疗后，一般情况尚可，目前禁饮食采用全胃肠外营养（TPN）支持。给予口服硫酸镁注射液和灌肠促进胃肠动力后排出少量大便。自觉上腹部不适，排便不畅，于 2014 年 10 月 15 日住院后 6 日，请中医科协助制订下一步治疗方案。

中医四诊：患者腹中痛，排便不畅，舌质红，苔黄白腻，脉滑数。

中医辨证：痰热互结，三焦不利。

主方：小陷胸汤合小柴胡汤加减。

主治：和解少阳，清热化痰。

会诊意见

中药汤剂处方如下：

柴胡 10g 清半夏 10g 黄芩 10g 黄连 10g 厚朴 10g 焦槟榔 10g 枳实 10g 栝楼 20g 大黄后 5g 枳壳 10g 葛根 10g 僵蚕 10g 蝉蜕 5g 丹参 10g 干姜 3g，4 剂，水煎服，每日 1 剂。

治疗效果

服药后无明显不适，病情好转出院。

按语：本病案患者急性胰腺炎早期有上腹部隐痛，排便不畅，与胆经和心下痰热互结有关。《伤寒论》："伤寒，五六日，中风往来寒热，胸胁苦满，默默不欲饮食，心烦喜呕，或胸中烦而不呕，或渴，或腹中痛，或胁下痞硬，或心下悸，小便不利，或不渴，或身有微热，或咳，小柴胡汤主之。"依据上述条文小柴胡汤可以用于三焦有热，腹中痛的治疗。《伤寒论》："小结胸病，正在心下，按之则痛，脉浮滑者，小陷胸汤主之。"急性胰腺炎属中医三焦病变和结胸证，本病案说明通过小柴胡汤合小陷胸汤可以达到治疗目的。

病案 18

高 ××，女，36 岁，ICU，2015 年 1 月 12 日。

主诉：间断腹痛、腹胀伴恶心、呕吐 8 天。

现病史：患者 8 日前进食油腻食物后出现间断腹胀、腹痛，伴有恶心、呕吐，呕吐物为胃内容物。就诊于当地医院门诊，以急性胃肠炎给予对症治疗（具体治疗不详），症状未见明显缓解。6 日前患者出现意识不清，突发呼吸困难，进行性呼吸窘迫，就诊于吕梁市人民医院，经腹部 CT 检查显示：胰腺结构不清，胰腺周围明显渗出，提示急性胰腺炎，同时给予气管插管等对症治疗。4 日前患者出现高热，体温 39.5℃，因病情危重转诊于我院急诊科，以"重症胰腺炎病情危重"收住我院 ICU 病房。发病以来，患者病情逐渐加重，精神差，睡眠差，禁饮食，小便量少，大便不通。

查体

T38.5℃，P126 次 / 分，R34 次 / 分，BP116/69mmHg，皮肤黏膜、巩膜未见黄染。精神差，神志清，查体合作。双肺呼吸音粗，可闻及少量湿啰音，腹部稍膨隆，腹肌略紧张，上腹部压痛、反跳痛，肠鸣音弱，双下肢无明显水肿。

理化检查

血常规：白细胞计数（WBC）21.2×10^9/L，嗜中性粒细胞百分比（NUE%）88%，红细胞计数（RBC）4.6×10^{12}/L，血红蛋白（HGB）157g/L，血小板（PLT）55×10^9/L，C 反应蛋白（CRP）31.8mg/L。

肝功：血清丙氨酸氨基转移酶（ALT）109U/L，血清天门冬氨酸氨基转移酶（AST）87U/L，总蛋白（TP）56g/L，白蛋白（ALB）30g/L。

肾功：尿素（Urea）11.55mmol/L，肌酐（CRE）180μmol/L。

血清电解质：钾（K）3.47mmol/L，钠（Na）118mmol/L，氯（CI）92mmol/L，钙（Ca）2.1mmol/L。

血清淀粉酶（AMS）：455U/L。

血清脂肪酶（LPS）：1257U/L。

尿淀粉酶（UAMR）：643U/L。

即刻血糖：葡萄糖 10.09mmol/L。

血脂系列：血清总胆固醇（TC）6.21mmol/L，血清甘油三酯（TG）3.88mmol/L

凝血检查：凝血酶原时间（PT-S）15 秒，凝血酶原时间活动度〔PT(%)〕70%，活化部分凝血活酶时间（APTT）45 秒

影像检查

胸部 CT 示：左侧胸腔积液伴左下肺不张。

腹部 CT：胰腺结构不清，胰腺周围明显渗出，提示急性胰腺炎可能。腹腔积液形成。脂肪肝。

诊断

重症急性胰腺炎、胸腹水形成、左下肺不张、高脂血症、脂肪肝。

治疗

禁饮食，监测生命体征，呼吸机辅助呼吸，胃肠减压，维持水电解质平衡，维持有效血容量。采用全胃肠外营养（TPN）作为营养支持。抗感染、抑制胰酶活性、减少胰酶的分泌、抑制胃酸等治疗。监测血脂，必要时降脂治疗。

第一次会诊理由：经治疗后，患者病情稳定，恢复自主呼吸。治疗后 10 余日，患者出现腹泻，大便球杆比倒置，考虑菌群紊乱，给予肠道入空肠管调节菌群。腹泻缓解，患者腹胀明显，经芒硝压腹不能缓解，现已停服肠内营养。次日 2015 年 1 月 21 日，请中医科会诊，协助治疗。

中医四诊：患者腹泻，腹胀肠鸣，大便臭秽，呃逆，舌红，苔黄白腻，脉弦。

中医辨证：水热互结。

主方：生姜泻心汤加减。

主治：寒温并用，温中清上。

会诊意见

中药汤剂处方如下：

生姜 10g 清半夏 10g 干姜 5g 黄芩 10g 黄连 6g 炙甘草 10g 人参 10g 大枣 10g，4 剂，水煎服，每日 1 剂。

第二次会诊理由：患者腹胀，腹泻症状缓解。可以进行少量肠内营养辅助治疗，现患者出现下腹部疼痛，白带色黄，2015 年 1 月 27 日，请中医科会诊，协助治疗。

中医四诊：患者下腹部痛，带下色黄，咳嗽，吐泡沫痰，大便不通，口渴，舌质紫暗，有淤斑，脉涩。

中医辨证：太阳蓄血证。

主治：攻逐蓄血。

主方：抵当汤合桃红四物汤加减。

会诊意见

中药汤剂处方如下：

桃仁 10g 红花 10g 当归 10g 白芍 10g 赤芍 10g 生地 20g 水蛭 5g 土元 3g 酒大黄 10g 川芎 10g 元胡 10g 枳壳 10g，4 剂，水煎服，每日 1 剂。

第三次会诊理由：患者月经来潮，小腹部疼痛消失。目前患者大便不畅，已进少量饮食，食欲差，2015 年 2 月 10 日请中医科会诊协助治疗。

中医四诊：患者食欲差，有痰，大便不畅，食欲差，舌质紫暗，有淤斑，脉滑数。

中医辨证：食滞胃脘。

主方：保和丸加减。

主治：消食导致。

会诊意见

中药汤剂处方如下：

清半夏 10g 茯苓 20g 陈皮 10g 甘草 10g 黄连 5g 吴茱萸 3g 生地 20g 连翘 10g 栝楼 20g 枳壳 10g 白术 20g 干姜 3g 焦山楂 10g 鸡血藤 20g, 4 剂, 水煎服, 每日 1 剂。

治疗效果

2015 年 2 月 20 日患者无不适主诉, 痊愈出院。

按语: 本病案患者急性胰腺炎合并腹泻。经常规液体治疗后, 患者出现腹泻是临床常见症状, 常认为是使用抗生素导致的菌群失调, 给予补充肠道益生菌和收敛止泻的药物, 患者可能腹泻减轻, 但是腹胀明显加重, 患者不适症状加重。《伤寒论》: "伤寒汗出, 解之后, 胃中不和, 心下痞硬, 干噫食臭, 胁下有水气, 腹中雷鸣, 下利者, 生姜泻心汤主之。"腹部不适伴有腹泻, 中医认为与水热互结有关。治疗当清热扶正, 温中止泻。

病案 19

曹×, 男, 19 岁, 普外, 入院时间 2014 年 11 月 2 日。

主诉: 持续性中上腹部胀痛, 伴高热 2 天。

现病史: 患者 2 天前无明显诱因出现持续性中上腹部胀痛伴有恶心、呕吐, 呕吐物为胃内容物, 同时伴发热, 体温高达 39℃。就诊于当地医院, 进行输液治疗 (具体诊断和治疗不详), 病情未见明显缓解。今日就诊于我院急诊科, 急查血清淀粉酶 (UAMR) 250U/L、血清脂肪酶 (LPS) 751U/L、乳酸脱氢酶 (LDH) 612U/L, 以 "急性胰腺炎" 收住我院普外科。发病以来, 患者精神差, 禁饮食, 小便量少, 未排便。

查体

T38℃, P130 次 / 分, R20 次 / 分, BP130/106mmHg, 皮肤黏膜、巩膜未见黄染。精神差, 神志清, 查体合作。腹部膨隆, 腹肌紧张, 中上腹部压痛、反跳痛, 肠鸣音弱。

理化检查

血常规：白细胞计数（WBC）22.4×10^9/L，嗜中性粒细胞百分比（NUE%）87.9%，红细胞计数（RBC）4.8×10^{12}/L，血红蛋白（HGB）156g/L，血小板（PLT）157×10^9/L。

血清淀粉酶（AMS）：250U/L。

血清脂肪酶（LPS）：751U/L。

尿淀粉酶（UAMR）：543U/L。

乳酸脱氢酶（LDH）：612U/L。

肝功：血清丙氨酸氨基转移酶（ALT）99U/L，血清天门冬氨酸氨基转移酶（AST）56U/L，总蛋白（TP）57g/L，白蛋白（ALB）46g/L。

肾功：尿素（Urea）9.6mmol/L，肌酐（CRE）110μmol/L。

凝血检查：凝血酶原时间（PT-S）15.7秒，凝血酶原时间活动度〔PT(%)〕80%，活化部分凝血活酶时间（APTT）35秒。

血清电解质：钾（K）3.78mmol/L，钠（Na）130mmol/L，氯（CI）102mmol/L，钙（Ca）2.3mmol/L。

影像检查

腹部B超：胰腺体积偏大，提示：急性胰腺炎。

腹部CT：胰腺增大增厚，胰周围毛糙。提示：急性胰腺炎。

诊断

轻症急性胰腺炎。

治疗

禁饮食，胃肠减压，维持水电解质平衡，维持有效血容量。采用全胃肠外营养（TPN）作为营养支持。抗感染、抑制胰酶活性、减少胰酶的分泌、抑制胃酸等治疗。

会诊理由：经治疗10日，患者一般情况尚可，还有上腹部疼痛，肚脐周围自觉绞痛，于2014年11月11日，请中医科会诊，协助治疗。

中医四诊：患者上腹部疼痛，肚脐周围自觉绞痛，排便不畅，大便呈糊状，小便不利，舌质红，苔黄白厚腻，脉滑。

中医辨证：湿热充斥三焦。

主方：三仁汤加减。

主治：宣畅三焦，清利湿热。

会诊意见

中药汤剂处方如下：

白蔻仁 10g 生薏仁 20g 杏仁 10g 厚朴 10g 通草 10g 竹茹 10g 清半夏 10g 滑石 10g 甘草 10g 木香 10g 佩兰 10g 炒莱菔子 10g ，4 剂，水煎服，每日 1 剂。

治疗效果

2014 年 11 月 15 日服中药后排便通畅。腹部 CT 示：慢性胰腺炎改变。好转出院。

按语：本案例急性胰腺炎合并脐周痛。伴有小便不利，大便不畅，舌苔厚腻，腹部胀满等。患者热轻湿重，湿阻气机，表现为大便不畅，小便不利。治当清热祛湿行气，首选三仁汤。用于胃肠道功能失调属于热轻湿重。三仁汤出自《温病条辨》，用于治疗湿温外感，当体内湿热内生，湿重于热时适用。

病案 20

李××，女，76 岁，普外，入院时间 2015 年 9 月 2 日。

主诉：持续上腹部疼痛，加重 3 天。

现病史：患者 3 天前出现上腹部疼痛，进食后疼痛缓解，同时伴有发热、腹泻等症状，测得体温最高 38.6℃，就诊于当地诊所，给予输液治疗（具体诊断和治疗不详），症状明显缓解。但上腹部仍持续隐痛，病情有所加重，就诊于化工医院，给予输液治疗（具体诊断和治疗不详），症状无明显好转。就诊于我院普外科门诊，以"急性胰腺炎"收住我院普外科。发病以来，患者神志清，精神差，禁饮食，3 日未排大便。既往确诊为高血压病 20 余年，口服降压药控制血压（具体药物不详）。确诊为陈旧性脑梗塞 5 年。1 年前因肾结石行输尿管取石术后。

查体

T37.4℃，P86 次 / 分，R18 次 / 分，BP146/89mmHg，皮肤黏膜、巩膜未见黄染。精神差，神志清，查体合作。腹部膨隆，腹肌紧张，中上腹部压痛、反跳痛，肠鸣音弱。双下肢未见明显浮肿。

理化检查

血常规：白细胞计数（WBC）10.4×10^9/L，嗜中性粒细胞百分比（NUE%）70.9%，红细胞计数（RBC）4.7×10^{12}/L，血红蛋白（HGB）146g/L，血小板（PLT）237×10^9/L。

肝功：血清丙氨酸氨基转移酶（ALT）99U/L，血清天门冬氨酸氨基转移酶（AST）57U/L，总蛋白（TP）57g/L，白蛋白（ALB）36g/L。

肾功：尿素（Urea）12.6mmol/L，肌酐（CRE）120μmol/L。

血清电解质：钾（K）3.56mmol/L，钠（Na）136mmol/L，氯（CI）101mmol/L，钙（Ca）2.2mmol/L。

血清淀粉酶（AMS）：267U/L。

尿淀粉酶（UAMR）：231U/L。

影像检查

腹部 B 超：胆囊炎，肝内囊性病变，双肾弥漫性病变，左肾囊性病变。胰腺体积增大。提示：急性胰腺炎。

腹部CT：胆囊炎，肝内囊性病变，双肾弥漫性病变，左肾囊性病变。胰腺增大胰周不规则。提示：急性胰腺炎。

诊断

轻症急性胰腺炎、胆囊炎、肝内囊性病变、双肾弥漫性病变、左肾囊性病变、高血压病、输尿管取石术后、陈旧性脑梗塞。

治疗

禁饮食，中心给氧，胃肠减压，维持水电解质平衡，维持有效血容量。采用全胃肠外营养（TPN）作为营养支持。补充白蛋白。抗感染、抑制胰酶活性、减少胰酶的分泌、抑制胃酸等治疗。

第一次会诊理由：经治疗 14 日后，患者一般情况尚可，间断腹痛，并自觉腹部冷痛，于 2015 年 9 月 17 日，请中医科会诊，协助治疗。

中医四诊：患者目前间断腹痛，胁下痛，得温则减，大便不通，3日未行，舌质红，苔白腻，脉滑。

中医辨证：阴寒积聚。

主方：大黄附子汤加减。

主治：温经散寒，通便止痛。

会诊意见

中药汤剂处方如下：

大黄 10g 制附子 10g 细辛 3g 木香 10g 厚朴 10g 枳实 10g 砂仁 10g，4 剂，水煎服，每日 1 剂。

第二次会诊理由：腹痛消失，排便通畅，主诉泵营养液后腹部不适，食欲欠佳，现已停肠内营养，拔出鼻空肠营养管，进流质清淡饮食。于 2015 年 9 月 22 日请中医科会诊协助治疗。

会诊意见

继续服用上方，4 剂，水煎服，每日 1 剂。

治疗效果

2015 年 9 月 26 日一般情况可，无不适主诉，可以出院。

按语： 本案例急性胰腺炎合并便秘、腹痛，腹痛特点为得温疼痛缓解。属于中医阴寒积聚而致便秘腹痛。《伤寒论》："胁下偏痛，发热，其脉紧而弦，此寒也。当以温药下之，宜大黄附子汤。"大黄附子汤用于腹痛大便不通，中医辨证属于寒实证的腹痛。在急性胰腺炎病例中多为热实证，寒实证少见，但还是存在的。认真辨证，抓住疾病的病症特点，才可以提高临床疗效。

病案 21

高××男，21岁，普外，入院时间2015年12月21日。

主诉：左上腹部间断性疼痛伴恶心、呕吐2天。

现病史：患者2天前进食后出现左上腹部间断疼痛，伴有恶心、呕吐，呕吐物为胃内容物及胆汁，呕吐后腹痛未见缓解，自服止痛药物（具体不详）疼痛不能缓解。就诊于我院急诊，急查血清淀粉酶（UAMR）231U/L、血清脂肪酶（LPS）788U/L。以"急性胰腺炎"收住我院普外科。发病以来，患者神志清楚，饮食差，睡眠差，小便量少，大便3日未行。有饮酒史。

查体

T36℃，P101次/分，R20次/分，BP140/86mmHg，皮肤黏膜、巩膜未见黄染。精神差，神志清，查体合作。腹部膨隆，腹肌紧张，左侧中上腹部压痛、反跳痛，肠鸣音弱。

理化检查

血常规：白细胞计数（WBC）17.4×10⁹/L，嗜中性粒细胞百分比（NUE%）87.9%，红细胞计数（RBC）4.8×10¹²/L，血红蛋白（HGB）149g/L，血小板（PLT）137×10⁹/L。

肝功：血清丙氨酸氨基转移酶（ALT）145U/L，血清天门冬氨酸氨基转移酶（AST）89U/L，总蛋白（TP）58g/L，白蛋白（ALB）40g/L。

肾功：尿素（Urea）11.6mmol/L，肌酐（CRE）98μmol/L.

凝血检查：凝血酶原时间（PT-S）15.6秒，凝血酶原时间活动度〔PT(%)〕85%，活化部分凝血活酶时间（APTT）33秒。

血清电解质：钾（K）3.52mmol/L，钠（Na）134mmol/L，氯（CI）102mmol/L，钙（Ca）2.2mmol/L。

血清淀粉酶（AMS）：231U/L。

血清脂肪酶（LPS）：788U/L。

即刻血糖：葡萄糖15.09mmol/L。

影像检查

腹部B超：胰腺体积增大，提示：急性胰腺炎。前列腺增大。盆腔腹腔积液。

腹部CT：胰腺增大增厚，胰周有渗出，腹水形成。

诊断

重症急性胰腺炎。

治疗

禁饮食，中心给氧，心电监护，胃肠减压，维持水电解质平衡，维持有效血容量。胃管注入硫酸镁注射液500ml，温盐水灌肠。采用全胃肠外营养（TPN）作为营养支持。补充白蛋白。抗感染、抑制胰酶活性、减少胰酶的分泌、抑制胃酸等治疗。

会诊理由：经治疗后2天，患者主诉腹痛缓解，大便不通畅，预启动肠内营养治疗，于2015年12月23日请中医科，协助治疗。

中医四诊：患者腹痛较前缓解，心下满痛，按之硬满，大便不畅，舌质红，舌苔黄，脉弦数有力。

中医辨证：少阳阳明合病。

主治：疏肝理气，清热通便。

主方：清胰汤加减。

会诊意见

中药汤剂处方如下：

柴胡10g 黄芩10g 白芍15g 木香10g 延胡索15g 大黄10g 芒硝10g 栝楼20g 枳实10g 蒲公英20g，4剂，水煎服，每日1剂。

治疗效果

患者服上方后，肠内营养治疗顺利进行。

55

按语：本病案患者急性胰腺炎早期出现大便难，经口服硫酸镁导泻不成功，治疗早期结合中医治疗。清胰汤是在大柴胡汤的基础上进行的加减。《金匮要略》："按之心下满痛，此为实，当下之，宜大柴胡汤。"大柴胡汤治少阳、阳明热结轻症，见胃脘痞硬，腹胀便秘，舌苔黄，脉弦。该方由小柴胡汤合小承气汤加减而成，但以和解少阳为主。为半表半里、脾胃之间，与三焦枢机不利有关，所以胰腺的病变，中医病名定位可能在三焦，与胆经相合。少阳经病变当和解少阳，若伴有里实证当和法与下法合用。

病案 22

王××，男，37 岁，普外，2015 年 10 月 5 日。

主诉：右上腹痛、腹胀 3 天。

现病史：患者 3 天前无明显诱因出现右上腹剧烈疼痛，并向腰背部放射。在当地医院给予抗炎、抑酸、抑酶、补液等对症支持治疗（具体诊断和用药不详），症状仍反复出现。就诊于我院急诊科，急查腹部 CT：胰腺周围脓肿，提示急性胰腺炎。以"急性胰腺炎"收住我院普外科。发病以来，患者精神差，食欲差，小便量少，大便量少。既往诊断为胆囊结石，于 10 年前行胆囊切除术。

查体

T36℃，P78 次 / 分，R20 次 / 分，BP132/76mmHg，皮肤黏膜、巩膜未见黄染。精神差，神志清，查体合作。腹部膨隆，腹肌紧张，中上腹部压痛、反跳痛，肠鸣音弱，约 2 次 / 分。

理化检查

肝功：血清丙氨酸氨基转移酶（ALT）66U/L，血清天门冬氨酸氨基转移酶（AST）56U/L，总蛋白（TP）65g/L，白蛋白（ALB）42g/L。

肾功：尿素（Urea）9.6mmol/L，肌酐（CRE）172μmol/L。

凝血检查：凝血酶原时间（PT--S）15.1秒，凝血酶原时间活动度〔PT（%）〕87%，活化部分凝血活酶时间（APTT）30秒，D-二聚体（D-h）4066ng/mL。

血清电解质：钾（K）3.2mmol/L，钠（Na）124mmol/L，氯（CI）98mmol/L。钙（Ca）1.9mmol/L。

血清淀粉酶（AMS）：231U/L。

血清脂肪酶（LPS）：432U/L。

即刻血糖：葡萄糖10.09mmol/L。

血常规：白细胞计数（WBC）10.4×10^9/L，嗜中性粒细胞百分比（NUE%）77.9%，红细胞计数（RBC）4.9×10^{12}/L，血红蛋白（HGB）159g/L，血小板（PLT）237×10^9/L。

影像检查

腹部CT：胰腺及胰腺周围脓肿形成。提示：急性胰腺炎。

诊断

重症急性胰腺炎、胆囊切除术后。

治疗

禁饮食，中心给氧，心电监护，胃肠减压，维持水电解质平衡，维持有效血容量。采用全胃肠外营养（TPN）作为营养支持。抗感染、抑制胰酶活性、减少胰酶的分泌、抑制胃酸等治疗。

会诊理由：经治疗2周后，患者一般情况尚可，未主诉明显不适。给予肠内营养治疗后，患者自觉腹部不适，于2015年10月22日请中医科会诊，调理胃肠道功能。

中医四诊：腹痛，痛有定处，脐上胃下腹部深处，触之硬满，进食后不适加重，舌质紫暗，苔白腻，脉沉。

中医辨证：淤血腹痛。

主方：活血汤（《寿世保元》）加减。

主治：行气祛湿，活血化淤。

会诊意见

中药汤剂处方如下：

当归尾 10g 赤芍 10g 生地 10g 桃仁 10g 红花 5g 肉桂 5g 丹皮 10g 延胡索 10g 乌药 10g 香附 10g 枳壳 10g 木香 10g 甘草 10g 生薏仁 20g 冬瓜仁 10g 栝楼 20g，4 剂，水煎服，每日 1 剂。

治疗效果

患者服上方后，见大便色黑，未主诉其他不适。2015 年 10 月 28 日，好转出院。

按语：本案例患者胆囊切除术后患急性坏死型胰腺炎。腹部 CT 示胰腺周围胰腺组织有坏死。患者因输液治疗，疼痛症状不明显，但是舌质紫暗，有淤斑，同时患者有腹部深处隐约不适，痛有定处，辨证属淤血腹痛。治疗以活血化淤为主。选方《寿世保元》的活血汤，本方活血行气，治淤血阻滞，胁下有块。对于急性胰腺炎坏死脓肿已形成包块，该方有很好的治疗作用，并对该病向愈起着重要的作用。也是目前急性胰腺炎吸收期常用的方法，同样可以避免转为慢性胰腺炎和避免再次复发为急性胰腺炎。

病案 23

辛 ×，女，45 岁，普外科，入院时间 2015 年 2 月 20 日。

主诉：上腹部疼痛 5 小时。

现病史：患者上腹痛 5 小时，持续加重，伴有腹胀。无恶心、呕吐、发热、黄疸等症状。就诊于我院急诊科，急查腹部 CT：胆囊切除术后，脾大，脾胃间、胰周包裹性积液。提示：急性胰腺炎。以"急性胰腺炎"收住我院普外科。发病以来，患者烦躁不安，不能进食，小便量少，大便未行。

查体

T36.3℃，P77 次／分，R20 次／分，BP120/80mmHg，神清语利，

查体合作，全身皮肤黏膜、巩膜无黄染。腹平坦，未见明显胃肠型及蠕动波，未见腹壁静脉曲张，全腹部压痛，无反跳痛，无腹肌紧张。墨菲氏征阴性。肝、脾未及肿大，肠鸣音弱。

理化检查

血常规：白细胞计数（WBC）6.4×10^9/L，嗜中性粒细胞百分比（NUE%）56%，红细胞计数（RBC）4.6×10^{12}/L，血红蛋白（HGB）153g/L，血小板（PLT）347×10^9/L。

肝功能：血清丙氨酸氨基转移酶（ALT）44U/L，血清天门冬氨酸氨基转移酶（AST）56U/L，总蛋白（TP）70g/L，白蛋白（ALB）46g/L。

肾功：尿素（Urea）3.6mmol/L，肌酐（CRE）65μmol/L。

血清淀粉酶（AMS）：132U/L。

血清脂肪酶（LPS）：329/L。

影像检查

腹部 CT：胆囊切除术后，脾大，脾胃间、胰周包裹性积液。提示：急性胰腺炎。

诊断

轻症急性胰腺炎、胆囊切除术后。

治疗

禁饮食，胃肠减压。维持水电解质平衡，维持有效血容量，抑制胰腺分泌，营养支持。抗感染、抑制胰酶活性、抑制胃酸等治疗。

会诊理由：经治疗 20 日后，患者一般情况尚可，已排便，未排气，2015 年 3 月 9 日，请中医科会诊，调理肠道。

中医四诊：患者自觉腹部胀满，心下硬满，大便不畅，心烦，舌质红，口渴，不欲饮水，苔黄白腻，脉滑数。

中医辨证：湿热中阻。

主治：清热化湿，疏理气机。

主方：小陷胸汤合泻心汤加减。

会诊意见

中药汤剂处方如下：

黄连 5g 清半夏 10g 栝楼 10g 枳实 10g 黄芩 5g 大黄 5g 砂仁 5g 生薏仁 20g 郁金 10g 木香 10g 马齿苋 20g 蒲公英 20g，4 剂，水煎服，每日 1 剂。

治疗效果

患者服上方后，未主诉明显不适，好转出院。

按语： 本案例患者急性胰腺炎合并腹胀。分析本患者临床表现为水、湿、热互结三焦，心胃有热。《伤寒论》："小结胸病，正在心下，按之则痛，脉浮滑，小陷胸汤主之。"提出水热互结于心下，包括胃脘部以下，胀满、疼痛、不适等症。《金匮要略》："心气不足，吐血，衄血，泻心汤主之"，指心火有余，心烦心悸之证。结合《素问·至真要大论》："诸胀腹大，皆属于热。"结合上述患者结胸证，因心火偏盛配合泻心汤，以加强清热解毒的功效。

病案 24

田 ×，男，33 岁，普外科，入院时间 2014 年 5 月 13 日。

主诉：左上腹间断性疼痛 2 天。

现病史：患者 2 天前无明显诱因出现左上腹部憋胀疼痛，向肩背部放射，伴有恶心、呕吐，呕吐物为胃内容物和胆汁，不伴有黄疸、腹泻、便血等症状。期间未做处理。为进一步诊治就诊于我院普外科，门诊查血清淀粉酶（UAMR）302U/L，血清脂肪酶（LPS）219U/L。既往 2012 年 4 月 2 日，曾因急性胰腺炎就诊于灵石县人民医院，行补液、抗炎、抑酸等对症治疗，痊愈后出院。考虑既往有急性胰腺炎病史，以"急性胰腺炎"收住我院普外科。发病以来，患者精神尚可，食欲差，未排便。

查体

T36℃，P88次／分，R19次／分，BP115/78mmHg，皮肤黏膜、巩膜未见黄染。神清语利，查体合作。腹部平坦，未见胃肠型及蠕动波，腹软，左上腹饱满，左上腹压痛、反跳痛。肝脾未触及，未触及包块，无移动性浊音。肠鸣音较弱。

理化检查

血常规：白细胞计数（WBC）6.4×10^9/L，嗜中性粒细胞百分比（NUE%）72%，红细胞计数（RBC）4.6×10^{12}/L，血红蛋白（HGB）148g/L，血小板（PLT）210×10^9/L。

肝功：血清丙氨酸氨基转移酶（ALT）86U/L，血清天门冬氨酸氨基转移酶（AST）77U/L，总蛋白（TP）66g/L，白蛋白（ALB）41g/L。

肾功：尿素（Urea）5.6mmol/L，肌酐（CRE）45μmol/L。

血清电解质：钾（K）3.5mmol/L，钠（Na）128mmol/L，氯（CI）99mmol/L，钙（Ca）2.2mmol/L。

即刻血糖：葡萄糖6.09mmol/L。

血清淀粉酶（AMS）：302U/L。

血清脂肪酶（LPS）：219U/L。

影像检查

腹部CT：脂肪肝重度，肝囊肿。胰体形态饱满，胰腺边缘毛糙，其周围条索状影。提示：急性胰腺炎。

诊断

轻症急性胰腺炎、脂肪肝、肝囊肿。

治疗

禁饮食，中心给氧，胃肠减压，维持水电解质平衡，维持有效血容量。胃管注入硫酸镁注射液50ml，温盐水灌肠。采用全胃肠外营养（TPN）作为营养支持。补充白蛋白。抗感染、抑制胰酶活性、减少胰酶的分泌、抑制胃酸等治疗。

会诊理由：经治疗 1 周后，患者一般情况尚可，因入院后 1 周患者未见排便，已能进半流食。于 2014 年 5 月 20 日请中医科会诊协助治疗。

中医四诊：患者未见明显上腹部疼痛，右胁不适，口苦，烦躁易怒，已进半流食，大便不畅，小便色黄，舌质红，脉滑数。

中医辨证：肝郁化火，三焦热盛。

主方：大柴胡汤合茵陈蒿汤加减。

主治：疏肝理气，泻火通里。

会诊意见

中药汤剂处方如下：

柴胡 10g 清半夏 10g 黄芩 10g 赤芍 10g 白芍 10g 枳实 10g 木香 10g 川楝子 10g 延胡索 10g 大黄 10g 芒硝 10g 茵陈 20g 栀子 10g 丹参 10g，4 剂，水煎服，每日 1 剂。

治疗效果

患者服上方后，大便通畅，情绪平稳。

按语：本病案患者急性胰腺炎合并脂肪肝、肝囊肿。患者右胁不适，口苦，烦躁易怒，已进半流食，大便不畅，小便色黄，舌质红，脉滑数。在急性胰腺炎的病变基础上，合并有脂肪肝、肝囊肿，脂肪肝、肝囊肿病变与患者的临床表现相结合辨证与肝郁化火、三焦有热有关，因此在大柴胡汤的基础上加茵陈蒿汤是治疗该病案的基本处方，不以是否有黄疸为辨证依据，取茵陈蒿善清肝胆之热。《医学衷中参西录》言茵陈蒿"善清肝胆之热，兼理肝胆之郁，热消郁开，胆汁入小肠之路毫无障碍"。胆汁排泄通畅，大便自然通畅。

病案 25

李××，男 62 岁，普外科，入院时间 2014 年 5 月 23 日。

主诉：胰十二指肠联合切除术后发生胰漏 2 月。

现病史：患者 2 月前因确诊为胰头肿瘤行胰十二指肠联合切除。术后出现胰液外漏合并腹腔内感染，多脏器衰竭，由我院普外科转 ICU 对症治疗后再次转回普外科。现患者病情已趋于稳定，但伴有恶心、呕吐，间断发热，夜间难以入睡。

查体

T38.5℃，P120 次 / 分，R21 次 / 分，BP104/64mmHg，皮肤黏膜、巩膜未见黄染。腹部平坦，未见胃肠型及蠕动波，腹软，无压痛、反跳痛。肝脾未触及肿大，肠鸣音较弱。腹部切口肉芽新鲜，腹部两次引流管通畅，引流液清晰。

理化检查

血常规：白细胞计数（WBC）4.4×10^9/L，嗜中性粒细胞百分比（NUE%）67%，红细胞计数（RBC）3.6×10^{12}/L，血红蛋白（HGB）133g/L，血小板（PLT）125×10^9/L。

肝功：血清丙氨酸氨基转移酶（ALT）56U/L，血清天门冬氨酸氨基转移酶（AST）37U/L，总蛋白（TP）76g/L，白蛋白（ALB）46g/L。

肾功：尿素（Urea）4.6mmol/L，肌酐（CRE）78μmol/L。

影像检查

腹部 B 超：腹腔积液。胰十二指肠联合切除术后改变。

诊断

胰十二指肠联合切除术后胰漏、腹腔积液感染、多脏器衰竭、脓毒血症。

治疗：引流通畅，纠正各脏器衰竭，全胃肠外营养（TPN）支持，抑制胰腺分泌，抗感染，补充白蛋白。维持水电解质平衡，维持有效血容量。

会诊理由：经 ICU 治疗，生命体征平稳转普外科，现患者全胃肠外营养（TPN）外周静脉营养支持配合空肠置管继续肠内营养（EN）50ml/h。现患者间断发热，夜间睡眠差，呃逆。给予肌注柴胡 2ml、安痛定 2ml 各 1 支，并请精神科会诊后建议肌注胃复安 2ml，氟哌啶醇 1ml，盐酸帕罗西丁片 10mg，日 1 次，右佐匹克隆片 1.5mg，日 1 次，思瑞康早晚各 1 片。上述症状未见明显改善。2014 年 5 月 24 日请中医科会诊，协助治疗。

中医四诊：患者反复呃逆，失眠，心下硬满，口干，大便溏，日数次，舌苔白滑，脉弦虚。

中医辨证：胃气虚弱，痰气上逆。

主治：消痰降逆，益胃安中。

主方：旋覆代赭汤加减。

会诊意见

1. 中药汤剂处方如下：

旋覆花 10g　代赭石 10g　生姜 10g　清半夏 10g　人参 6g　炙甘草 6g　大枣 10g，4 剂，水煎服，每日 1 剂。

2. 针灸治疗：攒竹、膻中、内关、足三里、上巨虚、下巨虚、三阴交、太冲、公孙，日 1 次，每次留针 30 分钟。

3. 膈俞刺络拔罐治疗，隔日 1 次，每次留罐 15 分钟。

治疗效果

上述治疗 1 日后，睡眠改善，治疗 4 日后呃逆消失，未主诉其他不适。

按语：本案急性胰腺炎术后胰漏合并膈肌痉挛。治疗膈肌痉挛综合三种治疗方法包括针灸、刺络拔罐、口服中药汤剂治疗。《伤寒论》："伤寒，发汗，若吐、下、解后，心下痞硬，噫气不除者，旋覆代赭汤主之。"该组方有降胃肠的逆气，消脾胃的痰浊，益气和胃，补益五脏的功能。腹腔手术后膈肌痉挛在临床上常见，中医综合治疗起到较好的疗效。中医辨证取寒热辨证，无热证者用旋覆代赭汤，有热证的用竹叶石膏汤。

病案 26

王××，男，46 岁，普外，入院时间 2014 年 2 月 17 日。

主诉：胆源型急性胰腺炎经腹腔镜胆囊切除术后 20 天。

现病史：患者 20 日前因急性胰腺炎合并黄疸，临床诊断为胆源型急性胰腺炎，经腹腔镜切除胆囊。经对症支持治疗，患者一般情况尚可。现留置空肠营养管继续泵入肠内营养（EN）50ml/h。

诊断：急性胰腺炎、胰腺囊肿、胆囊切除术后。

会诊理由：急性胰腺炎经腹腔镜胆囊切除术后 20 天，空肠营养管继续泵入肠内营养（EN）50ml/h，现给予少量半流食，患者出现右上腹不适。于 2014 年 2 月 21 日请中医科会诊协助治疗。

中医四诊：患者右胁胀痛，食少，腹胀，便溏，舌暗红，苔腻，脉弦。

中医辨证：肝郁脾虚。

主方：逍遥丸加减。

主治：疏肝健脾。

会诊意见

中药汤剂处方如下：

柴胡 10g 当归 10g 白芍 15g 香附 10g 白术 10g 茯苓 10g 煨姜 5g 薄荷 5g 山药 20g 郁金 10g 丹参 10g 甘草 6g 黄芩 5g，4 剂，水煎服，每日 1 剂。

治疗效果

右上腹部不适减轻。

按语： 本案例患者急性胰腺炎合并胆结石，经腹腔镜胆囊切除术后消化功能减退。患者胆囊切除术后，肝胆相合互为表里，胆囊切除术后，因无胆囊的收藏功能而导致肝虚肝郁，不能协助脾主运化的功能，

65

出现脾虚腹泻，也就是形成肝郁脾虚证，临床上主要选择的方剂是逍遥散。

病案 27

焦×，男 33 岁，普外，入院时间 2013 年 10 月 4 日。

主诉：右上腹疼痛 8 天。

现病史：患者 8 天前无明显诱因出现右上腹疼痛，呈持续绞痛。自服奥美拉唑后疼痛不能缓解，伴有恶心、呕吐，呕吐物为胃内容物。期间病情有所减轻，今日自觉疼痛明显加重就诊于我院急诊科，急查腹部 CT 示：胰腺增大增厚，提示急性胰腺炎。以"急性胰腺炎"收住我院普外科。发病以来，患者精神差，食欲差，小便量少，大便数日未行。

查体

T36℃，P78 次 / 分，R18 次 / 分，BP123/88mmHg，皮肤黏膜、巩膜未见黄染。神清语利，查体合作。腹部平坦，未见胃肠型及蠕动波，腹软，右上腹压痛，无反跳痛。墨菲氏征阳性。肝脾未触及，腹部未触及包块，无移动性浊音。肠鸣音较弱。

理化检查

血常规：白细胞计数（WBC）4.6×10^9/L，嗜中性粒细胞百分比（NUE%）67%，红细胞计数（RBC）3.9×10^{12}/L，血红蛋白（HGB）140g/L，血小板（PLT）225×10^9/L。

血清淀粉酶（AMS）：345U/L。

血清脂肪酶（LPS）：227U/L。

肝功：血清丙氨酸氨基转移酶（ALT）45U/L，血清天门冬氨酸氨基转移酶（AST）33U/L，总蛋白（TP）79g/L，白蛋白（ALB）47g/L。

肾功：尿素（Urea）4.7mmol/L，肌酐（CRE）66μmol/L。

血清电解质：钾（K）3.6mmol/L，钠（Na）129mmol/L，氯（CI）101mmol/L，钙（Ca）2.4mmol/L。

影像检查

腹部CT：胰体形态饱满，胰腺边缘毛糙。提示：急性胰腺炎。

诊断

轻症急性胰腺炎。

治疗：禁饮食，胃肠减压，维持水电解质平衡，维持有效血容量。采用全胃肠外营养（TPN）作为营养支持，补充白蛋白。抗感染、抑制胰酶活性、减少胰酶的分泌、抑制胃酸等治疗。

会诊理由：经治疗后，患者一般情况尚可，现空肠营养管泵入肠内营养（EN）50ml/h支持，因患者呃逆、反酸明显，于2014年10月12日请求中医科会诊，协助治疗上述症状。

中医四诊：患者呃逆，反酸，心烦，咽干，口苦，两肋胀痛，舌红，苔薄白，脉滑。

中医辨证：肝火犯胃。

主方：柴葛平胃散合左金丸加减。

主治：清肝泻火。

会诊意见

中药汤剂处方如下：

柴胡10g 栀子10g 黄连5g 葛根20g 苍术10g 厚朴10g 陈皮5g 吴茱萸5g 生甘草10g，4剂，水煎服，每日1剂。

治疗效果

服上方后，患者吐酸症状减轻。

按语： 本病案患者急性胰腺炎合并呃逆、吐酸。《素问·至真要大论》："诸呕吐酸，暴注下迫，皆属于热"，以及"诸逆冲上，皆属于火"，指出"火""热"基本病机所见的主要临床症状，指出吐酸和呃逆与火热之邪有关，分析本案例与肝郁化火，肝火犯胃有关。《症因脉之》柴葛平胃散提供肝火犯胃，吐酸、呃逆的基本治疗处方，该类病案可以选择上述治疗方法。

病案 28

李××，男，63 岁，普外，入院时间 2014 年 8 月 12 日。

主诉：腹痛伴呕吐 2 小时。

现病史：患者 2 小时前剧烈腹痛，以右上腹明显。伴有呕吐，呕吐物为胃内容物和胆汁。就诊于我院普外科，急查血清淀粉酶（UAMR）1302U/L，血清脂肪酶（LPS）726U/L。腹部 B 超示：胆囊结石，急性胆囊炎，胰腺体积增大。腹部 CT 示：胆囊结石，急性胆囊炎，胰腺增大增厚，胰周边缘不规则。以"胆源型急性胰腺炎"收住我院普外科。发病以来，患者烦躁不安，不能进食，进食后疼痛明显，小便少，大便不通。既往确诊 2 型糖尿病 10 余年，口服降糖药物控制血糖（具体药物不详），目前血糖控制尚可。确诊高血压病 6 年，口服降压药控制血压（具体不详），目前血压控制尚可。2000 年右侧膝关节手术。

既往史：高血压 6 年，2 型糖尿病 10 余年，2000 年右侧滑囊手术。

查体

T36℃，P90 次 / 分，R19 次 / 分，BP135/80mmHg，皮肤黏膜、巩膜未见黄染。神清语利，查体合作。腹部平坦，未见胃肠型及蠕动波，腹肌紧张、右上腹压痛阳性、反跳痛，墨菲氏征阳性。肝脾未触及、未触及包块，无移动性浊音。肠鸣音较弱。

理化检查

血常规：白细胞计数（WBC）5.6×10⁹/L，嗜中性粒细胞百分比（NUE%）68%，红细胞计数（RBC）4.3×10¹²/L，血红蛋白（HGB）141g/L，血小板（PLT）252×10⁹/L。

肝功：血清丙氨酸氨基转移酶（ALT）67U/L，血清天门冬氨酸氨基转移酶（AST）43U/L，总蛋白（TP）80g/L，白蛋白（ALB）49g/L。

肾功：尿素（Urea）6.7mmol/L，肌酐（CRE）44μmol/L。

血清电解质：钾（K）3.5mmol/L，钠（Na）130mmol/L，氯（CI）102mmol/L，钙（Ca）2.3mmol/L。

血清淀粉酶（AMS）：1302U/L。

血清脂肪酶（LPS）：726U/L。

影像检查

腹部B超示：胆囊结石，急性胆囊炎，胰腺体积增大。

腹部CT示：胆囊结石，急性胆囊炎，胰腺增大增厚，胰周边缘不规则。

诊断

胆源型急性胰腺炎。

治疗

经腹腔镜切除胆囊继续禁饮食，胃肠减压，维持水电解质平衡，维持有效血容量。采用全胃肠外营养（TPN）作为营养支持。抗感染、抑制胰酶活性、减少胰酶的分泌、抑制胃酸等治疗。

会诊理由：术后经治疗后，患者一般情况尚可，术后1周经空肠营养管泵入肠内营养（EN）液营养支持，因患者腹部胀满明显，2014年8月20日请求中医科会诊，协助治疗上述症状。

中医四诊：脘腹胀痛，大便不畅，口黏，舌苔腻，脉滑。

中医辨证：气滞、湿停、食积。

主方：排气汤。

主治：行气化滞。

会诊意见

中药汤剂处方如下：

木香10g 厚朴10g 香附6g 陈皮6g 枳壳6g 乌药6g 藿香6g 泽

泻 3g，4 剂，水煎服，每日 1 剂。

治疗效果

患者腹胀症状减轻。

按语：本案胆源性急性胰腺炎经腹腔镜切除胆囊合并腹胀。患者没有典型的或寒、或热辨证，仅见气机阻滞，湿停、食积等病机，在选方用药时，参考清代医家吴仪洛《成方切用》记载排气汤，其主治气机不畅，兼有湿阻气逆之食滞，脘腹胀痛，比较适合本病案，有望成为治疗腹胀的常规用方。

病案 29

张 ××，女，78 岁，普外，入院时间 2015 年 11 月 24 日。

主诉：间断性中上腹疼痛 2 月余，加重 4 天。

现病史：患者 2 月前无明显诱因出现间断上腹部疼痛，夜间疼痛明显，持续约半小时，发作时伴有恶心，未见有发热、呕吐、腹胀、腹泻等症状，患者自行服用开胸顺气丸后，症状缓解，未到医院就诊。4 天前患者晚饭进食饺子后上述症状再次出现，疼痛较前剧烈，同时伴有发热、恶心、呕吐，呕吐物为胃内容物。就诊于古交市中心医院。急查腹部 CT：胰腺实质及周围炎性改变，以胰周改变突出。患者要求转诊于我院急诊科进一步诊治。以"重症急性胰腺炎"收住我院普外科。10 年前确诊为胆结石行胆囊切除术。

查体

T38℃，P108 次 / 分，R20 次 / 分，BP145/88mmHg，皮肤黏膜、巩膜未见黄染。神清语利，查体合作。腹部膨隆，上腹压痛、反跳痛、腹肌紧张。肝脾未触及，未触及包块，无移动性浊音。肠鸣音较弱。

理化检查

血常规：白细胞计数（WBC）15.6×10⁹/L，嗜中性粒细胞百分比（NUE%）88%，红细胞计数（RBC）4.7×10¹²/L，血红蛋白（HGB）

145g/L，血小板（PLT）263×10^9/L。

肝功：血清丙氨酸氨基转移酶（ALT）37U/L，血清天门冬氨酸氨基转移酶（AST）23U/L，总蛋白（TP）70g/L，白蛋白（ALB）45g/L。

肾功：尿素（Urea）5.6mmol/L，肌酐（CRE）56μmol/L。

血清电解质：钾（K）3.1mmol/L，钠（Na）123mmol/L，氯（CI）103mmol/L，钙（Ca）2.2mmol/L。

血清淀粉酶（AMS）：1216U/L。

血清脂肪酶（LPS）：856U/L。

影像检查：

腹部 CT：胰腺实质及周围炎性改变，以胰周改变突出。提示：急性胰腺炎。

诊断

重症急性胰腺炎、胆囊切除术后。

治疗

禁饮食，中心给氧，心电监护，胃肠减压，维持水电解质平衡，维持有效血容量。采用全胃肠外营养（TPN）作为营养支持。抗感染、抑制胰酶活性、减少胰酶的分泌、抑制胃酸等治疗。

会诊理由：经治疗 2 周后，患者一般情况尚可。现开始进食流食，患者自觉腹胀，没有食欲。于 2015 年 12 月 8 日请中医科会诊，协助恢复胃肠道功能。

中医四诊：患者没有食欲，纳食不香，不知五谷味，腹胀，便溏，舌质淡红，苔薄白，脉弱。

中医辨证：脾虚证。

主方：香砂六君子汤加减。

主治：健运脾气。

会诊意见

中药汤剂处方如下：

党参 10g 白术 10g 茯苓 10g 生甘草 10g 清半夏 10g 陈皮 5g 焦山楂 5g 鸡内金 5g 砂仁 5g 丹参 10g 石斛 10g 花粉 10g，4 剂，水煎服，每日 1 剂。

治疗效果

服上方后，患者食欲较前改善。

按语：本病案急性胰腺炎治疗后期食欲减退。患者经过抑酸、胰酶等治疗后消化系统功能减弱，可以见到多种症状，本案的主要症状是没有食欲。香砂六君子汤选择一些健脾芳香开胃的药物，可以起到治疗的作用。

病案 30

梁 ×，男，54 岁，普外，入院时间 2015 年 7 月 4 日。

主诉：腹痛 10 小时。

现病史：患者 10 小时前无明显诱因上腹部持续性胀痛，伴恶心、呕吐，呕吐物为胃内容物，约 300ml。不伴有阵发性绞痛、腰背痛，无明显腹泻、寒战、高热、皮肤黏膜黄染。就诊于我院急诊科腹部 CT 示：胰腺体积增大，胰周边缘毛糙。提示：急性胰腺炎。胆囊结石伴慢性胆囊炎。给予胃肠减压、补液、抗炎、抑酸等治疗同时，以"急性胰腺炎"收住我院普外科。发病以来，精神差，未进食，睡眠差，小便量少，排便次数 3 次。

查体

T36℃，P98 次 / 分，R20 次 / 分，BP150/88mmHg，皮肤黏膜、巩膜未见黄染。神清语利，查体合作。腹部膨隆，上腹压痛、反跳痛、肌紧张。肝脾未触及，未触及包块，无移动性浊音。肠鸣音较弱。

理化检查

血常规：白细胞计数（WBC）13.6×10⁹/L，嗜中性粒细胞百分比（NUE%）78%，红细胞计数（RBC）3.8×10¹²/L，血红蛋白（HGB）125g/L，血小板（PLT）213×10⁹/L。

肝功：血清丙氨酸氨基转移酶（ALT）60U/L，血清天门冬氨酸氨基转移酶（AST）45U/L，总蛋白（TP）72g/L，白蛋白（ALB）46g/L。

肾功：尿素（Urea）4.3mmol/L，肌酐（CRE）78μmol/L。

血清淀粉酶（AMS）：213U/L。

血清脂肪酶（LPS）：115U/L。

即刻血糖：葡萄糖8.1mmol/L。

影像检查

腹部B超：因腹胀明显，胰腺显示不清。

腹部CT：胰腺体积增大，胰周边缘毛糙。提示：急性胰腺炎。

诊断

轻症急性胰腺炎、胆囊结石伴慢性胆囊炎。

治疗

禁饮食，胃肠减压，维持水电解质平衡，维持有效血容量。采用全胃肠外营养（TPN）作为营养支持。抗感染、抑制胰酶活性、减少胰酶的分泌、抑制胃酸等治疗。

会诊理由：经治疗3天后，患者一般情况尚可。因腹泻、头痛于2015年7月9日请中医科会诊，协助治疗。

中医四诊：患者肠鸣，腹泻，头痛，周身困重，恶心，舌苔白腻，脉濡。

中医辨证：外感表证，内有湿邪。

主方：藿香正气散。

主治：内化湿浊，兼以解表。

会诊意见

中药汤剂处方如下：

藿香 10g 白芷 10g 大腹皮 10g 陈皮 10g 清半夏 10g 茯苓 10g 紫苏 10g 桔梗 10g 甘草 10g 白术 10g 厚朴 10g 荷叶 10g，4 剂，水煎服，每日 1 剂。

按语：本案病案急性胰腺炎合并暑湿感冒。患者在暑夏季节患急性胰腺炎，抗感染、抑制胰酶活性、减少胰酶的分泌、抑制胃酸治疗后，经常见到腹胀、大便不畅等症状，在暑湿季节，内外湿相合可见腹泻、头痛、周身不适。《太平惠民和剂局方》中所记载的藿香正气散，可以作为治疗的首选方剂。本类病案在夏季急性胰腺炎患者中常见。

病案 31

迟××，女，50 岁，普外，入院时间 2014 年 5 月 16 日。

主诉：上腹部胀痛 2 天。

现病史：患者 2 天前无明显诱因出现上腹部轻微胀痛，伴恶心。不伴肩背部放射痛、呕吐、发热、寒战、谵妄、黄疸等不适症状，期间未予特殊治疗。今日患者为进一步治疗就诊于我院急诊，急查血清淀粉酶（UAMR）133U/L，血清脂肪酶（LPS）415U/L，尿淀粉酶（AMS）1088U/L。腹部 B 超：胆囊底部条状强回声，胰腺尾部体积偏大，提示：急性胰腺炎。以"急性胰腺炎"收住我院普外科。发病以来，患者烦躁不安，大便不畅，小便量少，未进饮食。10 年前因子宫肌瘤行子宫全切除术。

查体

T37℃，P60 次 / 分，R20 次 / 分，BP105/72mmHg，皮肤黏膜、巩膜未见黄染。神清语利，查体合作。腹部平坦，可见陈旧性手术瘢痕，未见胃肠型及蠕动波，腹软，上腹部压痛、反跳痛，肝脾肋下未触及，未触及包块，无移动性浊音，肠鸣音 3 次 / 分。

理化检查

血常规：白细胞计数（WBC）9.6×10^9/L，嗜中性粒细胞百分比（NUE%）73%，红细胞计数（RBC）4.8×10^{12}/L，血红蛋白（HGB）140g/L，血小板（PLT）253×10^9/L。

肝功：血清丙氨酸氨基转移酶（ALT）36U/L，血清天门冬氨酸氨基转移酶（AST）27U/L，总蛋白（TP）71g/L，白蛋白（ALB）47g/L。

肾功：尿素（Urea）6.3mmol/L，肌酐（CRE）66μmol/L。

血清淀粉酶（AMS）：133U/L。

血清脂肪酶（LPS）：415U/L。

尿淀粉酶（UAMR）：1088U/L。

血清电解质：钾（K）3.1mmol/L，钠（Na）126mmol/L，氯（CI）101mmol/L，钙（Ca）2.2mmol/L。

影像检查

腹部B超：胆囊底部条状强回声，胰腺尾部体积偏大，提示：急性胰腺炎。

腹部CT：胰腺内、胰周可见异常回声。胰腺体积增大，胰周边缘毛糙。提示：急性胰腺炎。

诊断

轻症急性胰腺炎。

治疗

禁饮食，胃肠减压，维持水电解质平衡，维持有效血容量。采用全胃肠外营养（TPN）作为营养支持。抗感染、抑制胰酶活性、减少胰酶的分泌、抑制胃酸等治疗。

第一次会诊理由：患者住院治疗3天，一般情况尚可，因上腹部胀满，情绪急躁，于2015年5月19日请中医科会诊，协助治疗。

中医四诊：胸腹胀满，烦躁，狂躁，失眠，身重，不欲进食，小便少，大便不畅，舌质红，苔黄白腻，脉涩。

中医辨证：热邪弥漫三焦，少阳枢机不利。

主方：柴胡加龙骨牡蛎汤加减。

主治：和解清热，镇静安神。

会诊意见

中药汤剂处方如下：

柴胡 10g 黄芩 10g 生地 10g 龙胆草 10g 半夏 10g 生姜 10g 大枣 10g 桂枝 10g 茯苓 20g 龙骨 20g 牡蛎 20g 大黄 10g 石决明 10g，4 剂，水煎服，每日 1 剂。

第二次会诊理由：患者服上方后情绪平稳，可入睡，可进少量食物，大便稀。2015 年 5 月 25 日再次请中医科会诊，协助治疗。

会诊意见

上方去龙胆草，继续服用上方 4 剂。

治疗效果

患者未主诉明显不适，2015 年 6 月 3 日出院。

按语： 本病案患者急性胰腺炎合并狂躁等精神情绪异常。《伤寒论》："伤寒八九日，下之，胸满烦惊，小便不利，谵语。一身尽重，不可转侧者，柴胡加龙骨牡蛎汤主之。"该条文少阳枢机不利，三焦决渎失司，二便不利，阳气内郁不得外达，上扰心神，见神明不安，烦躁，失眠，躁狂等症，与急性胰腺炎脑病中精神异常躁狂有相似之处。胰腺炎脑病可以借助柴胡加龙骨牡蛎汤治疗，从本案看出该方有很好的改善睡眠、稳定情绪、协调身体平衡等作用，是胰腺炎合并脑病理想的治疗方剂。铅丹有毒，目前较少使用，可用生铁落、代赭石等药物代替。

病案 32

郭 ××，男，47 岁，普外，入院时间 2014 年 4 月 24 日。

主诉：上腹部间断胀痛 3 月，加重 6 天。

现病史：患者 3 月来间断出现上腹部胀痛，未做特殊处理。6 天前患者再次出现上腹部胀痛并进行性加重，伴有恶心、呕吐，呕吐物为胃内容物和胆汁，发热，巩膜黄染。患者发病以来，精神差，饮食减少，大便不畅，小便量少。就诊于我院普外科门诊，腹部 MRI 示：肝大，胆囊炎，腹腔积液，腹膜后多发淋巴结。胰腺体积增大，提示急性胰腺炎。以"急性胰腺炎"收住我院普外科。5 年前诊断为高血压病，现服药控制血压（具体药物不详）。

查体

T36.5℃，P110 次 / 分，R20 次 / 分，BP150/96mmHg，痛苦面容，全身皮肤黏膜、巩膜黄染。腹部饱满，上腹有压痛、反跳痛、肌紧张，肝肋下可触及，未触及包块，有移动性浊音，肠鸣音弱。双下肢未见明显水肿。

腹部 MRI：肝大，胆囊炎，腹腔积液，腹膜后多发淋巴结。

理化检查

血常规：白细胞计数（WBC）10.6×10^9/L，嗜中性粒细胞百分比（NUE%）83%，红细胞计数（RBC）4.9×10^{12}/L，血红蛋白（HGB）148g/L，血小板（PLT）163×10^9/L。

肝功：血清丙氨酸氨基转移酶（ALT）156U/L，血清天门冬氨酸氨基转移酶（AST）89U/L，总蛋白（TP）76g/L，白蛋白（ALB）47g/L，血清 γ - 谷氨酰基转移酶（γ-GT）273U/L，血清总胆红素（TBIL）54.8μmol/L，血清间胆红素（IBIL）38.5μmol/L。

血清电解质：钾（K）3.0mmol/L，钠（Na）120mmol/L，氯（CI）96mmol/L，钙（Ca）2.1mmol/L。

血清淀粉酶（AMS）：768U/L。

尿淀粉酶（UAMR）：453U/L。

肾功：尿素（Urea）7.48mmol/L，肌酐（CRE）112μmol/L。

凝血检查：凝血酶原时间（PT-S）14秒，凝血酶原时间活动度〔PT(%)〕96%，活化部分凝血活酶时间（APTT）29秒。

影像检查

腹部CT：梗阻性黄疸，胆总管下段结石，胆囊炎，腹腔弥漫性炎症，大量腹水形成，急性胰腺炎。

腹部MRI：肝大，胆囊炎，腹腔积液，腹膜后多发淋巴结。

诊断

重症急性胰腺炎伴腹水形成、梗阻性黄疸、胆总管下段结石、胆囊炎、腹腔弥漫性炎症、高血压。

治疗

给予微创外科治疗梗阻型急性胰腺炎方案。禁饮食，胃肠减压，维持水电解质平衡，维持有效血容量，抑制胰腺分泌，采用早期全胃肠外营养（TPN）作为营养支持。抗感染、抑制胰酶活性、抑制胃酸、保肝退黄等治疗。

会诊理由：经治疗20余天后，患者腹痛症状减轻，黄疸消失，再次腹部CT：考虑弥漫性腹膜炎，胰腺管轻度扩张，双下肺高密度影、心包积液，腹水大量形成。于2014年5月15日请中医科会诊，协助治疗。

中医四诊：患者面红，腹胀，呃逆，进水后呕吐，口干，大便不畅，小便不利，舌质红，苔黄白厚腻，脉滑数。

中医辨证：湿热蕴结。

主方：中满分消汤加减。

主治：清热利湿，攻逐水饮。

会诊意见

中药汤剂处方如下：

制附子5g　泽泻20g　黄连5g　人参5g　青皮5g　当归5g　生姜5g　麻黄5g　柴胡5g　干姜5g　荜澄茄5g　益智仁10g　清半夏10g　茯苓10g　木香10g　升麻10g　黄芪20g　吴茱萸10g　厚朴10g　草豆蔻10g　黄柏

10g，4剂，水煎服，每日1剂。

治疗效果

服药后患者仍有恶心、呕吐、腹胀，无明显改善，2014年5月20日转入ICU。

按语： 本案例患者重症急性胰腺炎伴腹水形成。考虑与重症胰腺炎引起弥漫性腹膜炎有关，患者大量腹水，临床治疗效果不佳。本案例按照中医病名"鼓胀"处理。辨证属湿热蕴结。主方是中满分消汤加减。服用上方后效果不明显，考虑鼓胀与肝有关，而本患者肝功能在正常范围，说明按照鼓胀病名治疗错误。如果按照水肿治疗，而患者肾脏功能在正常范围。结合该病案患者腹水为弥漫性腹膜炎造成，中医属"肠间有水气"，正如《金匮要略》："腹满，口舌干燥，此肠间有水气，己椒苈黄丸主之。"其中防己、椒目、葶苈子、大黄各等量，蜜做丸，每次6g，每日3次，丸剂取其缓攻。急性胰腺炎合并腹膜炎大量腹水，可以尝试使用该方剂治疗。虽本案例治疗失败，但是给我新的启示。实践不止，思考不止。

病案33

苏××，男，37岁，普外，入院时间2015年1月7日。

主诉：上腹部持续钝痛1天。

现病：患者于2年前体检中发现胆囊结石，同年患者因腹痛诊断为急性胰腺炎，经对症治疗后痊愈。2月前患者急性胰腺炎再次发作，经对症治疗后好转。今日患者再次出现上腹部持续钝痛，且较前明显加重。为进一步诊治就诊于我院普外科，以"胆源型急性胰腺炎"收住我院普外科。发病以来，患者精神好，食欲正常，二便正常。

查体

T36.7℃，P79次／分，R20次／分，BP160/95mmHg，全身皮肤黏膜、巩膜无黄染。腹部饱满，上腹有压痛，无反跳痛、肌紧张，肝肋下未触及，无移动性浊音，肠鸣音弱。双下肢未见明显水肿。

理化检查

血常规：白细胞计数（WBC）5.6×10⁹/L，嗜中性粒细胞百分比（NUE%）65%，红细胞计数（RBC）4.4×10¹²/L，血红蛋白（HGB）156g/L，血小板（PLT）263×10⁹/L。

肝功：血清丙氨酸氨基转移酶（ALT）45U/L，血清天门冬氨酸氨基转移酶（AST）35U/L，总蛋白（TP）77g/L，白蛋白（ALB）43g/L。

肾功：尿素（Urea）4.45mmol/L，肌酐（CRE）77μmol/L。

凝血检查：凝血酶原时间（PT-S）15秒，凝血酶原时间活动度〔PT(%)〕102%，活化部分凝血活酶时间（APTT）31秒。

血清淀粉酶（AMS）：324U/L。

尿淀粉酶（UAMR）：154U/L。

影像检查

腹部CT：胆囊结石，胰腺管扩张，胰腺体积增大。提示：急性胰腺炎、胆囊结石。

诊断

胆源型急性胰腺炎、胆囊结石。

治疗

于2015年1月9日全麻下腹腔镜行胆囊切除术。禁饮食，胃肠减压，维持水电解质平衡，维持有效血容量，抑制胰腺分泌，采用早期全胃肠外营养（TPN）作为营养支持。抗感染、抑制胰酶活性、抑制胃酸等治疗。

会诊理由：术后5天，患者病情平稳，停用生长抑素和抗生素等药物治疗。现可以进少量流食，患者自觉腹胀明显，于2015年1月14日请中医科会诊，协助治疗。

中医四诊：患者进食少量流食后，出现腹胀，小便正常，大便溏薄，舌质淡红，苔薄白，脉弱。

中医辨证：脾气虚证。

主方：香砂六君子汤加减。

主治：健脾行气。

会诊意见

中药汤剂处方如下：

人参 5g 炙甘草 10g 白术 10g 茯苓 10g 陈皮 5g 清半夏 10g 生姜 10g 大枣 10g 砂仁 5g 木香 10g 焦神曲 10g 焦山楂 10g 炒麦芽 10g，4 剂，水煎服，每日 1 剂。

治疗效果

服上方后，患者食量增加，腹胀消失。

按语： 本案例为急性胰腺炎胆囊切除术后，术后胃肠道功能恢复过程是目前术后治疗的薄弱环节，术后胃肠道功能的恢复与否关系到患者的预后和手术的成败。通过结合中医辨证给予口服中药的治疗，加速术后康复，提高临床疗效，值得临床深入研究。

81

病案 34

杨 ××，男，47 岁，普外，入院时间 2014 年 7 月 20 日。

主诉：感冒 5 天伴有腹痛、腰背困 2 天。

现病史：患者 5 天前自觉周身疼痛、发热，体温高达 39.5℃，自服解热镇痛药物，症状有所缓解。但低热、全身不适、乏力症状存在。2 天前患者午餐后出现腹痛，伴明显向肩背部放射性疼痛。就诊于我院急诊科，急查腹部 CT 示：急性胆囊炎，急性胰腺炎。以"急性胰腺炎、急性胆囊炎"收住我院普外科。发病以来，患者精神差，全身乏力，食欲欠佳，大便不通，排便时腹痛明显。

查体

T38.5℃，P120 次 / 分，R23 次 / 分，BP113/75mmHg，痛苦面容，

全身皮肤黏膜、巩膜黄染。腹部饱满,剑突及左侧肋缘下压痛、反跳痛、肌紧张,肠鸣音弱。双下肢未见明显水肿。

理化检查

血常规:白细胞计数(WBC)3.6×10^9/L,嗜中性粒细胞百分比(NUE%)67%,红细胞计数(RBC)4.1×10^{12}/L,血红蛋白(HGB)123g/L,血小板(PLT)192×10^9/L。

肝功:血清丙氨酸氨基转移酶(ALT)67U/L,血清天门冬氨酸氨基转移酶(AST)45U/L,总蛋白(TP)76g/L,白蛋白(ALB)38g/L,血清 γ - 谷氨酰基转移酶(γ -GT)341U/L,血清总胆红素(TBIL)67.8μmol/L,血清间胆红素(IBIL)35.4μmol/L。

肾功:尿素(Urea)2.90mmol/L,肌酐(CRE)56μmol/L。

凝血检查:凝血酶原时间(PT-S)14秒,凝血酶原时间活动度〔PT(%)〕98%,活化部分凝血活酶时间(APTT)32秒。

血清淀粉酶(AMS):524U/L。

尿淀粉酶(UAMR):452U/L。

诊断

急性胰腺炎、急性胆囊炎。

治疗

禁饮食,胃肠减压,维持水电解质平衡,维持有效血容量,抑制胰腺分泌,采用早期全胃肠外营养(TPN)作为营养支持。抗感染、抑制胰酶活性、抑制胃酸、保肝退黄等治疗。治疗过程中患者病情危重,下病重通知。

第一次会诊理由:经保守治疗5日,患者病情反复,于2014年7月25日请中医科协助治疗。

中医四诊:患者腹部不适,右下腹疼痛,黄疸,发热,下利,舌红,苔黄白腻,脉弦。

中医辨证:湿热下注。

主方：葛根芩连汤合大黄牡丹皮汤加减。

主治：清热通腑，行气化湿。

会诊意见

中药汤剂处方如下：

葛根 30g 黄芩 10g 黄连 10g 干姜 3g 青皮 10g 陈皮 10g 生薏仁 20g 郁金 10g 冬瓜仁 20g 桃仁 10g 丹皮 10g 赤芍 10g 枳实 10g 制香附 10g 木香 10g，4 剂，水煎服，每日 1 剂。

第二次会诊理由：服上方后，患者右下腹疼痛减轻，2014 年 8 月 1 日请中医科继续协助治疗。

中医四诊：患者不规则发热，低热汗出，寒轻，热重，大便稀，腹部未见不适，舌苔白腻，脉滑。

主方：蒿芩清胆汤加减。

主治：清胆利湿和胃。

会诊意见

中药汤剂处方如下：

青蒿 10g 竹茹 10g 清半夏 10g 茯苓 10g 陈皮 10g 枳壳 10g 黄芩 5g 滑石 30g 生甘草 10g 青黛 2g，4 剂，水煎服，每日 1 剂。

第三次会诊理由：服上方后，患者右下腹疼痛减轻，夜间和午后低热。2014 年 8 月 7 日请中医科继续协助治疗。

中医四诊：仍有夜间发热，午后低热，腹部不适，舌红，苔薄白，脉滑。

中医辨证：湿热兼阴虚证。

主方：蒿芩清胆汤合青蒿鳖甲汤加减。

主治：清胆利湿，和胃滋阴。

会诊意见

中药汤剂处方如下：

青蒿 10g 竹茹 10g 半夏 10g 茯苓 10g 陈皮 10g 枳壳 10g 黄芩

5g 滑石 30g 生甘草 10g 青黛 2g 鳖甲 10g 知母 10g 生地 10g 丹皮 10g，4 剂，水煎服，每日 1 剂。

第四次会诊理由：服上方后，夜间午后低热消失。诉大便时腹痛难忍，排便不畅。2014 年 8 月 11 日请中医科继续协助治疗。

中医四诊：腹痛不定，排便不畅，舌红，苔黄白腻，脉滑。

中医辨证：湿阻气滞。

主方：枳实导致丸加减。

主治：清热化湿，行气导滞。

会诊意见

中药汤剂处方如下：

大黄 10g 枳实 10g 焦神曲 10g 茯苓 10g 黄芩 10g 黄连 10g 白术 10g 泽泻 10g 茵陈 20g 焦山楂 10g 炒莱菔子 10g，4 剂，水煎服，每日 1 剂。

治疗效果

服上方后，患者病情好转。

按语： 本案例患者为急性胰腺炎合并黄疸、发热、腹痛、腹泻等症状，病情复杂，病情严重，辨证困难。综合治疗有效。初起以湿热为主，中期以湿热加阴虚为主，后期以湿热加气滞为主，不同时期辨证选方不同。《伤寒论》："太阳病，桂枝证，医反下之，利遂不止，脉促者，表未解也，喘而汗出者，葛根芩连汤主之。"该方是治疗高热、腹痛、腹泻的经典方剂。

病案 35

张 ××，男，36 岁，普外，入院时间 2015 年 5 月 11 日。

主诉：上腹部疼痛伴恶心、呕吐 1 天。

现病史：患者无明显诱因出现上腹部疼痛，伴恶心呕吐，呕吐后疼痛不能缓解。无发热、呕血、黑便、黄疸等症状。就诊于我院急诊科，急查腹部 CT 示：胰腺改变，符合急性胰腺炎改变，重度脂肪肝。以"急性胰腺炎"收住我院普外科。发病以来，患者精神尚可，禁饮食，小便正常，大便不通。

查体

T36.5℃，P78 次 / 分，R20 次 / 分，BP133/80mmHg，神清语利，查体合作，全身皮肤黏膜、巩膜无黄染。腹壁紧张，上腹部压痛，无反跳痛。墨菲氏征阴性。肝肋下未触及，无移动性浊音，肠鸣音弱。双下肢未见明显水肿。

理化检查

血常规：白细胞计数（WBC）5.7×10^9/L，嗜中性粒细胞百分比（NUE%）56%，红细胞计数（RBC）4.9×10^{12}/L，血红蛋白（HGB）143g/L，血小板（PLT）296×10^9/L。

肝功：血清丙氨酸氨基转移酶（ALT）159U/L，血清天门冬氨酸氨基转移酶（AST）138U/L，总蛋白（TP）76g/L，白蛋白（ALB）40g/L。

肾功：尿素（Urea）5.21mmol/L，肌酐（CRE）81μmol/L。

凝血检查：凝血酶原时间（PT-S）15 秒，凝血酶原时间活动度〔PT(%)〕90%，活化部分凝血活酶时间（APTT）35 秒。

血清淀粉酶（AMS）：867U/L。

尿淀粉酶（UAMR）：546U/L。

血脂系列：血清总胆固醇（TC）：7.8mmol/L，血清甘油三酯（TG）：4.5mmol/L。

影像检查

腹部 CT：重度脂肪肝、胰腺改变符合急性胰腺炎。

诊断

轻症急性胰腺炎，重度脂肪肝。

治疗

禁饮食，胃肠减压，胃管注入硫酸镁注射液 50ml，温盐水灌肠。维持水电解质平衡，维持有效血容量，抑制胰腺分泌，采用早期全胃肠外营养（TPN）作为营养支持。抗感染、抑制胰酶活性、抑制胃酸、保肝降脂等治疗。

会诊理由：常规治疗后，患者腹胀如鼓，大便不畅，经胃管注入硫酸镁注射液 50ml，温肥皂水灌肠，未排出大便。于 2015 年 5 月 13 日，请中医科协助治疗。

中医四诊：脘腹胀痛，两肋胀满，大便不畅，舌质红，舌苔腐腻，脉滑数。

中医辨证：肝郁气滞。

主方：排气汤加减。

主治：疏肝行气化滞。

会诊意见

中药汤剂处方如下：

木香 10g　厚朴 10g　香附 6g　陈皮 6g　枳壳 6g　乌药 6g　藿香 6g　泽泻 3g　栝楼 10g　枳实 10g　柴胡 10g　郁金 10g　丹参 10g，4 剂，水煎服，每日 1 剂。

治疗效果

患者腹胀症状减轻。

按语： 本病案急性胰腺炎合并重度脂肪肝伴有腹胀。清代医家吴仪洛《成方切用》记载排气汤，其主治气机不畅，兼有湿阻气滞之，脘腹胀痛可以作为选方。但是该病例与气滞与肝郁有关，出现两肋胀满、腹胀等临床表现，治疗当酌情配伍疏肝理气的药物。同时配伍健脾化痰药，但并非治本之法，本案例处理的原则为急则治标之法。

病案 36

郭××，男，60岁，普外，入院时间2015年4月5日。

主诉：腹痛5小时。

现病史：患者5小时以前就餐后出现腹痛，伴有恶心、呕吐，呕吐物为胃内容物和胆汁，呕吐后腹痛症状未见缓解。腹痛持续加重，就诊于我院急诊科，急查腹部CT示：胰腺体积增大，胰腺边缘毛糙，周围脂肪变性，密度增加，符合急性胰腺炎病变。以"急性胰腺炎"收住我院普外科。发病以来，精神紧张，禁饮食，小便1次，大便不通。

查体

T36.8℃，P79次/分，R20次/分，BP156/85mmHg，神清语利，查体合作，全身皮肤黏膜、巩膜无黄染。腹壁紧张，中上腹部压痛，无反跳痛。墨菲氏征阴性。肝脾未触及肿大，无移动性浊音，肠鸣音弱。

理化检查

血常规：白细胞计数（WBC）15.6×10^9/L，嗜中性粒细胞百分比（NUE%）73%，红细胞计数（RBC）5.1×10^{12}/L，血红蛋白（HGB）150g/L，血小板（PLT）203×10^9/L。

肝功：血清丙氨酸氨基转移酶（ALT）46U/L，血清天门冬氨酸氨基转移酶（AST）32U/L，总蛋白（TP）77g/L，白蛋白（ALB）48g/L。

血清电解质：钾（K）3.4mmol/L，钠（Na）126mmol/L，氯（CI）98mmol/L，钙（Ca）2.3mmol/L。

血清淀粉酶（AMS）：1268U/L。

尿淀粉酶（UAMR）：493U/L。

肾功：尿素（Urea）4.47mmol/L，肌酐（CRE）71μmol/L。

凝血检查：凝血酶原时间（PT-S）15秒，凝血酶原时间活动度〔PT(%)〕98%，活化部分凝血活酶时间（APTT）30秒。

影像检查

腹部CT：胰腺体积增大，胰腺边缘毛糙，周围脂肪变性，密度增加，符合急性胰腺炎病变。

诊断

重症型急性胰腺炎。

治疗

禁饮食，胃肠减压，胃管注入硫酸镁注射液50ml，温盐水灌肠。维持水电解质平衡，维持有效血容量，抑制胰腺分泌，采用早期全胃肠外营养（TPN）作为营养支持。抗感染、抑制胰酶活性、抑制胃酸等治疗。

会诊理由：经常规治疗，胃管注入硫酸镁注射液50ml，温盐水灌肠排出少量大便，患者腹胀明显，于2014年4月5日请中医科协助治疗。

中医四诊：腹胀，大便色暗，排便不畅，手足不温，脉滑数。

中医辨证：少阳胆郁证。

主方：小柴胡汤加四逆散加减。

主治：调理肝脾、透邪解郁。

会诊意见

中药汤剂处方如下：

柴胡10g 清半夏10g 黄芩10g 党参10g 生姜10g 甘草5g 大枣10g 枳实10g 白芍10g 栝楼20g 元胡10g 川楝子10g，4剂，水煎服，每日1剂。

治疗效果

服上方后，患者排便通畅，腹胀减轻。好转出院。

按语：本案例为急性胰腺炎合并腹胀、手足不温。《伤寒论》"伤寒，阳脉涩，阴脉弦，法当腹中急痛，先与小建中汤；不瘥者，与小柴胡汤主之。"指出腹胀腹痛可以小柴胡汤为基本方进行治疗。《伤寒论》

"少阴病，四逆，其人或咳，或悸，或小便不利，或腹中痛，或泄利下重，四逆散主之"。本案例在小柴胡汤的基础上配合四逆散进行组方，以透解淤热，调和肝脾。热郁于内，不可达于四末，而见，脘腹胀满，身热，手足不温等症。

病案 37

康××，男，34岁，普外，入院时间2015年9月6日。

主诉：腹痛3天。

现病史：患者于1周前连续2天大量饮酒，酒后出现呕吐，呕吐物为胃内容物，伴有腹部不适。3天后突然出现腹部剧烈疼痛，向腰背部放射，服用解痉止痛药物（具体药物不详）后，疼痛稍有缓解。今日为进一步诊治就诊于我院急诊科。急查腹部CT：胰腺体积增大，胰周有渗出，胰腺周围毛糙。提示：急性胰腺炎。胆囊张力高。

查体

T36.2℃，P77次/分，R20次/分，BP136/84mmHg，神清语利，查体合作，全身皮肤黏膜、巩膜无黄染。腹壁紧张，有上腹部压痛，无反跳痛。墨菲氏征阴性。肝脾未触及肿大，无移动性浊音，肠鸣音弱。

理化检查

血常规：白细胞计数（WBC）$5.5×10^9$/L，嗜中性粒细胞百分比（NUE%）62%，红细胞计数（RBC）$4.8×10^{12}$/L，血红蛋白（HGB）150g/L，血小板（PLT）$189×10^9$/L。

肝功：血清丙氨酸氨基转移酶（ALT）68U/L，血清天门冬氨酸氨基转移酶（AST）38U/L，总蛋白（TP）77g/L，白蛋白（ALB）43g/L。

肾功：尿素（Urea）3.25mmol/L，肌酐（CRE）56μmol/L。

凝血检查：凝血酶原时间（PT-S）14秒，凝血酶原时间活动度〔PT(%)〕93%，活化部分凝血活酶时间（APTT）34秒。

血清淀粉酶（AMS）：566U/L。

尿淀粉酶（UAMR）：457U/L。

血脂系列：血清总胆固醇（TC）：7.9mmol/L，血清甘油三酯（TG）：5.5mmol/L。

影像检查

腹部 CT：胰腺体积增大，胰周有渗出，胰腺周围毛糙。提示：急性胰腺炎。胆囊张力高。

诊断：轻症急性胰腺炎、高脂血症。

治疗：禁饮食，胃肠减压，胃管注入硫酸镁注射液50ml，温盐水灌肠。维持水电解质平衡，维持有效血容量，抑制胰腺分泌，采用早期全胃肠外营养（TPN）作为营养支持。抗感染、抑制胰酶活性、抑制胃酸等治疗。

会诊理由：常规治疗后，患者一般情况尚可。自觉腹胀明显，于2015年9月7日请中医科协助治疗。

中医四诊：脘腹胀痛，大便不畅，口黏，舌质红，舌苔腐腻，脉滑数。

中医辨证：气滞、湿停、食积。

主方：排气汤加减。

主治：行气化滞泄腑。

会诊意见

中药汤剂处方如下：

木香10g 厚朴10g 香附6g 陈皮6g 枳壳6g 乌药6g 藿香6g 泽泻3g 大黄10g，4剂，水煎服，每日1剂。

治疗效果

患者腹胀症状减轻。

按语： 本案急性胰腺炎合并腹胀。腹胀在急性胰腺炎治疗过程中经常出现，排气汤在治疗腹胀中经常使用，且临床效果尚可。如果伴有肠道积热，可酌情配伍大黄等泄热通腑的药物，但是不可常用，当中病即止，以防伤脾伤阴。

病案 38

张××，男，34岁，普外，入院时间 2015 年 8 月 19 日。

主诉：腹痛 3 天。

现病史：患者 3 天前无明显诱因出现上腹部胀痛，伴有恶心、呕吐、发热。自行服用抗生素（具体不详），症状无明显改善。体温最高达 39℃。不伴有呕血、黑便、黄疸等症状。今日就诊于我院急诊科，急查腹部 CT 示：胰腺非特异性增大，胰周毛糙，胰周网膜脂肪变性，密度增强。符合急性胰腺炎改变。以"急性胰腺炎"收住我院普外科。发病以来患者烦躁不安，大便不通，小便量少，进食后腹痛明显。

查体

T39.2℃，P99 次 / 分，R20 次 / 分，BP125/84mmHg，神清语利，查体合作，全身皮肤黏膜、巩膜无黄染。腹壁紧张，有上腹部压痛，无反跳痛。墨菲氏征阴性。肝脾未触及肿大，无移动性浊音，肠鸣音弱。

理化检查

血常规：白细胞计数（WBC）15.6×10^9/L，嗜中性粒细胞百分比（NUE%）75%，红细胞计数（RBC）4.8×10^{12}/L，血红蛋白（HGB）145g/L，血小板（PLT）313×10^9/L。

肝功：血清丙氨酸氨基转移酶（ALT）89U/L，血清天门冬氨酸氨基转移酶（AST）36U/L，总蛋白（TP）78g/L，白蛋白（ALB）44g/L。

肾功：尿素（Urea）4.3mmol/L，肌酐（CRE）77μmol/L。

血清淀粉酶（AMS）：1641U/L。

血清脂肪酶（LPS）：404U/L。

钾（K）3.1mmol/L，钠（Na）116mmol/L，氯（CI）93mmol/L，

钙（Ca）1.9mmol/L。

即刻血糖：葡萄糖 15.1mmol/L。

诊断

重症急性胰腺炎。

治疗

监护生命体征，禁饮食，胃肠减压。维持水电解质平衡，维持有效血容量，抑制胰腺分泌，采用早期全胃肠外营养（TPN）作为营养支持。抗感染、抑制胰酶活性、抑制胃酸等治疗。

会诊理由：治疗 2 周后，患者一般情况尚可，继续有发热、腹胀、大便不通，2015 年 9 月 2 日请中医科协助治疗。

中医四诊：间断发热，汗出，口渴，腹胀，大便通畅，舌红，苔白腻，脉滑。

中医辨证：少阳阳明热盛。

主方：柴胡白虎汤加减。

主治：清透邪热，生津止渴。

会诊意见

中药汤剂处方如下：

柴胡 5g 石膏 20g 知母 10g 天花粉 10g 黄芩 5g 生甘草 5g 荷叶 10g 枳实 10g 生薏仁 20g 蒲公英 20g，4 剂，水煎服，每日 1 剂。

治疗效果

服上方后，患者热退，腹胀减轻。

按语： 本案患者急性胰腺炎合并高热。患者与以往病案不同点在于，本案高热的特点是阵发性的，表现为寒轻热重。此为少阳经发热的特点。同时出现阳明热盛的症状，因此辨证为少阳阳明合病。《通俗伤寒论》提出柴胡白虎汤由柴胡、石膏、天花粉、粳米、黄芩、知母、甘草、荷叶组成，符合本病发热的特点。如果非阳明腑实证的发热可以选择该方治疗。这是一首很好的退热方剂，临床值得推广。

病案 39

苏××，男，46岁，普外，入院时间2015年10月19日。

主诉：腹痛2天。

现病史：患者2天前无明显诱因出现上腹部持续钝痛，以中上腹部明显。进食后腹痛明显，近2日进食量较少。今日就诊于我院急诊科，急查腹部CT示：充满性胆囊结石，腹腔积液，胰腺周围渗出明显。提示：急性胰腺炎。以"急性胰腺炎"收住我院普外科。发病以来，患者精神差，睡眠欠佳，进食量少，大便数日不行。

查体

T39.2℃，P99次/分，R20次/分，BP125/84mmHg，神清语利，查体合作，全身皮肤黏膜、巩膜无黄染。腹部膨隆，腹壁紧张，上腹部压痛，反跳痛。墨菲氏征阳性。肝脾未触及肿大，有移动性浊音，肠鸣音弱。

理化检查

血常规：白细胞计数（WBC）11.2×10^9/L，嗜中性粒细胞百分比（NUE%）78%，红细胞计数（RBC）5.1×10^{12}/L，血红蛋白（HGB）150g/L，血小板（PLT）289×10^9/L。

肝功：血清丙氨酸氨基转移酶（ALT）165U/L，血清天门冬氨酸氨基转移酶（AST）87U/L，总蛋白（TP）77g/L，白蛋白（ALB）40g/L。

肾功：尿素（Urea）7.3mmol/L，肌酐（CRE）121μmol/L。

血清淀粉酶（AMS）：672U/L。

血清脂肪酶（LPS）：435U/L。

钾（K）3.0mmol/L，钠（Na）114mmol/L，氯（CI）92mmol/L，钙（Ca）1.9mmol/L。

即刻血糖：葡萄糖15.1mmol/L。

影像检查

腹部CT：充满型胆囊结石，腹腔积液，胰腺周围渗出明显。提示：

急性胰腺炎，胆囊结石。

诊断

重症胰腺炎、充满型胆囊结石、慢性胆囊炎急性发作、腹水形成。

治疗

监护生命体征，禁饮食，胃肠减压。维持水电解质平衡，维持有效血容量，抑制胰腺分泌，采用早期全胃肠外营养（TPN）作为营养支持。抗感染、抑制胰酶活性、抑制胃酸等治疗。择期行胆囊切除术。

会诊理由：患者经治疗后10日，患者腹痛症状减轻，大便不畅，烦躁不安，2015年10月28日请中医科会诊，协助治疗。

中医四诊：患者大便不畅，失眠，烦躁不安，腹胀，腹痛，舌质红，苔黄腻，脉弦数。

中医辨证：邪热弥漫三焦，少阳枢机不利。

主方：柴胡加龙骨牡蛎汤加减。

主治：和解清热，镇静安神。

会诊意见

中药汤剂处方如下：

柴胡10g 黄芩10g 生地10g 龙胆草10g 半夏10g 生姜10g 大枣10g 桂枝10g 茯苓20g 龙骨20g 牡蛎20g 大黄10g 石决明10g 栝楼20g 枳实10g，4剂，水煎服，每日1剂。

治疗效果

患者未主诉明显不适，2015年11月7日行腹腔镜下胆囊切除术。术后患者未主诉不适，于2015年11月13日痊愈出院。

按语：本案患者急性胰腺炎合并狂躁等精神情绪异常。胰腺炎脑病，再次出现。《伤寒论》："伤寒八九日，下之，胸满烦惊，小便不利，谵语。一身尽重，不可转侧者，柴胡加龙骨牡蛎汤主之。"患者服用上方后病情好转，顺利实施了胆囊切除术，术后顺利出院。再次验证柴胡加龙骨牡蛎汤的通腑、泄热、镇静、安眠的作用。对胰腺炎脑病出现精神情志的异常具有很好的治疗作用。

病案 40

焦××，42 岁，男，普外，入院时间 2015 年 9 月 16 日。

主诉：间断腹痛 1 月，加重 1 天。

现病史：患者 1 月前无明显诱因出现上腹部疼痛，查血清淀粉酶、尿淀粉酶明显增高，同时腹部 CT 示，胰腺增大，胰周毛糙，提示：急性胰腺炎。以"急性胰腺炎"收住我院普外科，对症治疗后 2 周，好转出院。今日再次出现腹痛，并较前加重。急查腹部 CT 示：胰周脓肿和胰腺假性囊肿。再次以"急性胰腺炎"收住我院普外科。发病以来，患者精神差，食欲差，小便正常，大便干燥，数日不行。

查体

T36.2℃，P70 次 / 分，R20 次 / 分，BP135/87mmHg，神清语利，查体合作，全身皮肤黏膜、巩膜无黄染。腹部膨隆，腹壁紧张，上腹部压痛，反跳痛。墨菲氏征阴性。肝脾未触及肿大，有移动性浊音，肠鸣音弱。

理化检查

血常规：白细胞计数（WBC）3.2×10⁹/L，嗜中性粒细胞百分比（NUE%）56%，红细胞计数（RBC）4.1×10¹²/L，血红蛋白（HGB）135g/L，血小板（PLT）202×10⁹/L。

肝功：血清丙氨酸氨基转移酶（ALT）35U/L，血清天门冬氨酸氨基转移酶（AST）27U/L，总蛋白（TP）79g/L，白蛋白（ALB）49g/L。

肾功：尿素（Urea）4.5mmol/L，肌酐（CRE）55μmol/L。

血清淀粉酶（AMS）：360U/L。

血清脂肪酶（LPS）：210U/L。

钾（K）3.4mmol/L，钠（Na）119mmol/L，氯（CI）101mmol/L，钙（Ca）2.2mmol/L。

即刻血糖：葡萄糖10.1mmol/L。

影像检查

腹部CT：胰周脓肿和胰腺假性囊肿。提示：急性胰腺炎。

诊断

重症胰腺炎。

治疗

监护生命体征，禁饮食，胃肠减压。维持水电解质平衡，维持有效血容量，抑制胰腺分泌，采用早期全胃肠外营养（TPN）作为营养支持。抗感染、抑制胰酶活性、抑制胃酸等治疗。必要时手术治疗。

会诊理由：经上述治疗10天，患者左上腹隐痛明显，2015年9月26日请中医科会诊，协助治疗。

中医四诊：患者脐中，左上腹隐痛，间断咳嗽，喘促，咳痰，痰色略黑，质黏，小便多，大便尚可，舌红，苔白腻，脉沉。

中医辨证：阳明温病。

主方：宣白承气汤合千金苇茎汤加减。

主治：清宣肺热，通降腑气。

会诊意见

中药汤剂处方如下：

石膏30g 大黄15g 杏仁10g 栝楼皮10g 枳壳10g 元胡10g 五灵脂10g 川楝子10g 芦根10g 冬瓜仁10g 生薏仁10g 桃仁10g，4剂，水煎服，每日1剂。

治疗效果

服上方后患者咳嗽、咳痰、呼吸困难较前减轻。

按语： 本案例急性胰腺炎反复发作合并肺部感染。患者在本月初曾在普外科常规治疗，好转后出院，出院后1周病情再次复发而再次入院治疗。《素问·至真要大论》："谨察阴阳所在而调之，以平为期。"说明阴阳平衡是疾病痊愈的标准，当阴阳不平衡时没有达到疾病痊愈的标准，因此临床有病症可辨，提示阴阳不平衡，提示处于疾病状态，需要继续调平阴阳。目前临床上一些药物虽然短时可以缓解症状，但是掩盖了体内阴阳不平衡的状态，这是疾病反复发作的原因。《素问·汤液醪醴论》："病为本，工为标，标本不得，邪气不服。"该条文说明治病必求其本，标本不得，疾病反复发作。也是目前临床治疗疾病的一个值得注意的问题。《温病条辨》："喘促不宁，痰涎壅滞，右寸食大，肺气不降者，宣白承气汤。"告诉我们阳明温病的特点。因此对于热性疾病根据不同的病变部位选用不同的方剂如白虎汤、承气汤类、小柴胡汤、柴胡白虎汤、宣白承气汤等。虽然病变部位为胰腺，但是使用的方剂并不相同，这可能就是治病必求其本。

病案 41

郭××，女，42岁，普外，入院时间2013年6月18日。

主诉：腹痛伴发热1天。

现病史：患者1天前无明显诱因出现腹痛，绞痛明显，伴有恶心、呕吐，呕吐物为胃内容物，呕吐后腹痛不能缓解。急查腹部CT：胰腺、胰周脓肿，以"急性胰腺炎"收住我院普外科。住院期间给予对症治疗，病情逐渐加重，同时出现高热，呼吸困难，腹胀明显加重，腹部CT示：急性腹膜炎，腹水形成。诊断为重症胰腺炎合并急性呼吸衰竭，转入ICU治疗。经呼吸机辅助呼吸及相关对症支持治疗，于2013年6月26日因病情平稳由ICU转入普外科普通病房。

会诊理由：在普外科治疗26天后，患者一般情况尚可，右胁痛伴低热。2013年7月22请中医科会诊，协助治疗。

中医四诊：右胁痛，大便溏，小便正常，舌紫暗，苔白腻，脉滑数。

97

中医辨证：正虚邪恋。

主方：鳖甲煎丸加减。

主治：行气化淤，寒热并用，攻补兼施。

会诊意见

中药汤剂处方如下：

鳖甲 10g 射干 5g 黄芩 5g 干姜 5g 桂枝 5g 大黄 10g 石韦 10g 厚朴 10g 紫薇 10g 阿胶 10g 柴胡 10g 白芍 10g 丹皮 10g 土元 10g 瞿麦 10g 桃仁 10g 半夏 10g 人参 10g 葶苈子 10g 蜂房 10g 芒硝 10g，4 剂，水煎服，每日 1 剂。

治疗效果

服上方后，患者热退，右胁痛减轻。

按语： 本病例急性胰腺炎后期合并右胁痛。右胁为肝脏所在部位，虽然临床未发现肝脏功能发生病变，但是由于患者呼吸衰竭合并肝脏的淤血的表现，由气滞出现血淤的病症。患者病程较长，患者抗病能力逐渐减弱，气血津液耗伤严重，阴血不足虚热内生，阳气不足，痰浊内生，淤血痰浊相合，病情难以解除，治当攻补兼施，行气化淤。《金匮要略》："此结为癥瘕，名曰疟母，急治之，宜鳖甲煎丸。"该方剂用于疾病病程较长，虚实夹杂，寒热错杂，气滞血淤，阴虚内热，病机比较复杂，机体的抗病能力减弱的情况。鳖甲煎丸为丸剂，取缓攻之法，但是临床上多次尝试使用汤剂，也有明显的疗效。

病案 42

韩××，女，77 岁，普外，入院时间 2013 年 10 月 16 日。

主诉：腹痛 6 小时。

现病史：患者 6 小时前无明显诱因出现上腹部疼痛，继而出现全腹部剧烈疼痛，痛不可触压。就诊于我院急诊科，腹部 CT 示：胃穿孔合并弥漫性腹膜炎，腹水形成，胰腺周围积液明显。急查血清淀粉酶（UAMR）2360U/L，血清脂肪酶（LPS）452U/L。既往确诊高血压病 10 余年，口服降压药控制血压。确诊 2 型糖尿病 10 余年，给予口服降糖药控制血糖，具体药物不详。确诊为陈旧性脑梗 2 年。以胃穿孔、急性胰腺炎收住我院普外科。给予胃穿孔修补术、腹腔灌洗，腹腔左右两侧留置引流管保持引流通畅，转入 ICU 观察治疗。

查体

T37.5℃，P110 次 / 分，R24 次 / 分，BP90/70mmHg，神清语利，查体合作，全身皮肤黏膜、巩膜无黄染。腹部膨隆，腹壁紧张，上腹部压痛，反跳痛。目前诊断：胃穿孔修补术后、弥漫性腹膜炎、重症急性胰腺炎、感染性休克、2 型糖尿病、高血压病、陈旧性脑梗。治疗下病危通知书，监护生命体征，禁饮食，胃肠减压。维持血压，维持水电解质平衡，维持有效血容量，抑制胰腺分泌，采用早期全胃肠外营养（TPN）作为营养支持。抗感染、抑制胰酶活性、抑制胃酸等治疗。于 2013 年 11 月 5 日病情平稳转入普外科病房。

会诊理由：患者经对症支持治疗后，无明显不适主诉。现术后 18 日，腹部切口感染，长期不能愈合。于 2013 年 11 月 6 日请中医科协助，促进伤口愈合。

中医四诊：患者术后伤口久不愈合，伴有气短乏力，舌质淡红，脉弱。

主治：益气养血。

主方：人参养荣汤加减。

会诊意见

1．中药汤剂处方如下：

白芍 30g 当归 10g 陈皮 10g 黄芪 10g 肉桂 10g 人参 10g 白术 10g 炙甘草 10g 熟地 6g 五味子 6g 茯苓 6g 远志 4g，4 剂，水煎服，每日 1 剂。

2．生肌散外用。清创后给予生肌散外用。隔日换药 1 次。

治疗效果

经上述治疗，促进伤口愈合。

按语： *本案例急性胰腺炎术后伤口愈合欠佳。该患者术后伤口不愈合的主要原因与疾病导致气血不足有关，因此，补益气血可以促进切口愈合。《太平惠民和剂局方》记载人参养荣汤有很好的补益气血的作用，使切口有气血营养局部组织。生肌散出自《中医外科学》，由炉甘石、钟乳石、滑石、琥珀、朱砂、冰片组成，功用生肌收口，用于伤口不愈合。局部作用可以促进切口收口。本案例切口久不愈合与气血不足有关，可以通过内服中药配合外用中药使伤口迅速愈合。*

病案 43

孙 ××，男，65 岁，普外，入院时间 2015 年 5 月 7 日。

主诉：上腹部疼痛 2 天。

现病史：患者无明显诱因出现上腹部疼痛，疼痛持续剧烈加重。伴有进行性呼吸困难，口唇发绀，因病情较重就诊于我院急诊科。

查体

T36.5℃，P149 次 / 分，R10 次 / 分，BP90/70mmHg，神清语利，痛苦表情，口唇发绀，查体欠合作，全身皮肤黏膜、巩膜无黄染。肺部听诊呼吸音减弱，心率快，腹部膨隆，腹肌紧张，上腹部压痛，反跳痛。肝脾触诊不满意，移动性浊音阳性，肠鸣音弱。因患者呼吸困难，急诊给予气管插管、呼吸机辅助呼吸。相关检查回报提示十二指肠球部溃疡导致重症急性胰腺炎，出现急性肺损伤、急性呼吸衰竭、急性弥漫性腹膜炎、急性肾功能衰竭等。患者病情进行性加重出现胸水、腹水、少尿、全身水肿明显。收住我院 ICU 病房，给予血液透析、呼吸机辅助呼吸、补充人血白蛋白，下病危通知书，监护生命体征，禁饮食，胃肠减压，胸腔、腹腔壁式引流，抽取腹水、胸水。维持血压维持水电解质平衡，维持有效血容量，抑制胰腺分泌，采用早期全胃肠外营养（TPN）作为营养支持。抗感染、抑制胰酶活性、抑制胃酸等治疗。经上述治疗10余日，患者病情稳定。

会诊理由：经上述治疗10余日，患者持续呼吸机辅助呼吸，因痰多，发热、腹胀、大便不通，于2015年2月11日，请中医科会诊，协助治疗。

中医四诊：痰多，痰黏，痰黄，发热，腹胀，大便不通，呼吸机辅助呼吸。

中医辨证：痰热壅肺。

主方：清气化痰汤加减。

主治：清气化痰。

会诊意见

1. 中药汤剂处方如下：

栝楼20g 黄芩10g 茯苓10g 枳实10g 杏仁10g 陈皮10g 胆南星10g 半夏10g 知母10g 川贝母5g 麦冬10g，4剂，水煎服，每日1剂。

2. 针灸，患者腹胀，未排便。选穴中脘、下脘、天枢、关元、足三里、上巨虚、下巨虚、公孙、三阴交、太冲等穴。

治疗效果

患者大便通畅，痰量减少。

按语： 本案例急性胰腺炎致呼吸衰竭，呼吸机辅助呼吸，脱机困难。根据患者的临床症状进行中医辨证，证型为痰热壅肺，治疗以清热化痰为主。重症胰腺炎出现呼吸衰竭后呼吸机辅助呼吸，脱机困难，直接关系着疾病的转归，脱机不能实现，疾病会逐渐恶化。因此呼吸道再建或呼吸道康复也是急性胰腺炎治疗的关键。明代吴崑著《医方考》记载清气化痰汤，对于呼吸机辅助呼吸的患者是否能够有利于自主呼吸的建立，有待积累更多的病案。

病案 44

姜××，男，49 岁，普外，入院时间 2015 年 7 月 18 日。

主诉：腹部外伤 2 小时。

现病史：患者 2 小时以前因枪伤全身受创，以腹部为主。急救车送市某医院急诊科，2 小时后全麻下行剖腹探查术，具体手术方式、手术过程不详。术后患者腹胀、腹痛明显，同时化验血清淀粉酶、脂肪酶、尿淀粉酶、胆红素明显高于正常。转入我院普外科继续治疗。

当前诊断：腹部外伤后，重症胰腺炎，大肠切除术后，急性弥漫性腹膜炎。给予监护生命体征，禁饮食，胃肠减压，左结肠区留置 1 处引流管，右结肠区留置 2 处引流管，引流管通畅，引流管可见暗红色血性渗出。维持血压，维持水电解质平衡，维持有效血容量，抑制胰腺分泌，采用早期全胃肠外营养（TPN）作为营养支持。抗感染、抑制胰酶活性、抑制胃酸等治疗。患者一般情况尚可。生命体征平稳。未主诉明显不适。

会诊理由：因腹腔窦道长期存在，于 2015 年 8 月 11 日，请中医科协助治疗，以促进伤口愈合。

中医四诊：患者术后面色萎黄，食欲不振，气短懒言，舌质淡，苔薄白，脉弱。

中医辨证：气血不足。

主方：八珍汤。

主治：补益气血。

会诊意见

1. 中药汤剂处方如下：

人参 10g 白术 10g 茯苓 10g 炙甘草 10g 当归 10g 熟地 10g 川芎 5g 生姜 10g 大枣 10g 仙鹤草 20g 麦冬 10g，4 剂，水煎服，每日 1 剂。

2. 腹腔窦道有脓性分泌物，局部清创，用八二丹纱条填塞，用纱布覆盖。

治疗效果

经多次口服汤药和中医外治法，患者伤口愈合。

按语：本案例急性胰腺炎术后腹腔窦道形成。通过中医内、外法结合使窦道愈合，继而伤口愈合。八二丹记载于《外伤科学》（广州中医学院），制成油纱条，深入窦道中，功能提脓祛腐。八珍汤记载于《正体类药》，有补益气血的作用，气血旺盛，有利于提脓祛腐，促进伤口愈合。目前，临床上术后伤口康复尤其是有窦道的伤口康复面临治疗上的困难，用中医内、外治结合的方法有助于手术后伤口的愈合。

病案 45

李××，女，38 岁，ICU，入院时间 2013 年 11 月 22 日。

主诉：腹痛、腹胀 1 天。

现病史：患者 1 天前无明显诱因出现腹部疼痛，全腹胀痛，不可触碰，并进行性加重。伴有恶心、呕吐等症状，呕吐物为胃内容物，呕吐后腹痛未见明显减轻。患者发热，体温为 T38.5℃，伴有心悸等症状，就诊于我院普外科门诊，急查腹部 B 超示：脂肪肝，脾大，胆囊炎，胆汁淤积，双肾弥漫性病变，胰腺形态饱满，异常回声，胰周渗出，腹腔积液。以"急性胰腺炎"收住我院普外科。发病以来患者精神紧张，未进饮食，1 日小便量极少，大便数日不行。近 1 年来曾诊断为 2 型糖尿病、高脂血症等疾病，具体治疗方案不详。

查体

T38.5℃，P140 次 / 分，R20 次 / 分，BP145/90mmHg，神清语利，查体合作，全身皮肤黏膜、巩膜无黄染。腹部膨隆，腹壁紧张，全腹部压痛，反跳痛明显。墨菲氏征阳性。肝脾未触及肿大，有移动性浊音，肠鸣音弱。双下肢略水肿。

理化检查

血常规：白细胞计数（WBC）15.7×10^9/L，嗜中性粒细胞百分比（NUE%）82%，红细胞计数（RBC）5.1×10^{12}/L，血红蛋白（HGB）156g/L，血小板（PLT）209×10^9/L。

肝功：血清丙氨酸氨基转移酶（ALT）109U/L，血清天门冬氨酸氨基转移酶（AST）78U/L，总蛋白（TP）78g/L，白蛋白（ALB）40g/L，血清 γ-谷氨酰基转移酶（γ-GT）356U/L，血清总胆红素（TBIL）45.8μmol/L，血清间胆红素（IBIL）23.4μmol/L。

肾功：尿素（Urea）13.09mmol/L，肌酐（CRE）256μmol/L。

凝血检查：凝血酶原时间（PT-S）15秒，凝血酶原时间活动度〔PT(%)〕98%，活化部分凝血活酶时间（APTT）36秒。

血清淀粉酶（AMS）：566U/L。

尿淀粉酶（UAMR）：457U/L。

血脂系列：血清总胆固醇（TC）：7.6mmol/L，血清甘油三酯（TG）：5.4mmol/L。

即刻血糖：葡萄糖16.1mmol/L。

影像检查

腹部B超：脂肪肝，脾大，胆囊炎，胆汁淤积，双肾弥漫性病变。胰腺形态饱满，异常回声，胰周渗出，腹腔积液。提示：急性胰腺炎合并腹水。

腹部CT：腹盆腔积液，腹壁水肿。胆汁淤积。胰腺增大，密度不均匀且减低，胰周及腹膜后间隙内大量液性密度影。提示：急性胰腺炎合并腹水，弥漫性腹膜炎。

胸部CT：右肺中叶斑片影。双胸腔积液并双肺下叶局限性肺不张。

诊断

急性重症胰腺炎合并胸腹水形成、急性肺损伤、急性肾功能不全、高脂血症、2型糖尿病。

治疗

给予监测生命体征，肾脏替代治疗，呼吸机辅助呼吸治疗，胸腹盆腔引流置管术放胸腹水。监护生命体征，禁饮食，胃肠减压。维持水电解质平衡，维持有效血容量，抑制胰腺分泌，采用早期全胃肠外营养（TPN）作为营养支持。抗感染、抑制胰酶活性、抑制胃酸、保肝退黄等治疗。

会诊理由：经治疗后10天，患者病情平稳，腹胀、腹痛明显，大便不通，于2013年12月2日，请中医科会诊，协助治疗。

中医四诊：胸胁胀满，心下痞坚，腹胀满，便秘，舌诊不能，脉滑数。

中医辨证：饮留胸腹。

主方：木防己汤去石膏加茯苓芒硝汤合己椒苈黄汤加减。

主治：益气化饮，泄热通腑。

会诊意见

中药汤剂处方如下：

木防己10g 人参10g 桂枝10g 茯苓20g 芒硝10g 椒目10g 葶苈子10g 大黄10g，4剂，水煎服，每日1剂。

治疗效果

患者病情危重，未见到后期疗效记载。

按语： 本案例重症胰腺炎合并大量胸腹水形成、呼吸机辅助呼吸。《金匮要略·痰饮咳嗽病脉证并治》："膈间有支饮，其人喘满，心下痞坚，面色黧黑，其脉沉紧，得之数十日，医吐下之不愈，木防己汤主之，虚者即愈，实者三日复发，复与不愈，宜木防己汤去石膏加茯苓芒硝汤主之。""腹满，口舌干燥，此肠间有水气，己椒苈黄汤主之。"以上两段条文记载出现胸腹水时的治疗方法，可以用于重症胰腺炎合并大量胸腹水的患者。目前临床上对于胸腹水的治疗在抗炎、纠正低蛋白血症等方法的同时，胸腹盆腔引流置管术后放胸腹水是目前治疗胸腹水的主要方法。从中医理论来看，胸腹水的形成与三焦不通，水道阻塞有关，当通利三焦，温阳化气行水。有待于进一步尝试。

病案 46

刘××，男，54岁，ICU，入院时间2014年10月23日。

主诉：上腹部疼痛3天，黄疸1天。

现病史：患者3天前无明显诱因出现上腹部疼痛，以剑突下疼痛为显著，伴有恶心、呕吐，呕吐物为胃内容物，呕吐后疼痛明显缓解。不伴有发热、头痛、咳嗽、咳痰等症状。未引起足够的重视，未去医院就诊，未做特殊处理。1日前突然出现黄疸，全身皮肤黏膜及巩膜黄染明显，就诊于我院急诊科，血清淀粉酶（UAMR）130U/L，血清脂肪酶（LPS）480U/L。肝功能：血清丙氨酸氨基转移酶（ALT）1465U/L，血清天门冬氨酸氨基转移酶（AST）672U/L，总蛋白（TP）70g/L，白蛋白（ALB）38g/L，血清 γ－谷氨酰氨转移酶（γ-GT）1320U/L，血清总胆红素（TBIL）145.7μmol/L，血清间胆红素（IBIL）55.4μmol/L。肾功：尿素（Urea）19.8mmol/L，肌酐（CRE）353μmol/L。以"急性胰腺炎合并多脏器衰竭"收住我院。发病以来，患者精神差，食欲欠佳，大便不通，小便量少。既往2012年因胆结石行胆囊切除术。确诊为高血压病3级，极高危险组，冠心病2年，具体治疗方案不详。

查体

T36.9℃，P81次/分，R20次/分，BP180/80mmHg，神清语利，查体合作，颜面浮肿，全身皮肤黏膜、巩膜黄染。听诊双肺呼吸音粗，未闻及干湿性啰音，心律齐，各瓣膜听诊区未闻及明显病理性杂音。腹部膨隆，腹壁紧张，全腹部压痛，反跳痛明显。墨菲氏征阴性。肝区压痛明显，有移动性浊音，肠鸣音弱。双下肢水肿。

理化检查

血常规：白细胞计数（WBC）11.2×10⁹/L，嗜中性粒细胞百分比（NUE%）85%，红细胞计数（RBC）5.3×10¹²/L，血红蛋白（HGB）150g/L，血小板（PLT）120×10⁹/L。

肝功能：血清丙氨酸氨基转移酶（ALT）1465U/L，血清天门冬氨酸氨基转移酶（AST）672U/L，总蛋白（TP）70g/L，白蛋白（ALB）38g/L，血清 γ-谷氨酰基转移酶（γ-GT）1320U/L，血清总胆红素（TBIL）145.7μmol/L，血清间胆红素（IBIL）55.4μmol/L。

肾功：尿素（Urea）19.8mmol/L，肌酐（CRE）353μmol/L。

血清淀粉酶（AMS）：130U/L。

血清脂肪酶（LPS）：480U/L。

影像检查

腹部 CT：肝脏弥漫性病变，胆囊切除，胰腺周围渗出明显，双侧肾区周围渗出明显。提示：急性胰腺炎。

诊断

重症胰腺炎合并肝肾功能衰竭、高血压病 3 级、冠心病、胆囊切除术后。

治疗

请全院心内、神内、消化、神内等科室专家进行大会诊，分析病情，明确诊断，协商治疗方案。参考急性肝功能、肾功能等治疗方案。给予监测生命体征，肾脏替代治疗，腹盆腔引流置管术放腹水。监护生命体征，禁饮食，胃肠减压。维持水电解质平衡，维持有效血容量，抑制胰腺分泌、抗感染、抑制胰酶活性、抑制胃酸、保肝退黄等治疗。采用肝用、肾用氨基酸制订早期全胃肠外、内营养支持等治疗。

会诊理由：经治疗 14 天，患者病情平稳，腹胀，腹痛明显，食欲差，于 2014 年 11 月 4 日，请中医科会诊，协助治疗。

中医四诊：腹胀，腹痛，食欲差，舌质淡红，苔薄白，脉濡。

中医辨证：水饮内停。

主方：木防己汤合己椒苈黄汤加减。

主治：温化水饮。

会诊意见

中药汤剂处方如下：

木防己 10g 桂枝 10g 茯苓 20g 椒目 10g 葶苈子 10g 大黄 10g，4剂，水煎服，每日 1 剂。

治疗效果

病情减轻，转出 ICU。

按语：本病案急性胰腺炎合并肝肾功能衰竭。患者病情危重临床治疗效果欠佳，因肝肾功能衰竭引起腹胀、腹水症状，希望探索中医中药是否有治疗方法，目前看来对于腹水引起的腹胀，治疗效果欠佳。但是放腹水和相关治疗也很难达到临床治疗的目的。因此己椒苈黄汤或木防己汤可以作为腹水引起腹胀的首选方剂。己椒苈黄汤或木防己汤治疗腹水有待进一步理论和实践方面的支持。

病案 47

刘 ××，男，29 岁，普外，入院时间 2015 年 2 月 1 日。

主诉：右上腹疼痛 1 天。

现病史：患者昨天无明显诱因出现右上腹部疼痛，不伴有恶心、呕吐、发热、黄疸、黑便等症状。今日腹痛持续加重，就诊于我院急诊科，急查腹部 B 超：脂肪肝，脾大。急查腹部 CT 示：胰腺体积增大，回声异常，提示：急性胰腺炎、脂肪肝、脾大。以"急性胰腺炎"收住我院普外科。发病以来，患者烦躁易怒，未进饮食，小便正常，大便数日不行。发现高脂血症 1 年，具体治疗不详。

查体

T36.5℃，P78 次 / 分，R20 次 / 分，BP125/80mmHg，神清语利，

查体合作，全身皮肤黏膜、巩膜无黄染。腹部略膨隆，未见明显胃肠型及蠕动波，未见腹壁静脉曲张，上腹部压痛，无反跳痛、无腹肌肌紧张。墨菲氏征阴性。肝脾未触及肿大，无移动性浊音，肠鸣音弱。

理化检查

血常规：白细胞计数（WBC）11.2×10^9/L，嗜中性粒细胞百分比（NUE%）85%，红细胞计数（RBC）5.3×10^{12}/L，血红蛋白（HGB）150g/L，血小板（PLT）120×10^9/L。

肝功能：血清丙氨酸氨基转移酶（ALT）65U/L，血清天门冬氨酸氨基转移酶（AST）56U/L，总蛋白（TP）71g/L，白蛋白（ALB）40g/L。

肾功：尿素（Urea）5.8mmol/L，肌酐（CRE）78μ mol/L。

血清淀粉酶（AMS）：450U/L。

血清脂肪酶（LPS）：389U/L。

血脂系列：血清总胆固醇（TC）：8.4mmol/L，血清甘油三酯（TG）：2.8mmol/L。

影像检查

腹部 B 超：脂肪肝、脾大。胰腺显示不清。

腹部 CT：胰腺体积增大，回声异常，提示：急性胰腺炎、脂肪肝、脾大。

诊断

轻症急性胰腺炎、脂肪肝、脾大、高脂血症。

治疗

禁饮食，胃肠减压，胃管注入硫酸镁注射液 50ml，温盐水灌肠保持大便通畅。维持水电解质平衡，维持有效血容量，抑制胰腺分泌，采用早期全胃肠外营养（TPN）逐渐过渡到肠内营养（EN）作为营养支持，尽早半流食，过渡到正常饮食。抗感染、抑制胰酶活性、抑制胃酸等治疗。

会诊理由：经治疗 2 日，患者腹痛减轻，给予胃管注入硫酸镁注射液 50ml，温盐水灌肠等方法，大便不行数日。2015 年 2 月 3 日请中医科会诊，协助治疗。

中医四诊：患者大便数日不行，舌质紫暗，水滑苔，脉滑，形体肥胖，平素喜食温热之品。

中医辨证：寒凝气滞。

主方：排气汤合大黄附子汤加减。

主治：温中行气化滞。

会诊意见

中药汤剂处方如下：

木香 10g 厚朴 10g 香附 6g 陈皮 6g 枳壳 6g 乌药 6g 藿香 6g 泽泻 3g 大黄 10g 制附子 10g 细辛 3g 木香 10g，4 剂，水煎服，每日 1 剂。

治疗效果

患者腹胀症状减轻。

按语：本案急性胰腺炎、脂肪肝合并腹胀。在选方用药时，参考清代医家吴仪洛《成方切用》记载排气汤和《伤寒论》记载的大黄附子汤合用，其主治气机不畅，兼有寒湿气滞食停所见脘腹胀痛，大便不通，喜温恶寒，比较适合本病例，有望成为治疗寒凝气滞腹胀的常规用方。

病案 48

王 ××，男，47 岁，普外，入院时间 2015 年 8 月 27 日。

主诉：间断右上腹疼痛 1 周，伴皮肤黄染 1 天。

现病史：患者 1 周前无明显诱因出现右上腹部疼痛，疼痛间断发作，未引起足够重视，未做特殊处理。不伴有恶心、呕吐、寒战、高热等症状。2 天前出现巩膜黄染，就诊于社区医院，具体治疗不详，病情持续加重，就诊于我院普外科。急查腹部 B 超示：胆囊炎，胆结石，肝外胆管扩张，脾大，肝脏弥漫性病变，腹腔积液，胰腺体积增大，胰腺周围有渗出。提示：急性胰腺炎。以"胆源型急性胰腺炎"收住普外科。发病以来，患者精神一般，食欲差，二便正常。既往诊断为乙型肝炎病毒感染10余年，具体治疗不详。诊断为慢性甲状腺炎1年，具体治疗不祥。曾经对治疗甲亢药物过敏。

查体

T36.4℃，P77次/分，R20次/分，BP134/86mmHg，神清语利，查体合作，全身皮肤黏膜、巩膜黄染。腹部略膨隆，未见明显胃肠型及蠕动波，未见腹壁静脉曲张，上腹部压痛，无反跳痛、无腹肌肌紧张。墨菲氏征阳性。肝脾未触及肿大，无移动性浊音，肠鸣音弱。

理化检查

血常规：白细胞计数（WBC）$4.2×10^9$/L，嗜中性粒细胞百分比（NUE%）55%，红细胞计数（RBC）$4.6×10^{12}$/L，血红蛋白（HGB）143g/L，血小板（PLT）$231×10^9$/L。

肝功能：血清丙氨酸氨基转移酶（ALT）136U/L，血清天门冬氨酸氨基转移酶（AST）90U/L，总蛋白（TP）67g/L，白蛋白（ALB）37g/L，血清γ-谷氨酰基转移酶（γ-GT）251U/L，血清总胆红素（TBIL）111.7μmol/L，血清间胆红素（IBIL）67.4μmol/L。

肾功：尿素（Urea）6.2mmol/L，肌酐（CRE）89μmol/L。

血清淀粉酶（AMS）：194U/L。

血清脂肪酶（LPS）：711U/L。

影像检查

腹部B超：胆囊炎，胆结石，肝外胆管扩张，脾大，肝脏弥漫性病变，腹腔积液，胰腺体积增大，胰腺周围有渗出。提示：急性胰腺炎。

核磁共振胆管造影（MRCP）：胆囊积液，不除外积脓，胆囊炎，胆结石，胆道可见明显梗阻。胰腺肿胀，胰周可见积液。提示：急性胰腺炎。

111

诊断

胆源型急性胰腺炎、胆结石、急性胆囊炎、急性肝功能不全、乙型肝炎病毒感染。

治疗

禁饮食，胃肠减压。维持水电解质平衡，维持有效血容量，抑制胰腺分泌，营养支持，尽早半流食，过渡到正常饮食。抗感染、抑制胰酶活性、抑制胃酸保肝退黄等治疗。选择时机手术。

会诊理由：经治疗 4 日后，患者病情未见明显改善，于 2015 年 9 月 2 日，请中医科会诊，协助治疗。

中医四诊：患者右上腹部间断腹痛，上腹部不适，巩膜黄染，皮肤黄染，心烦，小腹部不适，小便不利，大便不畅，舌质红，苔黄白腻，脉弦。

中医辨证：湿热发黄。

主方：茵陈蒿汤合小承气汤加减。

主治：利湿退黄，泄热通腑。

会诊意见

中药汤剂处方如下：

茵陈蒿 30g 大黄 15g 栀子 10g 枳实 10g 厚朴 10g 黄芩 10g 生甘草 5g 生姜 5g 灯心草 10g 滑石 20g 栝楼 20g，4 剂，水煎服，每日 1 剂。

治疗效果

患者服上方后，大便通畅，小便利。

按语：本案例急性胰腺炎合并黄疸。本案例黄疸与肝、胆、胰腺的病变有关。脾湿胃热相合，阳明腑气不通，胆汁排出障碍而致黄疸。《伤寒论》："伤寒七八日，身黄如橘色，小便不利，腹微满者，茵陈蒿汤主之。"提出阳明发黄的表现和治法。《金匮要略·黄疸病脉证并治》："谷疸之为病，寒热不食，食即头眩，心胸不安，久久发黄，为谷疸，茵陈蒿汤主之。"提出热病合并黄疸的治法和方药。对于胰腺炎合并黄疸可以选上述方剂治疗。

病案 49

赵××，男，45 岁，普外，入院时间 2015 年 1 月 8 日。

主诉：上腹部疼痛 3 天。

现病史：患者 3 天前无明显诱因出现上腹部疼痛，进食后疼痛加重，伴有腹胀。不伴有恶心、呕吐、发热、黑便等症状。今日疼痛较前明显加重，就诊于我院急诊科，急查腹部 CT 示：胰腺饱满，双侧肾脏形态饱满，腹壁水肿。以"急性胰腺炎"收住我院普外科。发病以来，患者精神差，食欲差，小便量少，大便 7 日未行。既往 10 年前确诊 2 型糖尿病，口服降糖药物控制血糖，具体药物不详，血糖控制欠佳。近 1 年来因间断颜面及双下肢水肿就诊，确诊为糖尿病肾病，具体治疗不详。

查体

T36.8℃，P87 次 / 分，R20 次 / 分，BP165/95mmHg，神清语利，查体合作，双眼睑浮肿，全身皮肤黏膜、巩膜无黄染。腹部略膨隆，未见明显胃肠型及蠕动波，未见腹壁静脉曲张，上腹部压痛，无反跳痛、无腹肌肌紧张。墨菲氏征阴性。肝脾未触及肿大，无移动性浊音，肠鸣音弱。

理化检查

血常规：白细胞计数（WBC）6.2×10^9/L，嗜中性粒细胞百分比（NUE%）54%，红细胞计数（RBC）4.9×10^{12}/L，血红蛋白（HGB）156g/L，血小板（PLT）231×10^9/L。

肝功能：血清丙氨酸氨基转移酶（ALT）66U/L，血清天门冬氨酸氨基转移酶（AST）45U/L，总蛋白（TP）70g/L，白蛋白（ALB）45g/L。

肾功：尿素（Urea）15.2mmol/L，肌酐（CRE）213μmol/L。

血清淀粉酶（AMS）：131U/L。

血清脂肪酶（LPS）：651U/L。

影像检查

腹部 CT：胰腺饱满、双侧肾脏形态饱满、腹壁水肿。提示：急性胰腺炎。

核磁共振胆管造影（MRCP）：胆囊炎，胆囊泥沙样结石，胰腺边缘毛糙，信号明显增高，符合急性胰腺炎改变。双侧腹腔积液、左肾小囊肿。

头颅 MRI：腔隙性脑梗塞。

诊断

重症胰腺炎、胆囊炎、胆囊结石、2 型糖尿病、糖尿病肾病、腔隙性脑梗塞。

治疗

禁饮食，胃肠减压。监测血糖、24 小时出入量。维持水电解质平衡，维持有效血容量，抑制胰腺分泌，营养支持，尽早半流食，过渡到正常饮食。抗感染、抑制胰酶活性、抑制胃酸、保护肾单位、控制血糖等治疗。选择时机手术。

会诊理由：经治疗 2 周，患者腹痛症状减轻。给予温水灌肠，大便 7 日不行，患者腹胀，没有食欲。2015 年 1 月 23 日请中医科会诊，协助治疗。

中医四诊：腹胀，便秘，口干口苦，舌苔白，脉弦。

中医辨证：脾瘅。

主方：兰香饮子加减。

主治：清热化湿，芳香辟浊。

会诊意见

中药汤剂处方如下：

石膏 30g 知母 10g 生甘草 10g 人参 5g 泽兰 10g 防风 10g 升麻 10g 桔梗 10g 连翘 10g 半夏 10g 白蔻仁 10g，4 剂，水煎服，每日 1 剂。

治疗效果

患者服上方后，腹胀减轻，血糖控制尚可。

按语： 此病案为急性胰腺炎合并 2 型糖尿病。血糖明显升高是该案的特点。中医称 2 型糖尿病为脾瘅。"脾瘅"这一病名出自《素问·奇病论》，多指脾胃积热，患者长期血糖偏高，同样也是导致急性胰腺炎的重要原因。因此合并 2 型糖尿病、血糖异常升高的胰腺炎患者，治疗时清除脾胃积热也是治疗的关键。明代王肯堂《诊治准绳》提出兰香饮子，本次尝试该方对胰腺病变的治疗作用，有待积累更多的病案资料。

病案 50

李××，男，21 岁，普外，入院时间 2014 年 9 月 24 日。

主诉： 间断左上腹不适 2 年，加重 1 周。

现病史： 患者 2 年前因腹痛，曾诊断为急性胰腺炎，就诊于当地医院，经对症治疗后，病情好转出院。出院后患者间断性左上腹部不适伴憋胀，疼痛尚可耐受，未再继续治疗。近 1 周来，因饮酒和食用水果后，上腹部胀痛明显，服用治疗胃病药物后（具体不详），症状不能缓解，疼痛向肩背部放射，并伴有恶心、呕吐，呕吐物为胃内容物和少量血性呕吐物。不伴有发热、黑便、黄疸等症状。发病以来，患者精神好，食欲尚可，二便正常。

查体

T36.6℃，P72 次 / 分，R20 次 / 分，BP115/76mmHg，神清语利，查体合作，全身皮肤黏膜、巩膜无黄染。腹软，未见明显胃肠型及蠕动波，未见腹壁静脉曲张，上腹部压痛，无反跳痛，无腹肌紧张。墨菲氏征阴性。肝脾未触及肿大，肠鸣音亢进。

理化检查

血常规：白细胞计数（WBC）4.1×10^9/L，嗜中性粒细胞百分比（NUE%）66%，红细胞计数（RBC）5.3×10^{12}/L，血红蛋白（HGB）148g/L，血小板（PLT）237×10^9/L。

肝功能：血清丙氨酸氨基转移酶（ALT）36U/L，血清天门冬氨酸氨基转移酶（AST）24U/L，总蛋白（TP）69g/L，白蛋白（ALB）46g/L。

肾功：尿素（Urea）4.7mmol/L，肌酐（CRE）45μmol/L。

血清淀粉酶（AMS）：187U/L。

血清脂肪酶（LPS）：451U/L。

影像检查

腹部CT：胰腺假性囊肿伴出血，慢性胰腺炎改变，慢性胆囊炎胆结石。

腹部B超：腹腔积液，胰腺回声欠均匀，提示：急性胰腺炎。

胃镜：慢性浅表性胃炎

诊断

慢性胰腺炎急性发作、胰腺假性囊肿伴出血、慢性胆囊炎、胆囊结石、慢性浅表性胃炎。

治疗

禁饮食，胃肠减压。维持水电解质平衡，维持有效血容量，抑制胰腺分泌，营养支持，尽早半流食，过渡到正常饮食。抗感染、抑制胰酶活性、抑制胃酸等治疗。治疗2周后全麻下行胆囊切除术，胆肠吻合术。

第一次会诊理由：经治疗45天后，患者一般情况好，2014年11月9日请中医科会诊，调理身体。

中医四诊：患者倦怠乏力，口苦，口干，饮食无味，大便不调，舌质红，苔薄白，脉弦。

中医辨证：脾胃虚弱。

主方：升阳益胃汤加减。

主治：生脾阳，泄胃热。

会诊意见

中药汤剂处方如下：

黄芪 30g 半夏 10g 人参 10g 炙甘草 10g 独活 5g 防风 5g 白芍 5g 羌活 5g 陈皮 5g 茯苓 5g 泽泻 5g 柴胡 5g 白术 5g 黄连 5g 僵蚕 5g 蝉衣 5g，4 剂，水煎服，每日 1 剂。

第二次会诊理由：服上方后，患者自述症状较前明显减轻，希望继续调理，于 2014 年 11 月 14 日请中医科会诊协助治疗。

会诊意见

继续服用上方 4 剂。

治疗效果

服上方后，患者自觉症状明显好转。

按语： 本案例急性胰腺炎后期胃肠道康复。金元时期李东垣提出"内伤脾胃，百病由生"，提出脾胃功能异常是临床多种疾病产生的原因。提出调理脾胃的重要性。在疾病的康复过程中，脾胃的功能是否正常影响着疾病的康复。李东垣创立了多首调理脾胃的方剂，升阳益胃汤就是其中的一首。

117

第二篇
阑尾周围脓肿、肠梗阻、急性腹膜炎

急性阑尾炎为阑尾的急性化脓性炎症，也是腹部外科的常见病，其治疗方法分为手术治疗和非手术治疗。但手术治疗的术后伤口感染、肠道功能减退是经常遇见的棘手问题。而非手术治疗也往往发生炎症包块吸收差和疾病容易复发等问题。我在临床解决此类问题时，大胆使用张仲景《金匮要略》所载"大黄牡丹汤"和近代医家的"阑尾解毒汤""阑尾化淤汤"等方剂，对治疗上述疾病发挥了较好的作用。

病案1

冯××，女，28岁，普外，入院时间2013年5月29日。

主诉：剖腹探查术后27日，持续腹痛伴有黑便2周。

现病史：患者于27日前，因妇科疾患原因行剖腹探查术，术中、术后诊断不详，术后2周当晚进食少量食物后出现上腹部持续绞痛，伴有恶心、呕吐，呕吐物为胃内容物和胆汁，继续进食后疼痛明显加重，饮热水后疼痛缓解，次日晨起患者排出大量颜色暗黑如柏油样大便，上述症状持续10余天，未见明显缓解。发病期间，患者不伴有发热、呕血、黄疸、头晕、乏力等症状，烦躁不安，不欲进饮食，小便正常。剖腹探查术后27日，持续腹痛伴黑便2周，于当天晚上，进食少量食物后出现持续上腹部绞痛，伴恶心、呕吐，进食后加重，饮热水后缓解，次日晨起黑便，10余天来症状持续存在。

查体

T36.2℃，P83次/分，R19次/分，BP125/85mmHg，神清语利，查体合作，全身皮肤黏膜、巩膜无黄染，腹软，未见明显胃肠型及蠕动波，未见腹壁静脉曲张，上腹部压痛，无反跳痛、无腹肌肌紧张。墨菲氏征阴性。肝脾未触及肿大，无移动性浊音，肠鸣音正常。

理化检查

便常规+潜血：潜血阴性。

血常规：白细胞计数（WBC）$6.1×10^9$/L，嗜中性粒细胞百分比（NUE%）54%，红细胞计数（RBC）$4.9×10^{12}$/L，血红蛋白（HGB）150g/L，血小板（PLT）$240×10^9$/L。

肝功能：血清丙氨酸氨基转移酶（ALT）38U/L，血清天门冬氨酸氨基转移酶（AST）17U/L，总蛋白（TP）80g/L，白蛋白（ALB）45g/L。

肾功：尿素（Urea）3.5mmol/L，肌酐（CRE）63μmol/L。

血清淀粉酶（AMS）：120U/L。

血清脂肪酶（LPS）：153/L。

血清电解质：钾（K）3.5mmol/L，钠（Na）138mmol/L，氯（CI）105mmol/L。

凝血检查：凝血酶原时间（PT-S）12.1秒，凝血酶原时间活动度〔PT（%）〕92%，活化部分凝血活酶时间（APTT）32秒，D-二聚体（D-h）66ng/mL。

影像检查

胸部X片：心肺未见异常。

全消化道造影：消化道未见异常。

胃镜示：慢性非萎缩性胃炎。

腹部B超：胆囊炎，腹腔积液，盆腔积液。

腹部 CT：肠系膜及大网膜密度增高并见索条及小结节影，提示：急性继发性腹膜炎。

妇科宫颈细胞学检查：轻度炎症。

诊断

急性继发性腹膜炎、胆囊炎、腹腔积液、盆腔积液、慢性非萎缩性胃炎。

治疗

禁饮食，胃肠减压。维持水电解质平衡，维持有效血容量，早期全胃肠外营养（TPN）支持。抗感染、抑制胃酸、止痛等治疗。

会诊理由：经治疗 4 天后，患者全腹疼痛未见减轻，于 2013 年 6 月 4 日请中医科会诊，协助治疗。

中医四诊：胃脘，脐腹，硬满，口舌干燥，大便不通，舌质红，脉数滑。

中医辨证：结胸证。

主方：大陷胸丸合芍药甘草汤加减。

主治：开结逐水散热。

会诊意见

中药汤剂处方如下：

大黄 15g 葶苈子 10g 芒硝 10g 杏仁 10g 生白芍 20g 生甘草 10g 甘遂 1g，4 剂。水煎葶苈子、杏仁、生白芍、生甘草后冲大黄粉和芒硝粉，水煎液合入甘遂，加蜂蜜 20g，每日 1 剂，分两次服。

治疗效果

服上方后，患者小便量增多，大便增多。

按语： 本案例急性腹膜炎见腹盆腔积液。《伤寒论》："伤寒，脉浮，自汗出，心烦，微恶寒，脚挛急……更作芍药甘草汤与之，其脚即伸。"患者全腹疼痛，腹肌痉挛，脚挛急，可与芍药甘草汤缓急止痛。

《伤寒论》："伤寒六七日，结胸热实，脉沉而紧，心下痛，按之石硬，大陷胸汤。"急性腹膜炎变现为腹水腹膜刺激征，结胸证的临床表现有相似之处，大陷胸汤可以治疗急性腹膜炎导致的腹水、腹膜刺激征。

病案 2

李 ×，男，85 岁，普外科，入院时间 2013 年 9 月 10 日。

主诉：转移性右下腹部疼痛 2 天。

现病史：患者 2 天前无明显诱因出现腹痛，休息后疼痛减轻。

初期以隐痛为主，1 天左右腹痛转移至右下腹，疼痛加剧，并固定右下腹部疼痛显著。伴有体温逐渐升高，最高达 38℃，全腹胀满，腹泻等症状。发病以来，患者病情逐渐加重，精神差，乏力，未进饮食，只饮少量水，小便量少，大便次数增多。既往确诊为高血压病 20 年，口服降压药物治疗（具体药物不详），血压控制尚可。

查体

T38.2℃，P109 次 / 分，R20 次 / 分，BP165/90mmHg，神清语利，查体合作，呈右髋关节曲位，全身皮肤黏膜、巩膜无黄染，腹软，未见明显胃肠型及蠕动波，未见腹壁静脉曲张，右下腹部压痛，麦氏征阳性，反跳痛阳性、腹肌肌紧张。墨菲氏征阴性。肝脾未触及肿大，无移动性浊音，肠鸣音亢进。

理化检查

血常规：白细胞计数（WBC）10.1×10^9/L，嗜中性粒细胞百分比（NUE%）88%，红细胞计数（RBC）5.2×10^{12}/L，血红蛋白（HGB）158g/L，血小板（PLT）320×10^9/L。

肝功能：血清丙氨酸氨基转移酶（ALT）28U/L，血清天门冬氨酸氨基转移酶（AST）32U/L，总蛋白（TP）82g/L，白蛋白（ALB）48g/L。

肾功：尿素（Urea）4.7mmol/L，肌酐（CRE）67μmol/L。

血清淀粉酶（AMS）：10^9U/L。

血清脂肪酶（LPS）：78/L。

血清电解质：钾（K）3.6mmol/L，钠（Na）140mmol/L，氯（CI）107mmol/L。

凝血检查：凝血酶原时间（PT-S）13.1秒，凝血酶原时间活动度〔PT（%）〕89%，活化部分凝血活酶时间（APTT）34秒。

影像检查

腹部×平片：未见异常。

腹部B超：显示阑尾充血水肿。

腹部CT：阑尾周围区增厚，管腔闭塞充满脓液。提示：急性阑尾炎。

诊断

急性阑尾炎、高血压。

治疗

禁饮食，胃肠减压。维持水电解质平衡，维持有效血容量，早期全胃肠外营养（TPN）支持，尽快恢复进食。抗感染、抑制胃酸、保护胃肠道黏膜等治疗。

会诊理由：经对症治疗，患者腹痛较前减轻，患者拒绝手术，于入院后2天，2013年9月12日请中医科协助治疗。

中医四诊：右下腹疼痛，右足屈而不伸，大便不通，食欲不佳，口渴，舌质红，苔白腻，脉滑数。

中医辨证：热毒蕴结肠腑。

主方：大黄牡丹皮汤加减。

主治：清热消肿，泻下逐淤。

会诊意见

中药汤剂处方如下：

大黄10g 丹皮10g 冬瓜仁20g 桃仁10g 芒硝10g 金银花20g 生地榆20g，4剂，水煎服，每日1剂。

治疗效果

患者腹痛消失。患者拒绝手术，症状缓解出院。

按语：本案例急性阑尾炎。中医称为肠痈，《金匮要略》："肠痈者，少腹肿痞，按之即痛如淋，小便自调，时时发热，复恶寒……大黄牡丹皮汤主之。"肠痈为热毒内聚，营血淤结肠中。因此荡涤淤热，使淤热得下，肠痈可愈。虽然张仲景在该书中记载使用大黄牡丹皮汤是要辨别是否已成脓，脓已成不可用。从本案例可以通过影像学检查，判断是否已成脓，本案例脓已成。结合临床经验不论脓是否已成，只要辨证热毒内聚，营血淤结肠，就可以用该方治疗。金银花长于清热解毒，对于外科多种疮痈肿毒，具有很好的治疗作用，金银花也经常用于肠痈的治疗。

病案 3

李××，女，40 岁，普外科，入院时间 2014 年 1 月 3 日。

主诉：宫颈癌术后 13 天，间断腹胀 10 天，左下肢肿胀 1 天。

现病史：患者因接触性阴道出血 6 月余，就诊于我院妇科确诊为宫颈癌，于 13 日前行宫颈癌根治术。3 日后患者出现间断性发热，体温在 37.2℃~38.2℃，伴腹胀明显，12 日后患者出现左下肢肿胀。发病以来，患者精神差，禁饮食，卧床，小便正常，大便不通。

查体

T38.2℃，P90 次 / 分，R20 次 / 分，BP129/76mmHg，神清语利，查体合作，全身皮肤黏膜、巩膜无黄染，腹膨隆，未见明显胃肠型及蠕动波，未见腹壁静脉曲张，麦氏征阴性，反跳痛阴性、腹肌略紧张。墨菲氏征阴性。肝脾未触及肿大，有移动性浊音，肠鸣音亢进。腹盆腔左右侧引流管通畅，引流液呈血性，浑浊不清。左下肢浮肿，张力增高。

理化检查

血常规：白细胞计数（WBC）6.1×10⁹/L，嗜中性粒细胞百分比（NUE%）68%，红细胞计数（RBC）5.3×10¹²/L，血红蛋白（HGB）145g/L，血小板（PLT）350×10⁹/L。

肝功能：血清丙氨酸氨基转移酶（ALT）48U/L，血清天门冬氨酸氨基转移酶（AST）52U/L，总蛋白（TP）80g/L，白蛋白（ALB）46g/L。

肾功：尿素（Urea）6.4mmol/L，肌酐（CRE）67μmol/L。

血清淀粉酶（AMS）：45U/L。

血清脂肪酶（LPS）：42/L。

血清电解质：钾（K）3.1mmol/L，钠（Na）141mmol/L，氯（Cl）105mmol/L。

凝血检查：凝血酶原时间（PT-S）10.1秒，凝血酶原时间活动度〔PT（%）〕100%，活化部分凝血活酶时间（APTT）24秒。

影像检查

腹部CT：胸、腹、盆腔积液，腹膜炎，双侧肾盂积水。

下肢血管超声：左下肢动脉血栓形成。

诊断

急性继发性腹膜炎，胸、腹、盆腔积液，下肢动脉血栓形成，双侧肾盂积水，宫颈癌根治术后，高血压。

治疗

禁饮食，半卧位，胃肠减压。腹腔灌洗。维持水电解质平衡，维持有效血容量，早期全胃肠外营养（TPN）支持。抗感染、抑制胃酸、止痛、吸氧、溶栓等治疗。

会诊理由：患者住院当日，即2014年1月3日，因腹盆腔积液，下肢水肿，请中医科协助治疗。

中医四诊：腹胀，腹痛，大便不通，恶寒，舌质淡红，苔薄白，脉弦。

中医辨证：寒实内结。

主方：大黄附子汤加减。

主治：温经散寒，通便止痛。

会诊意见

中药汤剂处方如下：

大黄 10g 附子 10g 细辛 3g 三七 3g 川牛膝 10g，4 剂，水煎服，每日 1 剂。

治疗效果

服上方后，患者腹胀、腹痛减轻。

按语：本案例为肿瘤腹腔转移致急性腹膜炎见腹胀。患者因肿瘤后期腹腔内广泛转移致急性腹膜炎。患者表现为腹水、腹胀、腹痛、大便不通，下肢静脉血栓致下肢水肿，本病案治疗效果欠佳，患者预后不好。《金匮要略》："胁下偏痛，发热，其脉弦，此为寒。以温药下之，宜大黄附子汤。"本患者属于虚寒内生，阴寒积聚，寒饮、寒积内生当以温下法，攻逐寒饮、攻下冷积，改善腹腔血液循环，缓解下肢淤血证。《素问·至真要大论》"诸寒收引，皆属于肾"，指出寒积内生，当以温补肾阳为先。附子入心、肾、脾经，具有温补脾肾、助阳行水、逐寒祛湿、温经止痛的功能。

病案 4

史 ××，男，22 岁，普外科，入院时间 2013 年 10 月 9 日。

主诉：腹部疼痛 10 天。

现病史：患者 10 日前无明显诱因出现腹部疼痛，呈绞痛，伴有腹胀、腹泻等症状，同时体温升高至 38.0℃，1 日左右，腹痛局限在右下腹部，并较前加重。自服抗生素（具体不详），疼痛未见减轻。于次日就诊于当地医院，腹部 B 超显示：盆腔包块。之后在当地诊所抗感染治疗（具体药物不详），右下腹痛症状稍改善，体温逐渐正常。今日就诊于我院普外科，急查腹部 CT 示：直肠、乙状结肠及部分回肠肠腔狭窄，管壁增厚，肠系膜密度增高，并膀胱直肠陷凹，内囊窦性占位，考虑炎症性肠病合并内瘘不除外，提示：阑尾周围脓肿。以"阑尾周围脓肿"收住我院普外科。发病以来，患者精神差，食欲欠佳，大便次数多、不成形，小便正常。

查体

T36.5℃，P72 次 / 分，R18 次 / 分，BP135/80mmHg，神清语利，查体合作，全身皮肤黏膜、巩膜无黄染，腹膨隆，未见明显胃肠型及蠕动波，未见腹壁静脉曲张，麦氏征阴性，反跳痛阴性、腹肌略紧张。墨菲氏征阴性。肝脾未触及肿大，无移动性浊音，肠鸣音亢进。

理化检查

血常规：白细胞计数（WBC）14.0×10^9/L，嗜中性粒细胞百分比（NUE%）72%，红细胞计数（RBC）4.8×10^{12}/L，血红蛋白（HGB）153g/L，血小板（PLT）290×10^9/L。

肝功能：血清丙氨酸氨基转移酶（ALT）56U/L，血清天门冬氨酸氨基转移酶（AST）46U/L，总蛋白（TP）78g/L，白蛋白（ALB）45g/L。

肾功：尿素（Urea）3.8mmol/L，肌酐（CRE）56μmol/L。

血清淀粉酶（AMS）：129U/L。

血清脂肪酶（LPS）：85/L。

血清电解质：钾（K）3.6mmol/L，钠（Na）147mmol/L，氯（CI）109mmol/L。

影像检查

腹部 CT：直肠、乙状结肠及部分回肠肠腔狭窄，管壁增厚，肠系膜密度增高，并膀胱直肠陷凹，内囊窦性占位，考虑炎症性肠病合并内瘘不除外。提示：阑尾周围脓肿。

腹部 CT 增强：盆腔内多发包裹性密度影，与结合病史考虑多发脓肿形成，不除外回肠克罗恩病及回肠末端结核所致病变可能，提示：阑尾炎病变可能。

肠镜：升结肠乙状结肠外压性改变，提示阑尾周围脓肿形成。

诊断

阑尾周围脓肿，盆腔多发脓肿。

治疗

禁饮食，胃肠减压。维持水电解质平衡，早期全胃肠外营养（TPN）支持。抗感染、抑制胃酸、调整胃肠道功能等治疗。

会诊理由：患者经治疗后2周，盆腔包块明显缩小，血象正常，于2013年10月28日请中医科会诊，继续提高疗效。

中医四诊：腹痛，下腹部明显，喜温，舌质淡白，脉滑数。

中医辨证：湿毒内蕴，阳气不足。

主方：薏苡附子败酱散和桂枝茯苓丸加减。

主治：温阳化湿，祛淤排脓。

会诊意见

1. 中药汤剂处方如下：

生薏仁20g 附子5g 败酱草20g 桂枝10g 生白芍10g 丹皮10g 桃仁10g 冬瓜仁20g，4剂，水煎服，每日1剂。

2. 中药直肠滴入，保留灌肠。方法如下：

金银花30g 连翘15g 延胡索10g 乳香10g 没药10g 败酱草20g 皂刺10g，4剂，每日1剂，水煎150ml，保留灌肠，日2次。

治疗效果

经上述治疗，患者腹痛消失。腹部CT示：直肠与膀胱凹陷内囊性包块影，较2013年10月14日片明显吸收，变小。

按语： 本案例为阑尾周围脓肿。患者阑尾周围脓肿没有手术适应症，保守治疗效果较好。本案例为脓肿已形成包裹，通过口服中药和中药直肠滴入，可以促进炎症吸收。《金匮要略·疮痈肠痈病脉证并治》："肠痈之为病，其身甲错，腹皮急，按之濡，如肿状……，此为肠内有痈脓，薏苡附子败酱散主之。"该条文指出脓已成的治疗方法。《金匮要略·妇人妊娠病脉证并治》："……其癥不去故也，当下其癥，桂枝茯苓丸。"该条文指出，水淤互结当以桂枝茯苓丸，指出阑尾周围炎性包块可以下其癥的方法治疗。实践证明有效。

病案 5

段××，女，56 岁，普外，入院时间 2015 年 9 月 14 日。

主诉：右下腹憋胀半月余，伴尿频。

现病史：患者 2 周以前出现下腹部憋胀，并持续加重，伴有小便频数，排小便后下腹部憋胀可缓解，自觉下腹部膨隆，触之有包块。就诊于我院普外科，门诊查盆腔 B 超示：右侧附件区可见 10cm 左右大小的包块，边界不清。同时查肿瘤系列提示：卵巢癌抗体 CA125：138U/ml，高于正常值。患者于 20 年前行绝育术。于 2015 年 9 月 14 日以腹腔肿物收住我院普外科。2015 年 9 月 25 日全麻下行卵巢肿瘤减灭术。术后诊断为卵巢黏液性、浆液性混合型囊腺癌 Ⅲ 期，腹腔转移。术后患者病情加重，出现呼吸衰竭、急性肾衰竭、水电解质酸碱紊乱、低蛋白血症、腹水、脓毒血症、急性继发性腹膜炎、多脏器衰竭综合征等。经 ICU 重症监护治疗，患者一般情况尚可，2015 年 10 月 9 日因术后 14 日出现食欲欠佳，伴有呕吐，请中医科会诊协助治疗。

中医四诊：恶心，呕吐，饥而不欲食，口干，口苦，烦躁不安，手足不温，恶寒，喜温，倦怠乏力，舌质淡，苔薄白，脉滑数。

中医辨证：脾胃虚寒，浊阴上逆。

主方：吴茱萸汤加减。

主治：暖肝温胃，降逆止呕。

会诊意见

1. 中药汤剂处方如下：

吴茱萸 10g 人参 5g 生姜 10g 大枣 10g，4 剂，每日 1 剂，水煎服。

2. 针灸治疗：

中脘、胃俞、内关、上脘、足三里、脾俞、公孙，每日 1 次，每次留针 30 分钟。

治疗效果

经上述治疗后，上述症状明显好转。

按语：本案例为肿瘤晚期术后至弥漫性腹膜炎。肿瘤患者晚期出现多脏器衰竭、严重营养障碍等，患者体质较差，阳气大伤，阴阳之气不能顺接，可按厥逆之证，阴寒邪气上逆之证。《伤寒论》："凡厥者，阴阳之气不相顺接，便为厥。厥者，手足逆冷。""厥阴之为病，消渴，气上冲胸，心中疼热，饥而不欲食，食则吐蛔，下之利不止。""干呕，吐涎沫，头痛者，吴茱萸汤主之。"以上条文所述主症和主治与本案例描述相似，是对厥阴证和吴茱萸汤的再一次验证，因此，经典永远是做临床的基础，也是临床工作成败的关键。

病案 6

张 ××，男，21 岁，ICU 病房，入院时间 2015 年 9 月 25 日。

主诉：刀捅伤腹部 1 天。

现病史：患者 1 天前被刀捅伤腹部。就诊于当地医院全麻下行小肠部分切除术。术中诊断失血性休克、腹腔出血、后腹膜血肿、腹部血肿、急性腹膜炎等，经对症治疗转入我院 ICU 病房。经治疗后病情得到控制。于 2015 年 10 月 16 日，请中医科协助治疗。

会诊理由：因创伤后，腹胀痛，淤血内停，元气大伤，请协助治疗。

中医四诊：患者腹部胀痛，痛有定处，创伤局部有血肿，面色苍白，气短乏力，口干、口渴，大便正常，脉滑数，舌淡。

中医辨证：气血不足，淤血停留。

主方：复元活血汤加减。

主治：活血祛淤，补气通络。

会诊意见

中药汤剂处方如下：

柴胡 10g　天花粉 10g　当归 10g　红花 5g　生甘草 10g　穿山甲 10g　大黄 10g　桃仁 10g　人参 10g　麦冬 10g　五味子 10g，4 剂，水煎服，每日 1 剂。

治疗效果

服上方后，患者腹部胀痛明显缓解。

按语： 本案例为创伤后弥漫性腹膜炎。患者有淤血、出血、虚弱的表现。根据中医理论淤血和出血的关系，淤血不去，血不归经可以导致出血。《医学发明》记载复元活血汤是解决淤血、疼痛、虚弱的首选方剂。

病案 7

谷××，女，69 岁，普外，入院时间 2013 年 2 月 11 日。

主诉：右下腹疼痛 10 天，加重 1 天。

现病史：患者 10 日前出现右下腹部疼痛，不伴有恶心、呕吐、头晕、心悸等症状，5 日前腹胀明显，伴有停止排便、排气。当时就诊于太原市中心医院，经腹部 X 线立位平片示：可见液平面和胀气的肠袢。结合临床诊断为不完全性肠梗阻。给予对症治疗，腹痛未减轻，未排便、排气，腹部胀满明显。今日患者腹痛、腹胀明显，全腹部膨隆，全腹压痛明显，不可触碰，伴有恶心、呕吐，呕吐物为胃内容物。就诊于我院急诊科，急查腹部 CT 示：腹膜巨大脓肿，不完全性肠梗阻。以"不完全性肠梗阻"收住我院普外科。住院后患者迅速出现感染性休克，对症治疗。并于当日全麻下行腹膜外巨大脓肿切开引流术。术后曾出现感染性休克、急性腹膜炎、急性肾功能衰竭、多脏器衰竭，经重症监护室对症支持治疗好转。既往确诊为类风湿性关节炎 30 年，具体治疗不详，目前病情控制不好。确诊为 2 型糖尿病 9 年余，具体治疗不详，现血糖控制欠佳。确诊为白内障 9 年，未进行治疗。确诊为干燥综合征 3 年，具体治疗方案不详。

会诊理由：患者于 2013 年 2 月 11 日行腹膜外巨大脓肿切开引流术。留置腹腔引流管，引流通畅，引流液清晰，量少。现病情平稳，可进少量流食。但患者食欲不振，不愿张口吃饭。于术后 2 周即 2013 年 2 月 26 日，请中医科会诊，调整胃肠功能。

中医四诊：食欲不振，面色白，舌淡红，苔薄白，脉弱无力。

中医辨证：脾气虚证。

主方：人参汤加减。

主治：补益脾气。

会诊意见

中药汤剂处方如下：

人参 10g 茯苓 10g 干姜 10g 炙甘草 10g 谷芽 10g 麦芽 10g 焦山楂 10g，4 剂，水煎服，每日 1 剂。

治疗效果

服上方后，患者食欲较前改善。

131

按语：腹膜外巨大脓肿切开引流术后，多脏器衰竭恢复后无食欲。手术后患者无食欲临床上这种情况也比较多见。手术后患者元气大伤，水湿内停，耗伤脾气，使脾气虚，无力运化水谷所致。《灵枢·脉度》："脾气通于口，脾和则口能知五谷。"该条文述脾气通达，口可以知五谷的滋味。口不知五谷的滋味与脾气的功能不足有关。因此中医认为食欲减退与脾虚有关。《伤寒论·辨霍乱病脉证病治》："霍乱，头痛，发热，身疼痛，热多欲饮水者，五苓散主之。寒多不用水者，理中丸主之。"患者不欲食与脾虚不运水谷有关。《日华子诸家本草》："人参，调中治气，消食开胃。"因此含有人参的制剂有很好的调中消食开胃的作用。人参汤可以作为术后促进饮食康复的重要手段。

病案 8

范 ×，女，31 岁，普外，入院时间 2013 年 1 月 27 日。

主诉：转移性右下腹疼痛 3 天。

现病史：患者 3 天前无明显诱因出现腹痛，绕脐疼痛，伴有恶心、呕吐，呕吐物为胃内容物。呕吐后腹痛症状未见明显缓解。疼痛逐渐向右下腹转移并固定，痛有定处。不伴有呕血、黑便、黄疸、发热等症状。发病以来，患者精神尚可，食欲尚可，小便正常，大便 2 日未行。

查体

T36.2℃，P90 次 / 分，R18 次 / 分，BP126/76mmHg，神清语利，查体合作，呈右髂关节曲位，全身皮肤黏膜、巩膜无黄染，腹软，未见明显胃肠型及蠕动波，未见腹壁静脉曲张，右下腹部压痛，麦氏征阳性，反跳痛阳性，腹肌紧张。墨菲氏征阴性。肝脾未触及肿大，无移动性浊音，肠鸣音减弱。

理化检查

白细胞计数（WBC）9.1×10⁹/L，嗜中性粒细胞百分比（NUE%）70%，红细胞计数（RBC）5.1×10¹²/L，血红蛋白（HGB）156g/L，血小板（PLT）285×10⁹/L。

肝功能：血清丙氨酸氨基转移酶（ALT）45U/L，血清天门冬氨酸氨基转移酶（AST）28U/L，总蛋白（TP）77g/L，白蛋白（ALB）47g/L。

肾功：尿素（Urea）5.1mmol/L，肌酐（CRE）76μmol/L。

血清淀粉酶（AMS）：120U/L。

血清脂肪酶（LPS）：76/L。

影像检查

腹部 B 超：阑尾充血水肿。提示：急性阑尾炎。

腹部 CT：阑尾周围脂肪模糊，密度增大。提示：急性阑尾炎。

诊断

急性阑尾炎。

治疗

禁饮食，胃肠减压。维持水电解质平衡，早期全胃肠外营养（TPN）支持。抗感染、抑制胃酸、调整胃肠道功能等治疗。

会诊理由：经治疗后 2 天，患者疼痛减轻，于 2013 年 1 月 29 日，请中医科会诊协助治疗。

中医四诊：患者右下腹疼痛，烧灼感，午后低热，大便 2 日未行，口干，胸腹胀满，食欲欠佳，小便黄，舌质红，苔白厚，脉数。

中医辨证：热毒蕴结肠腑。

主方：阑尾清化汤。

主治：清热解毒，行气活血。

会诊意见

中药汤剂处方如下：

金银花 30g 蒲公英 30g 丹皮 15g 大黄 15g 川楝子 10g 赤芍 12g 桃仁 10g 生甘草 10g，4 剂，水煎服，每日 1 剂。

治疗效果

服上方后，患者腹痛消失。

按语：本案例为急性阑尾炎早期。《金匮要略点疮痈肠痈脉证病治》："诸脉浮，应当发热，而反洒渐恶寒，若有痛处，当发其痈。"该条文告诉我们发热、恶寒、痛有定处，当发痈肿。指出右下腹部疼痛伴有热轻寒重，可以判定局部生痈，也就本案急性阑尾炎的诊断。《灵枢·痈疽》："营卫稽留于经脉之中，则血涩而不行，不行则卫气从之而不通，壅遏而不得行，故热。"指出肠痈为热毒壅塞，营卫阻滞。因此治疗当清热解毒，行气活血。天津南开医院《中西医结合治疗急腹症》提供阑尾清化汤对于急性阑尾炎蕴热期同样是目前治疗急性阑尾炎早期的首选治疗方剂。

病案 9

杨×，男，14 岁，普外，入院时间 2013 年 9 月 25 日。

主诉：转移性右下腹部疼痛 1 周。

现病史：患者 1 周前无明显诱因出现上腹部隐痛，并阵发性加重。次日疼痛向右下腹部转移，后扩散至全腹绞痛，痛不可触。同时伴有发热，最高温达 38.5℃。就诊于当地诊所，给予抗感染治疗，具体诊断和治疗不详，患者自述症状有所缓解。今日患者自觉症状较前明显加重，就诊于我院急诊科。急查腹部 B 超示：阑尾充血水肿，周围伴有积脓。以阑尾周围脓肿收住我院普外科。发病以来，患者精神差，进食减少，小便正常，大便不成形。

查体

T36.2℃，P100 次 / 分，R18 次 / 分，BP118/75mmHg，神清语利，查体合作，全身皮肤黏膜、巩膜无黄染，腹膨隆，未见明显胃肠型及蠕动波，未见腹壁静脉曲张，麦氏征阳性，反跳痛阳性、腹肌紧张。墨菲氏征阴性。肝脾未触及肿大，无移动性浊音，肠鸣音减弱。

理化检查

血常规：白细胞计数（WBC）10.1×10^9/L，嗜中性粒细胞百分比（NUE%）66%，红细胞计数（RBC）4.8×10^{12}/L，血红蛋白（HGB）150g/L，血小板（PLT）217×10^9/L。

肝功能：血清丙氨酸氨基转移酶（ALT）23U/L，血清天门冬氨酸氨基转移酶（AST）18U/L，总蛋白（TP）78g/L，白蛋白（ALB）45g/L。

肾功：尿素（Urea）4.4mmol/L，肌酐（CRE）45μmol/L。

血清淀粉酶（AMS）：43U/L。

血清脂肪酶（LPS）：67U/L。

影像检查

腹部B超：阑尾充血水肿，周围伴有积脓。提示：阑尾周围脓肿。

腹部ＣＴ：阑尾周围管腔增厚，管腔充满积脓。提示：阑尾周围脓肿。

诊断

阑尾周围脓肿。

治疗

禁饮食，胃肠减压。维持水电解质平衡，早期全胃肠外营养（TPN）支持。抗感染、抑制胃酸、调整胃肠道功能等治疗。

会诊理由：经上述治疗4天，患者疼痛减轻。于2013年9月29日请中医科会诊协助包快吸收。

中医四诊：午后低热，腹泻，腹痛，舌红，苔黄白腻，脉数。

中医辨证：里热下迫。

主方：葛根芩连汤加减。

主治：清热止利。

会诊意见

中药汤剂处方如下：

败酱草 20g　生薏仁 20g　金银花 30g　葛根 25g　黄芩 10g　黄连 15g
生甘草 10g，4剂，水煎服，每日1剂。

治疗效果

腹痛，腹泻停止，好转出院。

按语： 本病例为急性阑尾炎合并腹泻。这种情况下临床上比较少见。急性阑尾炎多合并大便不通，如果合并腹泻，治疗当清热止泻。与常规阑尾炎的治疗中泄热通腑不同。热毒壅盛可见腑气不通的便秘，也可见协热下注的腹泻。《伤寒论》："太阳病，桂枝证，医反下之，利遂不止。脉促，表未解也。喘而汗出者，葛根黄芩黄连汤主之。"

葛根入脾胃经，具有生津止渴，升阳止泻的作用，与黄连黄芩相配既可以清理胃肠道的湿热，又可以生津止泻。

病案 10

赵××，女，66岁，普外，入院时间 2013 年 9 月 17 日。

主诉：转移性右下腹疼痛 1 天。

现病史：患者 1 天前无明显诱因出现转移性右下腹疼痛，疼痛呈持续钝痛，伴有恶心、呕吐，呕吐物为胃内容物，并出现寒战高热，体温最高达 38.2℃。就诊于我院急诊科，急查腹部 B 超示：阑尾体积增大，提示急性阑尾炎。以"急性阑尾炎"收住我院普外科。发病以来，患者精神差，自觉乏力明显，未进饮食，小便量少，大便未行。既往确诊为高血压 5 年，口服降压药控制血压（具体药物不详），目前血压控制欠佳。2012 年曾诊断为腔隙性脑梗塞，经治疗后，病情缓解。

查体

T38.2℃，P120 次 / 分，R21 次 / 分，BP170/105mmHg，神清语利，查体合作，全身皮肤黏膜、巩膜无黄染，腹膨隆，未见明显胃肠型及蠕动波，未见腹壁静脉曲张，麦氏征阳性，反跳痛阳性，腹肌紧张。墨菲氏征阴性。肝脾未触及肿大，无移动性浊音，肠鸣音减弱。

理化检查

血常规：白细胞计数（WBC）12.6×10^9/L，嗜中性粒细胞百分比（NUE%）76%，红细胞计数（RBC）4.9×10^{12}/L，血红蛋白（HGB）156g/L，血小板（PLT）246×10^9/L。

肝功能：血清丙氨酸氨基转移酶（ALT）45U/L，血清天门冬氨酸氨基转移酶（AST）37U/L，总蛋白（TP）67g/L，白蛋白（ALB）42g/L。

肾功：尿素（Urea）6.1mmol/L，肌酐（CRE）75μmol/L。

影像检查

腹部B超：阑尾体积增大。提示：急性阑尾炎。

腹部CT：阑尾体积增大，炎性包块。提示：急性阑尾炎。

胸部CT：心包积液少量，双侧胸腔积液少量。

诊断

急性阑尾炎、心包积液、胸腔积液、腔隙性脑梗塞、高血压。

治疗

禁饮食，胃肠减压。维持水电解质平衡，早期全胃肠外营养（TPN）支持。抗感染、抑制胃酸、调整胃肠道功能、降压等治疗。

会诊理由：经治疗12日，患者一般情况尚可，自诉排便不畅，于2013年9月29日，请中医科会诊，协助治疗。

中医四诊：畏寒，大便不行，舌质淡红，苔薄白，脉沉。

中医辨证：淤浊内结，阳气不足。

主方：薏苡附子败酱散合大黄附子汤加减。

主治：扶阳泄浊，破淤排脓。

会诊意见

中药汤剂处方如下：

生薏仁 20g 赤小豆 20g 败酱草 20g 附子 10g 大黄 5g 细辛 3g 桃仁 10g 冬瓜仁 20g，4剂，水煎服，每日1剂。

治疗效果

服上方后，大便通畅，好转出院。

按语： 本案例为急性阑尾炎后期康复治疗。患者年老、体弱、多病，阳气大伤，淤血浊液难以排除体外而见局部炎性包块。中医治疗当以振奋阳气，破淤排脓，使淤血浊液从大便排出体外，大黄配合附子，即可以振奋阳气，又可以通腑泄浊。《神农本草经》记载大黄攻积导致的同时也有很好的活血祛淤的功效。《金匮要略》："肠痈之为病……

此为肠内有痈脓，薏苡附子败酱散主之"。"胁下偏痛，发热，其脉紧弦，此为寒也，以温药下之，宜大黄附子汤"，上述条文提出肠痈后期当扶阳托脓，这样也是防止阑尾炎后期炎症吸收不利而导致反复发作的慢性阑尾炎的治疗手段。

病案 11

梁 ×，男，51 岁，普外，入院时间 2013 年 5 月 6 日。

主诉：转移性右下腹疼痛 3 天。

现病史：患者 3 天前无明显诱因出现腹痛疼痛，并逐渐向右下腹转移，不伴有恶心、呕吐、黄疸、黑便、发热等症状。今日就诊于我院普外科，给予急查腹部 CT 示：右下腹包快，考虑阑尾周围脓肿。以"阑尾周围脓肿"收住我院普外科。发病以来，患者自觉疲乏无力，进食量减少，小便正常，3 日未排便、排气。

查体

T36.3℃，P90 次 / 分，R18 次 / 分，BP120/70mmHg，神清语利，查体合作，全身皮肤黏膜、巩膜无黄染，腹膨隆，未见明显胃肠型及蠕动波，未见腹壁静脉曲张，麦氏征阳性，反跳痛阳性、腹肌紧张。墨菲氏征阴性。肝脾未触及肿大，无移动性浊音，肠鸣音减弱。

理化检查

白细胞计数（WBC）9.6×10^9/L，嗜中性粒细胞百分比（NUE%）73%，红细胞计数（RBC）4.8×10^{12}/L，血红蛋白（HGB）143g/L，血小板（PLT）139×10^9/L。

肝功能：血清丙氨酸氨基转移酶（ALT）34U/L，血清天门冬氨酸氨基转移酶（AST）18U/L，总蛋白（TP）75g/L，白蛋白（ALB）49g/L。

肾功：尿素（Urea）4.9mmol/L，肌酐（CRE）89μmol/L。

影像检查

腹部 CT：右下腹包快，考虑阑尾周围脓肿。

诊断

阑尾周围脓肿。

治疗

禁饮食，胃肠减压。维持水电解质平衡，早期全胃肠外营养（TPN）支持。抗感染、抑制胃酸、调整胃肠道功能等治疗。

会诊理由：经治疗 1 周后，患者腹痛症状消失，排便量少，于 2013 年 5 月 13 日，请中医科会诊，协助治疗。

中医四诊：右下腹不适，排便量少，舌红，苔白，脉滑。

中医辨证：气滞血淤，热毒内盛。

主方：阑尾化淤汤加减。

主治：行气活血，清热解毒。

会诊意见

中药汤剂处方如下：

川楝子 15g 延胡索 10g 丹皮 10g 桃仁 10g 木香 10g 金银花 10g 大黄 10g，4 剂，水煎服，每日 1 剂。

治疗效果

大便通畅，未主诉明显不适，好转出院。

按语：本案例为急性阑尾炎后期。由于目前临床治疗急性阑尾炎的方法逐渐规范化，病情短时间内可以得到很好的控制，但是到病情后期疗效欠佳，而致阑尾炎症反复发作，因此彻底治愈阑尾炎，要把握好后期治疗，是促进炎症吸收，避免再次发病。天津南开医院提供阑尾化淤汤记载于《中西医结合治疗急腹症》中，目前是治疗急性阑尾炎后期促进炎症吸收的首选方法，为防止阑尾炎再次发作，口服阑尾化淤汤是最佳方法之一。

病案 12

刘××，女，55 岁，普外，入院时间 2014 年 1 月 22 日。

主诉：右下腹疼痛 10 余天。

现病史：患者 10 日前无明显诱因出现右下腹疼痛，呈阵发性绞痛。不伴有发热、恶心、呕吐、黑便、黄疸等症状。未做特殊处理。今日腹痛持续存在，并较前加重，并自觉右下腹部有鸡蛋大包块。就诊于我院急诊科，急查腹部 B 超示：盆腔积液，盆腔液性包块。急查腹部 CT 示：右下腹部包块。提示：急性阑尾炎，阑尾周围脓肿。以"急性阑尾炎"收住我院普外科。发病以来，患者精神尚可，进食减少，二便正常。

查体

T36.3℃，P78 次 / 分，R18 次 / 分，BP145/85mmHg，神清语利，查体合作，全身皮肤黏膜、巩膜无黄染，腹膨隆，未见明显胃肠型及蠕动波，麦氏征阳性，反跳痛阳性、腹肌紧张。墨菲氏征阴性。肝脾未触及肿大，无移动性浊音，肠鸣音减弱。

理化检查

血常规：白细胞计数（WBC）8.2×10^9/L，嗜中性粒细胞百分比（NUE%）70%，红细胞计数（RBC）5.8×10^{12}/L，血红蛋白（HGB）160g/L，血小板（PLT）210×10^9/L。

肝功能：血清丙氨酸氨基转移酶（ALT）34U/L，血清天门冬氨酸氨基转移酶（AST）22U/L，总蛋白（TP）80g/L，白蛋白（ALB）47g/L。

肾功：尿素（Urea）5.1mmol/L，肌酐（CRE）62μmol/L。

影像检查

腹部 B 超：盆腔积液，盆腔液性包块。

腹部 CT：右下腹部包块。提示：急性阑尾炎，阑尾周围脓肿。

诊断

急性阑尾炎、阑尾周围脓肿。

治疗

抗感染、抑制胃酸、调整胃肠道功能等治疗。

会诊理由：经治疗 10 日，患者腹痛减轻，但右下腹不适存在。于 2014 年 2 月 2 日，请中医科会诊，协助治疗。

中医四诊：患者平素右下腹不适，近几日疼痛明显加重，经抗生素治疗，疼痛减轻，仍有右下腹不适。B超：盆腔积液，炎性包块，舌红，苔薄白，脉沉。

中医辨证：肝脾不和，湿淤互结。

主方：桂枝茯苓丸合当归芍药散加减。

主治：活血化淤，健脾祛湿。

会诊意见

中药汤剂处方如下：

当归 15g 生白芍 25g 川芎 10g 茯苓 20g 白术 20g 泽泻 20g 桂枝 10g 桃仁 10g 丹皮 10g 赤芍 10g 荔枝核 15g 乌药 10g，4 剂，水煎服，每日 1 剂。

治疗效果

腹部不适减轻，好转出院。

按语：本案例为急性阑尾炎后期合并盆腔积液。急性阑尾炎出现局部腹膜炎、盆腔积液，导致下腹部不适等症状。中医认为与淤血和湿浊有关。《金匮要略》："所以血不止，其癥不去故也，当下其癥，桂枝茯苓丸。""妇人妊娠，腹中绞痛，当归芍药散主之。"上述条文可用于妊娠合并淤血湿浊之证，因此对于急性阑尾炎后期盆腔积液属湿淤互结有很好的治疗作用。当归芍药散适用于腹中绵绵作痛，桂枝茯苓丸适用于淤湿互结的盆腔积液。两方配合可以作为急性阑尾炎后期合并盆腔积液的主选方剂。

病案 13

秦××，女，53岁，普外科，入院时间 2015 年 1 月 28 日。

主诉：持续性右下腹疼痛 9 天。

现病史：患者 9 天前无明显诱因出现右下腹疼痛，伴有恶心、呕吐，呕吐物为胃内容物及胆汁。不伴有寒战、高热、黄疸、呕血等症状。就诊于当地医院，诊断为急性阑尾炎，给予抗炎、补液等对症治疗，患者病情未见明显好转。今日就诊于我院急诊科，急查腹部 B 超示：右下腹包块，考虑急性阑尾炎，阑尾周围脓肿。以"急性阑尾炎"收住我院普外科。发病以来患者精神欠佳，自觉乏力明显，进食减少，小便正常，排便不畅。体重未见明显减轻。

查体

T36.7℃，P95 次 / 分，R18 次 / 分，BP114/58mmHg，神清语利，查体合作，全身皮肤黏膜、巩膜无黄染，腹膨隆，未见明显胃肠型及蠕动波，麦氏征阳性，反跳痛阳性，无腹肌紧张。墨菲氏征阴性。肝脾未触及肿大，无移动性浊音，肠鸣音减弱。

理化检查

即刻血糖：葡萄糖 7.27mmol/L。

血常规：白细胞计数（WBC）$10.6×10^9$/L，嗜中性粒细胞百分比（NUE%）78%，红细胞计数（RBC）$5.2×10^{12}$/L，血红蛋白（HGB）156g/L，血小板（PLT）$235×10^9$/L。

肝功：血清丙氨酸氨基转移酶（ALT）26U/L，血清天门冬氨酸氨基转移酶（AST）31U/L，总蛋白（TP）78g/L，白蛋白（ALB）44g/L。

肾功：尿素（Urea）5.6mmol/L，肌酐（CRE）89μmol/L。

血清电解质：钾（K）3.2mmol/L，钠（Na）134mmol/L，氯（CI）102mmol/L，钙（Ca）1.95mmol/L。

凝血检查：凝血酶原时间（PT-S）15秒，凝血酶原时间活动度〔PT(%)〕95%，活化部分凝血活酶时间（APTT）36秒。D-二聚体（D-h）1214ng/ml。

影像检查

腹部B超：肝内多发高回声结节，肝内血管瘤可能性大，胆囊炎，胆囊结石，右肾囊肿，右下腹部阑尾区未见肿大阑尾，右下腹肠管增宽，内容物多，蠕动差。提示：阑尾周围脓肿。

腹部CT：阑尾增粗，考虑急性阑尾炎，累计回盲部及周围腹膜，并周围淋巴结反应性增生。提示：急性阑尾炎。

腹部X平片：腹部平片阴性。

诊断

急性阑尾炎、阑尾周围脓肿、胆囊结石伴慢性胆囊炎、肝血管瘤、肾囊肿。

治疗

禁饮食，胃肠减压。维持水电解质平衡，早期全胃肠外营养（TPN）支持尽快过渡正常饮食。抗感染、抑制胃酸、调整胃肠道功能等治疗。必要时手术治疗。

会诊理由：经上述治疗后4天，2015年2月2日，患者食欲差，进食后腹胀明显。请中医科协助治疗。

中医四诊：目前患者食欲差，进食后腹胀、恶心，大便通畅，大便为黄色糊状，舌质红，苔黄腻，脉滑数。

中医辨证：食积、湿热交阻于肠胃。

主方：枳实导致丸加减。

主治：行气导滞，清热解毒，化淤排脓。

会诊意见

1. 中药汤剂处方如下：

大黄10g 枳实10g 焦神曲10g 茯苓20g 黄芩10g 黄连10g 白术

20g 泽泻 20g，4 剂，水煎服，每日 1 剂。

2. 中药直肠滴入，保留灌肠。方法如下：

金银花 30g 连翘 15g 延胡索 10g 乳香 10g 没药 10g 败酱草 20g
皂刺 10g，4 剂，每日 1 剂，水煎 150ml，保留灌肠，日 2 次。

治疗效果

腹部 CT 示：阑尾增粗，并不规则团状混沌密度影，考虑阑尾炎并周围脓肿形成，累及回盲部及周围腹膜结构，患者要求出院，院外继续治疗。

按语：本案例为急性阑尾炎合并阑尾周围脓肿。积实导致散出自《内外伤辨惑论》主治积滞内阻，内生湿热。通过口服中药汤剂以改善胃肠道功能。本案例选择口服汤药配合中药直肠滴入，保留灌肠，以通过直肠给药，可以使药物局部吸收，起到抗感染、促进局部炎症吸收、改善局部血液循环。直肠给药的处方出自《外科正宗》中的疔毒复生汤，将对肠道有刺激作用的药物进行调整，使阑尾周围脓肿得以吸收。

144

病案 14

王××，男，67 岁，普外，入院时间 2015 年 1 月 26 日。

主诉：转移性右下腹痛伴高热 1 天。

现病史：患者无明显诱因出现腹痛，持续疼痛向右下腹部转移。不伴有恶心、呕吐、黑便、黄疸等症状，伴有体温升高达 39.0℃，有便意无排便。就诊于我院急诊科，腹部 CT 示：右下腹部包块，阑尾体积增大，提示：急性阑尾炎。以"急性阑尾炎"收住我院普外科。发病以来，患者精神差，未进食，未排便，未排气，小便量少。确诊 2 型糖尿病 10 余年，皮下注射胰岛素，具体用量不清，目前血糖控制尚可。2014 年心律失常行心脏射频消融术治疗。

查体

T39.0℃，P85 次 / 分，R19 次 / 分，BP120/80mmHg，神清语利，查体合作，全身皮肤黏膜、巩膜无黄染，腹膨隆，未见明显胃肠型及蠕动波，麦氏征阳性，反跳痛阳性，无腹肌紧张。墨菲氏征阴性。肝脾未触及肿大，无移动性浊音，肠鸣音减弱。

理化检查

血常规：白细胞计数（WBC）15.6×10^9/L，嗜中性粒细胞百分比（NUE%）78%，红细胞计数（RBC）4.7×10^{12}/L，血红蛋白（HGB）156g/L，血小板（PLT）213×10^9/L。

肝功：血清丙氨酸氨基转移酶（ALT）46U/L，血清天门冬氨酸氨基转移酶（AST）32U/L，总蛋白（TP）78g/L，白蛋白（ALB）46g/L，

肾功：尿素（Urea）4.8mmol/L，肌酐（CRE）81μmol/L。

血脂系列：血清总胆固醇（TC）：7.8mmol/L，血清甘油三酯（TG）：6.4mmol/L。

影像检查

腹部 B 超：脂肪肝，胆囊体积大伴胆汁淤积，左肾囊状结构伴点状强回声。

腹部 CT：右下腹部包块，阑尾部体积增大，提示：急性阑尾炎。

诊断：急性阑尾炎、2 型糖尿病、脂肪肝、胆囊结石、左肾囊肿、高脂血症、心脏射频消融术后。

治疗：禁饮食。维持水电解质平衡，早期全胃肠外营养（TPN）支持尽快过渡成正常饮食。抗感染、抑制胃酸、调整胃肠道功能等治疗。必要时手术治疗。

第一次会诊理由：经治疗后，患者病情好转，于 2015 年 1 月 30 日请中医科会诊，协助治疗。

中医四诊：患者目前自觉中下腹部寒气甚，偶有疼痛，喜温喜按，

按之则痛，舌暗黄略黑，脉弦。

中医辨证：淤浊内结，阳气不足。

主方：薏苡附子败酱散合大黄附子汤加减。

主治：扶阳泄浊，破淤排脓。

会诊意见

中药汤剂处方如下：

生薏仁 20g 赤小豆 20g 败酱草 20g 附子 10g 大黄 5g 细辛 3g 桃仁 10g 冬瓜仁 20g 吴茱萸 5g，4 剂，水煎服，每日 1 剂。

治疗效果

服上方后，大便通畅，好转出院。

第二次会诊理由：2015 年 2 月 4 日请中医科会诊，患者无不适主诉，希望继续服用中药治疗。

会诊意见

继续服用上方 4 剂。

治疗效果

经上述治疗后，患者未主诉明显不适，好转出院。

按语：办案例为急性阑尾炎合并消化功能障碍。患者年老、体弱、多病，患者阑尾炎后身体极度虚弱，阳气大伤。因此在治疗时要顾护人体的阳气，防止无故散失。同时也要补益脾胃，脾胃功能正常不仅可以消化饮食，同样也可以促进炎症的吸收。本案例在治疗阑尾炎的过程中通过直肠给药，可以知道病所，同时也可以减少药物对胃肠功能的不利影响，可以在临床工作中推广。

病案 15

韩××，女，69 岁，普外科，入院时间 2014 年 4 月 21 日。

主诉：左胸腹部持续疼痛 1 周。

现病史：患者 1 周前无明显诱因出现左侧胸腹部持续疼痛，就诊于我院急诊科，急查腹部立位X平片示：不完全性肠梗阻。腹部B超示：胆囊炎，胆囊结石，腹腔积液。于2014年以"不完全性肠梗阻"收住我院普外科。发病以来，患者精神差，倦怠乏力，进食量少，二便正常。既往2008年，患者自述曾发生左胸腹部持续疼痛，就诊于北京301医院诊断为：无疱疹性带状疱疹，治疗后好转。2000年因风湿性心脏病行二尖瓣置换术，平时服用比索洛尔片、华法林、强心苷、呋塞米等药物治疗，具体用量、用法不详。

查体

T37.0℃，P120次／分，R20次／分，BP182/89mmHg，神清语利，查体合作，痛苦面容，全身皮肤黏膜、巩膜无黄染，胸腹部皮肤未见红斑，心率快，心律不齐，呼吸音弱，胸10~胸12，腰1~腰3的椎间隙及椎体压痛阳性，腹膨隆，左侧相应部位痛觉减退。腹部反跳痛阳性，腹肌紧张。墨菲氏征阴性。肝脾未触及肿大，无移动性浊音，肠鸣音减弱。

影像检查

腹部立位X平片示：不完全性肠梗阻。

腹部B超：胆囊炎，胆囊结石，腹腔积液。

147

诊断

不完全性肠梗阻、胆囊炎、胆囊结石、腹腔积液、急性弥漫性腹膜炎、肋间神经痛、风湿性心脏病、二尖瓣置换术后、心功能3级。

治疗

下病重通知，禁饮食，补液，营养支持等。当日患者血压182/89mmHg，胸痛明显，疼痛评分10分，并难以入睡，给予于舌下含服消心痛5mg，曲马多50mg，欣贝5mg，入小壶，随后痛缓解，血压明显下降到130/75mmHg。因肋间神经痛行肋间神经阻滞和胸椎椎旁神经阻滞，当时疼痛缓解。次日晨6时出现右上腹部疼痛，持续加重，压痛阳性，初判断由胆囊炎、胆囊结石所致，持续低流量吸氧2L/h，补液。杜冷丁 50mg，阿托品 0.5mg 肌注。次日夜间 18 时再次出现右下腹部疼痛，查体：腹部膨隆，腹肌紧张，全腹压痛、反跳痛、右下腹部反跳痛、压痛明显加重，无肠鸣音。怀疑急性阑尾炎穿孔，于对症治疗后症状好转，夜间 1 点 40 腹痛、腹胀加重，针灸后有所缓解。2014 年 4 月 23 日全麻下行剖腹探查术，发现肝肾韧带、肝肾隐窝肋间隙间大量脓液，食物残渣，冲洗腹腔后胃窦小弯侧前壁一穿孔，直径约 2cm，孔周僵硬，可触及一肿物约 3.5cm×1.5cm，行胃穿孔修补术。

再次诊断

胃穿孔修补术后、胆囊炎、胆囊结石、腹腔积液、急性弥漫性腹膜炎、肋间神经痛、风湿性心脏病、二尖瓣置换术后、心功能 3 级。

会诊理由：患者现术后，目前病情明显好转，于 2014 年 5 月 5 日请中医科会诊协助诊治。

中医四诊：患者进食量少，进食后气短，乏力明显，口渴，大便干燥，数日不行，伴恶心、呕吐，舌紫暗，少苔，脉滑数。

中医辨证：气血不足，燥热内生。

主方：新加黄龙汤加减。

主治：补气养血，泄热通腑。

会诊意见

1. 针灸治疗：取内关、足三里、上巨虚、下巨虚、三阴交、太冲、公孙留针 20 分钟，隔 5~10 分钟行针 1 次。

会诊意见（二）

2. 口服中药汤剂处方如下：

生地 15g　玄参 15g　麦冬 15g　大黄 10g　芒硝 5g　人参 5g　当归 5g　生甘草 5g　海参 30g　生姜汁 10g，4 剂，水煎服，每日 1 剂。生姜汁兑服。

治疗效果

服上方后患者大便通畅，无不适主诉。

按语：本案例为不全肠梗阻，表现为大便不通、恶心、呕吐。患者年老体弱，大病后期出现大便不通、倦怠乏力、恶心、呕吐的症状，单纯用承气汤类攻泄腑实证，难以奏效，当辨证施治。《温病条辨》记载"阳明温病下之不通，其证有五：应下失下，正虚不能运药，不运药者死，新加黄龙汤主之。"该：指出气血不足合并阳明腑实证，当扶正祛邪，组方以补气养阴，和血通便为治。

病案 16

姜××，男，60 岁，普外，入院时间 2013 年 10 月 4 日。

主诉：转移性右下腹疼痛 2 天，加重 1 天。

现病史：患者 2 天前无明显诱因出现腹部隐痛，没有固定位置，自诉还可以耐受，不伴有恶心、呕吐、黑便、腹泻、发热等症状。之后疼痛固定到右下腹部，于今日下午 5 时，患者自觉疼痛明显加重，同时伴有恶心、呕吐，呕吐物为胃内容物和胆汁。前来我院急诊科就诊。急查腹部 B 超示：阑尾区条索状结构，腹腔积液。提示：右下腹包块。以"急性阑尾炎"收住我院普外科。发病以来，患者精神尚可，进食量减少，二便正常。

查体

T36.7℃，P76 次 / 分，R20 次 / 分，BP120/80mmHg，神清语利，查体合作，呈右髂关节屈曲位，全身皮肤黏膜、巩膜无黄染，右下腹压痛，麦氏点压痛阳性，右下腹反跳痛阳性，右下腹腹肌紧张。

肝脾未触及肿大，无移动性浊音，肠鸣音减弱 2 次 / 分。

理化检查

血常规：白细胞计数（WBC）13.5×10^9/L，嗜中性粒细胞百分比（NUE%）76%，红细胞计数（RBC）5.3×10^{12}/L，血红蛋白（HGB）165g/L，血小板（PLT）315×10^9/L。

肝功能：血清丙氨酸氨基转移酶（ALT）56U/L，血清天门冬氨酸氨基转移酶（AST）28U/L，总蛋白（TP）76g/L，白蛋白（ALB）47g/L。

肾功：尿素（Urea）4.8mmol/L，肌酐（CRE）56μmol/L。

血清淀粉酶（AMS）：86U/L。

血清脂肪酶（LPS）：35U/L。

影像检查

腹部B超：阑尾区条索状结构，腹腔积液。提示：右下腹包块。

腹部CT：阑尾部位肿胀明显，充血腔内有积脓。提示：急性化脓性阑尾炎。

术后病检：急性化脓性阑尾炎。

诊断

急性化脓性阑尾炎。

治疗

禁饮食。维持水电解质平衡，早期全胃肠外营养（TPN）支持。抗感染、抑制胃酸、调整胃肠道功能等治疗。于次日行全麻下阑尾脓肿切除术。术后留置腹腔引流管。

会诊理由：术后7天，患者一般情况尚可，伤口化脓，于2013年10月11日请中医科会诊，评估伤口愈合能力。

中医四诊：患者术后7天，伤口脓性分泌物多，午后低热，排气，口渴，大便通畅，舌质红，少苔，脉滑。

中医辨证：热毒内生，阴虚内热。

主方：增液汤合五味消毒饮加减。

主治：清热解毒，滋阴清热。

会诊意见

中药汤剂处方如下：

玄参20g 麦冬10g 生地10g 金银花15g 野菊花5g 蒲公英5g 天葵子5g 紫花地丁5g 黄芪20g 白芷10g 青蒿10g，4剂，水煎服，每日 1 剂。

治疗效果

服上方后，患者伤口分泌物减少。

按语：本案例为阑尾炎术后伤口感染。患者年体弱，手术后气血不足，伤口感染，脓性分泌物较多。脓血为气血所化生，伤口分泌物太多会暗耗气血，导致气血不足，推迟伤口愈合时间。但是在选择治疗时，要注意疮家治疗时有许多禁忌症。《伤寒论》："疮家，虽身疼痛，不可发汗，汗出则痓。"该条文指顾护出疮家不可发汗。辛凉解表药有发汗的作用，使用时要慎重。同时在治疗时要顾护气血阴阳，本案例患者阴虚症状比较明显，当滋阴清热同时配合清热解毒为治。目前临床手术后伤口感染多见，对于伤口感染患者可以选择上述方法治疗。

病案 17

何 ××，女，78 岁，普外，入院时间 2014 年 7 月 24 日。

主诉：腹痛 2 天。

现病史：患者 2 天前无明显诱因出现腹部隐痛，并逐渐向全腹扩散，疼痛持续加重，伴有恶心、呕吐，呕吐物为胃内容物。进食后腹痛加重，呕吐后腹痛未见明显减轻。不伴有发热、呕血、便血、黑便、黄疸、腹泻等症状。急查腹部 CT：腹盆腔积液，肠系膜及腹膜增厚渗出，局部包裹伴气体影，考虑腹膜炎伴腹腔脓肿。以"急性化脓性腹膜炎"收住我院普外科。发病以来，患者精神差，自觉乏力明显，进食量减少，近 2 日未排便，小便正常。患者 2 月前因腹部疼痛原因待查，在我省武警医院行剖腹探查术，术中诊断为右侧卵巢囊肿，行"右侧卵巢囊肿切除术"。术后伤口愈合较慢，术后换药时间长达 2 月余，术后伤口于近日愈合。

查体

T36.7℃，P53 次 / 分，R20 次 / 分，BP133/71mmHg，神清语利，查体合作，急性痛苦面容，全身皮肤黏膜、巩膜无黄染，腹部平坦，未见胃肠型及蠕动波，右侧腹部可见陈旧性手术瘢痕，全腹腹肌紧张，全腹压痛明显，反跳痛明显，肝脾肋下未及，腹部未触及包块。腹部叩诊无移动性浊音。肠鸣音减弱。

理化检查

血常规：白细胞计数（WBC）11.6×10⁹/L，嗜中性粒细胞百分比（NUE%）67%，红细胞计数（RBC）4.2×10¹²/L，血红蛋白（HGB）136g/L，血小板（PLT）189×10⁹/L。

肝功能：血清丙氨酸氨基转移酶（ALT）56U/L，血清天门冬氨酸氨基转移酶（AST）38U/L，总蛋白（TP）73g/L，白蛋白（ALB）43g/L。

肾功：尿素（Urea）6.0mmol/L，肌酐（CRE）76μmol/L。

血清淀粉酶（AMS）：120U/L。

血清脂肪酶（LPS）：56U/L。

影像检查

腹部 CT：腹盆腔积液，肠系膜及腹膜增厚渗出，局部包裹伴气体影，考虑腹膜炎伴腹腔脓肿。

腹部 B 超：腹盆腔多发液性暗区。

诊断

急性弥漫性腹膜炎、腹盆腔多发脓肿形成。

治疗

留置腹盆腔引流管，清洗吸净腹腔内存在的脓液和渗出液。取半卧位，禁饮食，胃肠减压，维持水电解质平衡，维持有效血容量，早期全胃肠外营养（TPN）支持补充热量和营养。抗感染、抑制胃酸、镇痛、调整胃肠道功能等治疗。

会诊理由：经 16 天治疗后，患者一般情况良好，于 2014 年 8 月 10 日，请中医科协助调理身体。

中医四诊：患者少气，低热，心烦，口渴，大便通畅，食欲尚可，舌质红，无苔，脉虚数。

中医辨证：气津两虚，虚热内生。

主方：竹叶石膏汤加减。

主治：清虚热，益气津。

会诊意见

中药汤剂处方如下：

竹叶 10g 石膏 40g 半夏 10g 麦门冬 10g 人参 10g 生甘草 10g 粳米 20g，4 剂，水煎服，每日 1 剂。

治疗效果

服上方后患者诸症减轻。

按语：本案例为盆腔脓肿清除术后低热。患者急性弥漫性腹膜炎，腹盆腔多发脓肿形成。给予留置腹盆腔引流管，清洗、吸净腹腔内存在的脓液和渗出液。目前一般情况尚可，自觉低热、乏力明显，观察舌象为舌质红无苔。这种情况在临床上较为多见于术后、大量脱水、脱液、长期使用抗生素、化疗后的患者。患者典型的表现为舌质红无苔，或可以低热。中医认为与虚热兼有气津两虚有关。《伤寒论》："伤寒解后，虚羸少气，气逆欲吐，竹叶石膏汤主之。"临床上低热如伴有舌质红无苔时，可用竹叶石膏汤。该病案患者长期腹腔灌洗结合抗生素治疗低热持续不退，可以选择该方法治疗。

病案 18

雷××，女，41 岁，普外，入院时间 2014 年 8 月 8 日。

主诉：阴道出血 5 天，伴腹痛 5 天，发热 3 天。

现病史：患者因月经推后 55 天，于 2014 年 7 月 28 日就诊于我院妇科，查盆腔 B 超示：未见宫内妊娠。子宫内膜约厚 1.26cm。诊断为月经失调。给予口服黄体酮胶囊 100mg，日 2 次，患者连续服用至第 7 天，于 2014 年 8 月 2 日出现阴道出血。初期阴道出血量较多，患者自诉如平时月经量。于 2014 年 8 月 4 日，患者明显感觉下腹部阵发性疼痛，呈绞痛，伴有恶心、呕吐、头晕等症状，但自觉尚可以忍受，在社区诊所输抗生素治疗，具体诊断、治疗药物不详。近 2 日来患者自觉周身发热，在家自测体温最高达 39.5℃，上述症状未见明显缓解，下腹部疼痛，伴有里急后重、腹泻，今日中午水样便 4 次。于今日晚 22 时就诊于我院急诊科。急查腹部立位平片示：可见气液平面，胀气的肠袢。盆腔 B 超示：左侧伴附区条索状无回声结构，提示：盆腔积液。以"急性肠梗阻、盆腔积液"收住我院普外科。发病以来，患者精神差，头晕，乏力，食欲差，睡眠差，平素大便干燥，排便时间延长，今日腹泻呈水样便。既往患者平素月经规律，经期、月经周期、月经量正常，无痛经。末次月经 2014 年 8 月 2 日。

查体

T38.7℃，P78 次 / 分，R20 次 / 分，BP113/70mmHg，神清语利，查体合作，急性痛苦面容，全身皮肤黏膜、巩膜无黄染，腹部平坦，未见胃肠型及蠕动波，下腹部腹肌紧张，下腹部压痛明显，无反跳痛，肝脾肋下未及，腹部未触及包块。腹部叩诊无移动性浊音。肠鸣音减弱。

理化检查

血常规：白细胞计数（WBC）7.6×10^9/L，嗜中性粒细胞百分比（NUE%）85.4%，红细胞计数（RBC）3.8×10^{12}/L，血红蛋白（HGB）87g/L，血小板（PLT）315×10^9/L。

肝功能：血清丙氨酸氨基转移酶（ALT）28U/L，血清天门冬氨酸氨基转移酶（AST）36U/L，总蛋白（TP）73g/L，白蛋白（ALB）40g/L。

肾功：尿素（Urea）4.0mmol/L，肌酐（CRE）67μmol/L。

尿妊娠试验：阴性。

影像检查

腹部立位X线平片示：可见气液平面，胀气的肠袢。

腹部B超：见肠管扩张，肠腔积气。

盆腔B超：左侧伴附区条索状无回声结构，提示：盆腔积液。

腹部CT：见肠管扩张，盆腔积液，急性盆腔炎。

诊断

不完全性肠梗阻、急性盆腔炎、盆腔积液。

治疗

禁饮食，半卧位，胃肠减压，温水灌肠，维持水电解质平衡，维持有效血容量，早期全胃肠外营养（TPN）支持补充热量和营养。抗感染、抑制胃酸、镇痛、调整胃肠道功能等治疗。

会诊理由：经治疗12天后，患者一般情况尚可，以给予肠内营养乳剂200ml。于2014年8月20日请中医科会诊，协助治疗。

中医四诊：患者腹胀，下腹痛，便溏，排便不爽，腰酸，带下色黄，量多，舌质淡，苔根厚腻色黄，脉沉弦。

中医辨证：热毒湿淤。

155

主方：银翘红酱解毒汤加减。

主治：清热解毒，利湿祛淤。

会诊意见

中药汤剂处方如下：

金银花30g　连翘30g　红藤30g　败酱草30g　丹皮10g　栀子10g　桃仁10g　薏苡仁10g　延胡索10g　川楝子10g　乳香5g　没药5g　大黄5g，4剂，水煎服，每日1剂。

治疗效果

服上方后，患者诸症减轻。

按语：本案例为急性盆腔炎致不完全性肠梗阻。根据中医治病必求其本的原则，治疗急性盆腔炎是治疗不完全性肠梗阻的关键。盆腔炎症消失，肠道梗阻的情况即可改变。银翘红酱解毒汤选自《妇产科学》（上海中医学院编），是目前临床上治疗急性盆腔炎较常使用的方剂。

病案 19

邢××，男，62 岁，普外，入院时间 2015 年 7 月 17 日。

主诉：转移性右下腹疼痛 8 天，加重 4 天。

现病史：患者 8 日前因早餐后自觉上腹部不适，未给予足够的重视，继续参加晨练，晨练后发现上腹部不适逐渐转移至右下腹，固定压痛明显。就诊于山医大二院，诊断为急性阑尾炎，给予抗感染治疗，病情未见明显好转。4 日前患者上述症状有所加重，伴高热，体温最高达 40.2℃，就诊于山西煤炭医院，急查腹部 B 超示：阑尾周围脓肿形成，继续抗感染治疗。今日因高热不退，右下腹胀痛明显，就诊于我院急诊科，以"急性阑尾炎"收住我院普外科。发病以来，患者精神尚可，食欲减退，小便正常，大便 6 日未行。

查体

T38.6℃，P90 次 / 分，R19 次 / 分，BP123/69mmHg，神清语利，查体合作，全身皮肤黏膜、巩膜无黄染，腹软，右下腹压痛固定，麦氏点压痛阳性，右下腹反跳痛，右下腹腹肌紧张。未触及包块。肝脾未触及肿大，无移动性浊音，肠鸣音减弱。

理化检查

血常规：白细胞计数（WBC）8.2×10^9/L，嗜中性粒细胞百分比（NUE%）76%，红细胞计数（RBC）4.7×10^{12}/L，血红蛋白（HGB）145g/L，血小板（PLT）218×10^9/L。

肝功能：血清丙氨酸氨基转移酶（ALT）34U/L，血清天门冬氨酸氨基转移酶（AST）37U/L，总蛋白（TP）75g/L，白蛋白（ALB）

45g/L。

肾功：尿素（Urea）5.1mmol/L，肌酐（CRE）56μmol/L。

影像检查

腹部 B 超：阑尾周围约 7cm 包块，提示：阑尾周围脓肿形成。

腹部 CT：阑尾周围充血肿胀，周围有液性暗区，可见 7cm×4cm×2cm 大小包块。提示：右下腹炎性包块已形成。

诊断

急性阑尾炎、急性阑尾周围脓肿、右下腹炎性包块。

治疗

已无手术适应症。保守治疗以卧床，禁食，维持水电解质平衡，维持有效血容量，补充热量和营养。抗感染、抑制胃酸、调整胃肠道功能等治疗。

会诊理由：入院后 2015 年 7 月 17 日请中医科协助治疗。

中医四诊：患者 B 超：下腹可及大小为 7×4×2 炎性包块，右下腹不适，排便量少，舌质绛红，苔黄腻。

中医辨证：气滞血淤，热毒内盛。

主方：阑尾清解汤加减。

主治：行气活血，清热解毒。

会诊意见

中药汤剂处方如下：

川楝子 10g 丹皮 15g 木香 10g 生甘草 10g 金银花 60g 蒲公英 30g 冬瓜仁 30g 大黄 10g，4 剂，水煎服，每日 1 剂。

治疗效果

患者出院后继续服用上方，炎性包块彻底吸收。

按语：本案例为急性阑尾炎后期炎性包块形成。天津南开医院提供的阑尾清解汤记载于《中西医结合治疗急腹症》中，目前还是治疗急性阑尾炎后期炎性包块形成，促进炎症吸收的首选方。虽然目前中医治疗阑尾炎时，多数在阑尾炎后期的治疗，后期的治疗关系着炎性包块是否可以彻底吸收，关系着是否会转化为慢性阑尾炎。因此治疗有重要的临床意义。

病案 20

赵 ××，女，48 岁，普外，入院时间 2015 年 4 月 3 日。

主诉：腹部疼痛 20 天，加重 1 天。

现病史：患者 20 日前无明显诱因出现上腹部疼痛，呈持续性胀痛，不伴有恶心、呕吐、发热、黄疸等症状。就诊于当地诊所，具体诊断、治疗不详，自诉曾输液治疗 3 天，症状无改善。之后就诊于晋中市中医院，急查腹部 B 超：胆囊结石，右肾积水，右下腹不均质低回声包块。继续给予输液抗感染治疗，症状较前有所缓解。1 天前患者腹痛症状加重，伴有右侧腹痛向右侧腰部放射，右侧腰部困痛，伴有小便淋沥不尽、尿频、尿急，小便有灼热感。就诊于我院急诊科，给予急查腹部 CT 示：胆囊结石，右肾积水，右侧阑尾区充血肿胀，阑尾周围液性暗区，右下腹炎性包块。以"急性阑尾周围脓肿"收住我院普外科。发病以来，患者精神差，睡眠差，食欲减退，大便正常，小便不利。既往确诊为子宫肌瘤 3 年，未治疗。

查体

T36.6℃，P98 次 / 分，R19 次 / 分，BP135/80mmHg，神清语利，查体合作，全身皮肤黏膜、巩膜无黄染，腹软，右下腹压痛固定，麦氏点压痛阳性，右下腹反跳痛，右下腹腹肌紧张。未触及包块。肝脾未触及肿大，无移动性浊音，肠鸣音减弱。

理化检查

尿常规：白细胞（WBC）++，潜血（BLD）++，尿红细胞计数（RBC）满视野，尿白细胞计数（WBC）满视野，上皮细胞计数（EC）

50/UL。

血常规：白细胞计数（WBC）6.2×10^9/L，嗜中性粒细胞百分比（NUE%）72%，红细胞计数（RBC）4.5×10^{12}/L，血红蛋白（HGB）140g/L，血小板（PLT）325×10^9/L。

肝功能：血清丙氨酸氨基转移酶（ALT）45U/L，血清天门冬氨酸氨基转移酶（AST）34U/L，总蛋白（TP）80g/L，白蛋白（ALB）46g/L。

肾功：尿素（Urea）4.2mmol/L，肌酐（CRE）78μmol/L。

影像检查

腹部 B 超：胆囊结石，右肾积水，右下腹不均质低回声包块。

腹部 CT：右侧炎性包块，考虑右下腹部阑尾炎病变。

诊断

急性阑尾周围脓肿、急性泌尿系感染、右肾积水、胆囊结石、子宫肌瘤。

治疗

已暂时无手术适应症。保守治疗以卧床，维持水电解质平衡，维持有效血容量，补充热量和营养。抗感染、抑制胃酸等治疗。

会诊理由：治疗 10 余日，右下腹部不适，于 2015 年 4 月 13 日请中医科会诊，协助治疗。

中医四诊：患者右下腹部憋痛，舌质红，苔白腻，脉滑。

中医辨证：气滞血淤，热毒内盛。

主方：阑尾清解汤加减。

主治：行气活血，清热解毒。

会诊意见

中药汤剂处方如下：

川楝子 10g 丹皮 15g 木香 10g 生甘草 10g 金银花 60g 蒲公英 30g 冬瓜仁 30g 大黄 10g，4 剂，水煎服，每日 1 剂。

治疗效果

服上方后，患者右下腹疼痛减轻。

按语： 本案例为急性阑尾炎后期阑尾周围脓肿形成。天津南开医院提供阑尾清解汤记载于《中西医结合治疗急腹症》中，目前还是治疗急性阑尾炎后期阑尾周围脓肿形成、促进炎症吸收、促进脓液排除的首选方。急性阑尾周围脓肿形成失去手术机会，可以选择口服中药促进疾病痊愈。

病案 21

张 ××，男，61 岁，普外，入院时间 2013 年 10 月 28 日。

主诉：腹痛 2 天。

现病史：患者 2 天前无明显诱因出现腹痛，伴有恶心，自行服用布洛芬缓释胶囊后，疼痛没有缓解，同时出现右下腹疼痛，并逐渐加重，伴有发热，体温最高达 38.8℃，不伴有呕吐、便血、黄疸、头晕等症状。今日来我院普外科门诊，急查腹部 B 超示：右下腹包块形成。以"急性阑尾残端炎"收住我院普外科。发病以来，患者精神欠佳，食欲一般，二便正常。1 年前患者因急性阑尾炎，于当地医院行阑尾切除术。

查体

T38.8℃，P94 次 / 分，R20 次 / 分，BP120/80mmHg，神清语利，查体合作，全身皮肤黏膜、巩膜无黄染，腹平坦，右下腹压痛固定，麦氏点压痛阳性，右下腹反跳痛阳性，右下腹腹肌紧张。右下腹可见长约5cm手术瘢痕。腹部未触及包块。肝脾未触及肿大，无移动性浊音，肠鸣音减弱。

理化检查

血常规：白细胞计数（WBC）18.2×10^9/L，嗜中性粒细胞百分比（NUE%）89%，红细胞计数（RBC）5.5×10^{12}/L，血红蛋白（HGB）165g/L，血小板（PLT）267×10^9/L。

肝功能：血清丙氨酸氨基转移酶（ALT）65U/L，血清天门冬氨酸氨基转移酶（AST）55U/L，总蛋白（TP）81g/L，白蛋白（ALB）47g/L。

肾功：尿素（Urea）5.1mmol/L，肌酐（CRE）56μmol/L。

影像检查

腹部 B 超：可见右下腹炎性包块。

腹部 CT：右下腹可见不均质回声区，有一 11cm×5.37cm×4.27cm 包块。

诊断

急性阑尾残端炎、右下腹炎性包块形成。

治疗

保守治疗以卧床，禁食，维持水电解质平衡，维持有效血容量，补充热量和营养。抗感染、抑制胃酸、调整胃肠道功能等治疗。必要时再次手术治疗。

第一次会诊理由：经对症治疗，患者腹胀不缓解，于 2013 年 11 月 5 日，请中医科协助治疗。

中医四诊：患者腹胀，大便正常，腹部超声示，右下腹包块，舌质红，苔白腻，脉滑。

中医辨证：气滞血淤，湿毒内蕴。

主方：排脓散加减。

主治：益气活血，润肠排脓。

会诊意见

1. 中药汤剂处方如下：

穿山甲 10g 黄芪 10g 当归 10g 金银花 10g 白芷 10g 防风 10g 川芎 10g 栝楼 10g，4 剂，水煎服，每日 1 剂。

第二次会诊：于 2013 年 11 月 11 日，复查腹部 B 超：右下腹包块 7.36cm×2.88cm×4.81cm。请中医科继续协助治疗。

2.继续服用上方。

治疗效果

阑尾脓肿范围明显缩小，患者好转出院。

按语： 本案例急性阑尾残端炎合并右下腹巨大炎性包块形成。急性阑尾炎手术治疗是目前治疗的主要手段，术后残端炎合并炎性包块形成是常见的并发症，严重影响治疗效果，也给患者带来的很大的痛苦。明代陈实功著《外科正宗》中记载的排脓散是治疗阑尾周围脓肿形成的重要方剂，本案例使用该方剂取得了较好的疗效。因此以脓肿为主要特征的阑尾病变，可以选择这一方剂治疗。

病案 22

宋××，女，50岁，普外，入院时间2015年6月4日。

主诉：间断下腹部疼痛25余年，加重5天。

现病史：患者25年前因计划生育的要求行宫内绝育术，术后间断出现下腹部疼痛，经常口服去痛片来缓解疼痛，不伴有恶心、呕吐、便秘等症状。3年前因卵巢囊肿行卵巢切除术，术后6个月患者自觉下腹部疼痛加重，服去痛片不能缓解。就诊于当地医院，具体诊断不详，输"头孢""青霉素"，并口服"左氧氟沙星"，具体用法不详，症状较前有所缓解，但是会经常反复，冬天受凉后症状会加重，服止痛药可以缓解。于2015年2月患者因为便秘、腹痛加剧就诊于我院，以"肠梗阻"收住我院普外科，因部分小肠坏死行小肠部分切除并行肠端吻合术。术后患者上述症状未见明显缓解。于2015年5月30日患者再次出现下腹部疼痛加剧，伴有恶心、腹泻等症状，并自觉下腹部可触及包块。于2015年6月4日疼痛不能缓解，为进一步诊治来我院普外科，以"肠粘连至肠梗阻"收住我院普外科。发病以来，患者精神差，食欲一般，小便正常，排便困难。既往25年前行绝育术，3年前行卵巢切除术，2月前行小肠切除术和吻合术。

查体

T36.8℃，P80 次 / 分，R20 次 / 分，BP135/80mmHg，神清语利，查体合作，全身皮肤黏膜、巩膜无黄染，腹平坦，下腹压痛，反跳痛阳性，下腹腹肌紧张。见多处手术瘢痕。下腹部可触及包块。肝脾未触及肿大，无移动性浊音，肠鸣音减弱。

影像检查

腹部平片：腹部可见少量肠管内集气。

腹部 B 超：肝内囊性病变。

全消化道造影：慢性胃炎。

诊断

急性肠梗阻、肠粘连。

治疗

禁饮食，卧位，胃肠减压，温水灌肠，维持水电解质平衡，维持有效血容量，早期全胃肠外营养（TPN）支持补充热量和营养。抗感染、抑制胃酸、镇痛、调整胃肠道功能等治疗。于 2015 年 6 月 15 日全麻下行肠粘连松解术和回肠部分切除、肠端吻合术。

会诊理由：术后 5 天腹痛，黑便，于 2015 年 6 月 20 日请中医科会诊。

中医四诊：现术后第 5 天，患者主诉腹部疼痛，有黑便。舌质暗红，苔白腻，脉滑。

中医辨证：气滞血淤。

主方：肠粘连缓解汤合失笑散。

主治：行气活血化淤。

会诊意见

中药汤剂处方如下：

厚朴 10g 木香 10g 乌药 10g 炒莱菔子 10g 桃仁 10g 赤芍 10g 芒硝 5g 番泻叶 10g 蒲黄 10g 五灵脂 10g，4 剂，水煎服，每日 1 剂。

治疗效果

服用上方后患者症状减轻。

按语：本案例为腹腔手术导致肠粘连、肠梗阻。发病因肠粘连松解术加回肠部分切除加肠端吻合术后，肠粘连再次发生。肠粘连缓解汤记载在天津南开医院《中西医结合治疗急腹症》中，对于肠粘连引起的肠梗阻有很好的治疗作用。蒲黄甘缓不峻，性平无寒热之偏，长于行血，生用治血淤之证。

病案 23

周 ××，男，62 岁，普外，入院时间 2015 年 3 月 31 日。

主诉：间断性右下腹疼痛 5 天，加重 1 天。

现病史：患者 5 天前无明显诱因出现右下腹部间断性胀痛，伴有恶心。不伴有呕吐、发热、腹泻等症状。就诊于当地诊所，给予口服左氧氟沙星胶囊，病情未见好转。转诊于山大二院，诊断为急性阑尾炎，给予抗炎、补液对症治疗。1 天前腹痛再次加重，伴有高热，体温高达 38.8℃。为进一步诊治就诊于我院急诊科，急查腹部 B 超示：右下腹部包块，考虑急性阑尾炎。以"急性阑尾炎"收住我院普外科。发病以来，患者一般情况尚可，食欲减少，二便正常。

查体

T38.7℃，P70 次 / 分，R20 次 / 分，BP140/90mmHg，神清语利，查体合作，呈右髂关节屈曲位，全身皮肤黏膜、巩膜无黄染，右下腹压痛，麦氏点压痛阳性，右下腹反跳痛阳性，右下腹腹肌紧张。肝脾未触及肿大，无移动性浊音，肠鸣音减弱。

理化检查

血常规：白细胞计数（WBC）13.1×10^9/L，嗜中性粒细胞百分比（NUE%）82%，红细胞计数（RBC）4.1×10^{12}/L，血红蛋白（HGB）135g/L，血小板（PLT）215×10^9/L。

肝功能：血清丙氨酸氨基转移酶（ALT）26U/L，血清天门冬氨酸氨基转移酶（AST）45U/L，总蛋白（TP）75g/L，白蛋白（ALB）40g/L。

肾功：尿素（Urea）3.9mmol/L，肌酐（CRE）67μmol/L。

影像检查

腹部 CT：急性阑尾炎，周围多发反应性炎性淋巴结，肝右后叶下段囊肿，前列腺肥大，右侧间位结肠。

腹部 B 超：阑尾区条索状结构，右下腹部包块。考虑急性阑尾炎

诊断

急性阑尾炎、右侧腹部炎性包块形成、肝囊肿、前列腺肥大、右侧间位结肠。

治疗

目前暂时不考虑手术治疗。保守治疗以卧床，禁食，维持水电解质平衡，维持有效血容量，补充热量和营养。抗感染、抑制胃酸、调整胃肠道功能等治疗。

会诊理由：经治疗 10 余天，患者一般情况尚可，排便不畅，于 2015 年 4 月 10 日请中医科会诊。

中医四诊：患者脘腹胀闷，大便不畅，口渴，舌质红，苔白，脉滑数。

中医辨证：热毒内壅，气滞血淤。

主方：阑尾化淤汤。

主治：清热解毒，行气活血。

会诊意见

中药汤剂处方如下 ：

川楝子 15g 延胡索 10g 丹皮 10g 桃仁 10g 木香 10g 金银花 15g 大黄 10g，4 剂，水煎服，每日 1 剂。

治疗效果

服上方后，患者腹胀减轻，大便通畅。

按语：本案例为急性阑尾炎。选用天津南开医院《中西医结合治疗急腹症》中记载的阑尾化淤汤。适用于急性单纯性阑尾炎。

病案 24

牛××，男，24岁，普外科，入院时间2012年12月27日。

主诉：腹痛3天，加重1天。

现病史：患者3天前餐后出现腹痛，不伴有恶心、呕吐、发热等症状，就诊于校医院，给予口服中药治疗后，腹痛间断出现，于今日出现腹痛加重，伴有恶心、呕吐等症状，前往我院急诊治疗，给予胃肠减压、禁饮食、留置导尿管、抗炎、补液治疗。查腹部平片示：肠管积液。以"急性肠梗阻"收住我院普外科。发病以来，患者精神可，食欲一般，二便正常。

查体

T36.7℃，P79次/分，R20次/分，BP120/80mmHg，神清语利，查体合作，全身皮肤黏膜、巩膜无黄染，全腹压痛、腹肌紧张、反跳痛，脐以下压痛明显。肝脾未触及肿大，无移动性浊音，肠鸣音减弱。

理化检查

血常规：白细胞计数（WBC）15.1×10^9/L，嗜中性粒细胞百分比（NUE%）82%，红细胞计数（RBC）4.5×10^{12}/L，血红蛋白（HGB）140g/L，血小板（PLT）235×10^9/L。

肝功能：血清丙氨酸氨基转移酶（ALT）46U/L，血清天门冬氨酸氨基转移酶（AST）35U/L，总蛋白（TP）78g/L，白蛋白（ALB）45g/L。

肾功：尿素（Urea）4.8mmol/L，肌酐（CRE）45μmol/L。

影像检查

腹部X线平片：肠管积液。

腹部B超：右下腹阑尾区可探及肠管样回声，未见具体包块样结构,左侧髂窝及肠间隙可及不规则液性回声区,最大深度约3cm。肠镜:阑尾病检:化脓性阑尾炎。

诊断

急性坏疽穿孔性阑尾炎、肠梗阻、急性弥漫性腹膜炎

治疗

于2012年12月28日23时在全麻下行剖腹探查术,肠减压,阑尾切除术,术后抗感染、补液、抑酸治疗、营养支持、伤口护理换药等。

会诊理由:术后2周,患者伤口不愈合。于2013年1月11日请中医科会诊协助治疗。

中医四诊:术后感染,伤口愈合不佳,有脓性分泌物,倦怠乏力,舌质淡红,脉弱。

中医辨证:气血不足。

主方:人参养荣汤加减。

主治:补益气血。

会诊意见

1. 中药汤剂处方如下:

白芍30g 当归10g 陈皮10g 黄芪10g 肉桂10g 人参10g 白术10g 炙甘草10g 熟地6g 五味子6g 茯苓6g 远志4g,4剂,水煎服,每日1剂。

2. 生肌散外用:

清创后给予生肌散外用。隔日换药1次。

治疗效果

经上述治疗,促进伤口愈合。

按语: 本案例为阑尾切除术后伤口愈合欠佳。该患者术后伤口不愈合的主要原因与气血不足有关。因此,治宜补益气血以促进切口愈合。《太平惠民和剂局方》记载人参养荣汤有很好的补益气血功用,使切

口有气血去濡养局部组织。生肌散出自顾伯康主编的《中医外科学》，功用生肌收口，用于伤口不愈合。本案例切口久不愈合与气血不足有关，可以通过内服中药配合外用中药使伤口迅速愈合。

病案 25

郝××，男，86 岁，ICU，入院时间 2014 年 10 月 4 日。

主诉： 间断腹痛伴腹胀 3 天。

现病史： 患者 3 天前因饱餐后出现间断上腹部疼痛，伴恶心、腹胀等症状，未做特殊处理。2 天前上述症状再次出现，伴有腹泻、呕吐等症状，呕吐物为胃内容物和胆汁，大便次数增多，呈黄色米汤水样便，自服止痛药（具体不详）后症状持续存在，今日就诊于我院急诊科，急查腹部 B 超示：肝外胆管囊状扩张，腹部肠管扩张，腹腔少量积液，以"肠梗阻"收住我院普外科。发病以来，患者精神差，进食量减少，小便量少，大便次数增多。既往 10 年前行左右侧腹股沟疝修补术；3 年前行前列腺摘除术；2 年前行髌骨骨折固定术；1 年前因食道癌行食管中下段切除术。

查体

T36.8℃，P90 次 / 分，R20 次 / 分，BP114/70mmHg，神清语利，查体合作，全身皮肤黏膜、巩膜无黄染，全腹压痛、腹肌紧张、反跳痛，脐以下压痛明显，叩诊呈实音。肝脾未触及肿大，无移动性浊音，肠鸣音未闻及。

理化检查

血常规：白细胞计数（WBC）15.1×10^9/L，嗜中性粒细胞百分比（NUE%）83%，红细胞计数（RBC）3.8×10^{12}/L，血红蛋白（HGB）123g/L，血小板（PLT）156×10^9/L。

肝功能：血清丙氨酸氨基转移酶（ALT）149U/L，血清天门冬氨酸氨基转移酶（AST）156U/L，总蛋白（TP）70g/L，白蛋白（ALB）

40g/L。

肾功：尿素（Urea）6.1mmol/L，肌酐（CRE）56μmol/L。

影像检查

腹部 X 线平片：小肠不完全性肠梗阻。

腹部 B 超：肝外胆管囊状扩张、腹部肠管扩张、腹腔少量积液。

提示：小肠梗阻。

诊断

不完全性肠梗阻、食道癌术后。

治疗

禁饮食，卧位，胃肠减压，温水灌肠，维持水电解质平衡，维持有效血容量，早期全胃肠外营养（TPN）支持补充热量和营养。抗感染、抑制胃酸、镇痛、调整胃肠道功能等治疗。于 2014 年 10 月 10 日因肠梗阻术中见结肠脾区肿物，行剖腹探查、肠粘连松解、盲肠减压、回盲部造瘘、结肠短路术，术后病情加重，术后诊断为肠梗阻，结肠脾区肿物性质待查，感染性休克，右侧气胸，肺部感染，呼吸衰竭，低蛋白血症，食管癌术后、双侧股沟疝修补术后、髌骨骨折术后、前列腺摘除术。

会诊理由：于 2014 年 10 月 6 日因术后病情加重，请中医科协助治疗。

中医四诊：因肠梗阻术中见结肠脾区肿物，行剖腹探查、肠粘连松解、盲肠减压、回盲部造瘘、结肠短路术，目前血流动力不稳定，依靠升压药维持血压。呼吸衰竭，目前呼吸机辅助呼吸。现患者神志不清，痰多，面红，烦躁，体温 37.5℃~38.7℃，双手浮肿，肌肤发热，大便已通，小便淡黄、量少，脉弦数。

中医辨证：阳明温病。

主方：宣白承气汤合千金苇茎汤加减。

主治：清宣肺热，通降腑气。

会诊意见

中药汤剂处方如下：

石膏 30g 大黄 15g 杏仁 10g 栝楼皮 10g 枳壳 10g 元胡 10g 五灵脂 10g 川楝子 10g 芦根 10g 冬瓜仁 10g 生薏仁 10g 桃仁 10g，4 剂，水煎服，每日 1 剂。

治疗效果

服上方后患者咳嗽、咳痰、呼吸困难较前减轻。

按语：本案例肠梗阻术后合并肺部感染。患者术后出现多脏器衰竭，高热不退，痰多，呼吸不利。《温病条辨》："喘促不宁，痰涎壅滞，右寸实大，肺气不降者，宣白承气汤。"宣白承气汤有很好的退热作用。《金匮要略》："《千金》苇茎汤：治咳有微热，烦满，胸中甲错，是为肺痈。"千金苇茎汤对肺部感染有很好的治疗作用。手术后合并多脏器衰竭尤其是肺功能衰竭合并肺部感染，早期使用中药有很好的控制感染、促进痰液排除的作用。

病案 26

曹××，女，66 岁，普外，入院时间 2014 年 3 月 26 日。

主诉：右下腹疼痛 1 周。

现病史：患者 1 周前无明显诱因出现右下腹疼痛，呈绞痛，不伴有恶心、呕吐、排便异常、发热等症状。就诊于我院普外科，急查腹部 CT 示：右下腹肿物待查。以"急性阑尾炎"收住我院普外科。发病以来，患者精神尚可，食欲正常，二便正常。

查体

T36.5℃，P80 次 / 分，R20 次 / 分，BP100/80mmHg，神清语利，查体合作，全身皮肤黏膜、巩膜无黄染，腹部平坦，未见胃肠型及蠕动波，腹软，全腹无压痛、反跳痛，肝脾肋下未触及，右下腹肿物可触及，活动度可，无明显触痛，无移动性浊音，肠鸣音正常。

理化检查

白细胞计数（WBC）5.1×10^9/L，嗜中性粒细胞百分比（NUE%）56%，红细胞计数（RBC）4.1×10^{12}/L，血红蛋白（HGB）146g/L，血小板（PLT）210×10^9/L。

肝功能：血清丙氨酸氨基转移酶（ALT）34U/L，血清天门冬氨酸氨基转移酶（AST）26U/L，总蛋白（TP）75g/L，白蛋白（ALB）44g/L。

肾功：尿素（Urea）3.1mmol/L，肌酐（CRE）34μmol/L。

影像检查

腹部 CT：右下腹肿物待查。

肠镜检查：化脓性阑尾炎。病检：（阑尾口）黏膜组织慢性炎伴炎性渗出坏死。病理诊断：（阑尾口）黏膜组织慢性炎伴炎性渗出。

诊断

急性化脓性阑尾炎。

治疗

保守治疗以卧床，禁食，维持水电解质平衡，维持有效血容量，补充热量和营养。抗感染、抑制胃酸、调整胃肠道功能等治疗。2014年 4 月 3 日患者拒绝手术治疗。

会诊理由：经对症支持治疗，患者要求保守治疗。于 2014 年 4 月 3 日请中医科协助治疗。

中医四诊：患者腹部疼痛，大便干燥，进食尚可，口干，舌质红，有裂纹，苔腐，脉滑。

中医辨证：气血不足，燥热内生。

主方：新加黄龙汤加减。

主治：补气养血，泄热通腑。

会诊意见

中药汤剂处方如下：

生地 15g 玄参 15g 麦冬 15g 大黄 10g 芒硝 5g 人参 5g 当归 5g 生甘草 5g 海参 30g 生姜汁 10g，4 剂，水煎服，每日 1 剂。

治疗效果

服上方后患者大便通畅，无不适主诉。

按语： 本案例为不全肠梗阻合并大便干燥。《温病条辨》："阳明温病下之不通，其证有五：应下失下，正虚不能运药，不运药者死，新加黄龙汤主之。"患者热性病，阴液耗竭，通过养阴增液，起到增水行舟，同时可以兼顾气阴两虚。是比较理想的治疗肠梗阻合并大便干燥的养阴方剂。

病案 27

王××，女，59 岁，普外，入院时间 2014 年 3 月 9 日。

主诉：腹痛伴恶心、呕吐 5 日余。

现病史：患者于 5 日前无明显诱因出现腹痛伴恶心、频繁呕吐，呕吐物为胃内容物及胆汁，没有排气排便，伴有体温升高。当日就诊于翼城县人民医院，给予抗炎、抑酸、补液、灌肠治疗，自觉治疗效果不佳，为求进一步治疗于 2014 年 3 月 9 日就诊于我院急诊科，急查腹部 CT 示：小肠梗阻，腹腔及盆腔积液，胆囊炎，胆结石。以"急性肠梗阻"收住我院普外科。患者自发病以来，精神差，食欲差，睡眠可，无排气排便，小便无异常。

查体

T38.5℃，P132 次 / 分，R20 次 / 分，BP124/86mmHg，神清语利，查体合作，全身皮肤黏膜、巩膜无黄染，腹部平坦，右下腹可见长约 5cm 手术瘢痕（曾阑尾切除术），未见胃肠型及蠕动波，腹软，上腹部脐周疼痛，无明显反跳痛，肝脾肋下未触及，未触及包块，无移动性浊音，肠鸣音活跃 8 次 / 分，可闻及气过水声。

理化检查

血常规：白细胞计数（WBC）$4.1 \times 10^9/L$，嗜中性粒细胞百分比（NUE%）66%，红细胞计数（RBC）$4.9 \times 10^{12}/L$，血红蛋白（HGB）150g/L，血小板（PLT）$267 \times 10^9/L$。

肝功能：血清丙氨酸氨基转移酶（ALT）24U/L，血清天门冬氨酸氨基转移酶（AST）36U/L，总蛋白（TP）78g/L，白蛋白（ALB）45g/L。

肾功：尿素（Urea）4.2mmol/L，肌酐（CRE）54μmol/L。

影像检查

腹部CT：小肠梗阻、腹腔及盆腔积液、胆囊炎、胆结石。

诊断

小肠梗阻、肠粘连、腹盆腔积液、胆囊炎、胆结石。

治疗

卧床，禁食，温水灌肠，维持水电解质平衡，维持有效血容量，补充热量和营养。抗感染、抑制胃酸、调整胃肠道功能等治疗。2014年3月14日排便1次。于2014年3月27日在全麻下行剖腹探查术、肠粘连松动术、小肠部分切除术、小肠吻合术。术后诊断：小肠梗阻、小肠坏死、、小肠部分切除术后、小肠吻合术后、肠粘连松动术后、胆囊炎、胆结石。病理诊断：送检组织呈黏膜、慢性炎性改变。

会诊理由：于2014年4月4日，术后1周，患者出现高热、寒战，请中医科会诊协助治疗。

中医四诊：现患者恶寒发热，大便不畅，呕吐反酸，胃不适，舌质红，苔白腻，脉滑。

中医辨证：表寒里热证。

主方：柴胡汤。

主治：清热解表。

会诊意见

中药汤剂处方如下：

柴胡 10g 黄芩 10g 淡豆豉 10g 石膏 30g 麻黄 6g 葛根 6g 炙甘草 3g 葱白 10g，2 剂，水煎服，每日 1 剂。

治疗效果

2014 年 4 月 8 日患者病情好转，生命体征平稳，无特殊不适主诉，二便正常，于 2014 年 4 月 10 日出院。

按语：本案例为小肠坏死切除术后高热。唐朝王焘著《外台秘要》记载的柴胡汤具有很好的退热作用。其中柴胡、石膏、麻黄、淡豆豉等具有很好的退热作用，对于难以辨证的高热可以选择该方治疗。

病案 28

马 ××，女，56 岁，普外，入院时间 2013 年 3 月 4 日。

主诉：腹痛 1 年余，加重半年。

现病史：患者 1 年前无明显诱因出现间断性腹痛，每次发作均表现为转移性右下腹痛伴中上腹饱满感，不伴恶心、呕吐、背困、黄疸等症状。近半年上述症状明显加重。近 1 周来曾就诊于山西省康复中心医院，对症消炎支持治疗（具体诊断及治疗方案不详），症状缓解。为进一步诊治就诊于我院普外科，于 2013 年 2 月 20 日在我院行消化道造影：诊断为慢性阑尾炎。发病以来，患者精神尚可，食欲正常，二便正常。

查体

T36.5℃，P74 次 / 分，R19 次 / 分，BP120/80mmHg，神清语利，查体合作，全身皮肤黏膜、巩膜无黄染，心肺（—），腹部平坦，右下腹可见长约 5cm 手术瘢痕（曾阑尾切除术），未见胃肠型及蠕动波，腹软，右下腹可触及轻度压痛，全腹未触及明显反跳痛，未及明显包块。

理化检查

血常规：白细胞计数（WBC）6.1×10^9/L，嗜中性粒细胞百分比（NUE%）67%，红细胞计数（RBC）4.8×10^{12}/L，血红蛋白（HGB）145g/L，血小板（PLT）221×10^9/L。

肝功能：血清丙氨酸氨基转移酶（ALT）44U/L，血清天门冬氨酸氨基转移酶（AST）34U/L，总蛋白（TP）76g/L，白蛋白（ALB）42g/L。

肾功：尿素（Urea）6.3mmol/L，肌酐（CRE）65μmol/L。

影像检查

消化道造影：诊断为慢性阑尾炎。

诊断

慢性阑尾炎。

治疗

2013年3月5日术前诊断：慢性阑尾炎。手术指征：间断右下腹痛，保守治疗不缓解。拟施手术名称和方式：腹腔镜阑尾切除术，术后给予抗炎、补液对症治疗。

会诊理由：术后5天，大便不畅、腹胀，于2013年3月5日请中医科会诊协助治疗。

中医四诊：脘腹胀痛，大便不畅，口黏，舌质暗红，舌苔腐腻，脉滑数。

中医辨证：气滞湿蕴。

主方：排气汤加减。

主治：行气化滞泄腑。

会诊意见

中药汤剂处方如下：

木香10g 厚朴 10g 香附 6g 陈皮 6g 枳壳 6g 乌药6g 藿香6g 泽泻3g 桃仁10g，4剂，水煎服，每日1剂。

治疗效果

患者腹胀症状减轻。

按语：本案例为慢性阑尾炎术后合并腹胀。腹胀在腹腔手术后较为常见，排气汤在治疗腹胀时经常使用，且临床效果较满意。如果伴有血淤证，可酌情配伍桃仁等活血化淤的药物，以达到改善肠道血液循环。当气滞改善后，治疗的重点以活血化淤为主。

病案 29

王××，女，55 岁，普外，入院时间 2013 年 3 月 29 日。

主诉：腹痛、腹胀伴有停止排便、排气 4 天。

现病史：患者于 4 天前无明显诱因出现下腹部疼痛，伴恶心、呕吐、腹胀，并出现停止排气排便，就诊于山西省五台县人民医院，给予胃肠减压、禁饮食、灌肠、抗感染、补液等对症支持治疗，疗效欠佳，今日为进一步诊治就诊于我院普外科。以"肠梗阻"收住我院普外科。发病以来，患者精神尚可，禁饮食，小便正常，未排便，未排气。

查体

T36.5℃，P79 次 / 分，R20 次 / 分，BP117/78mmHg，神清语利，查体合作，全身皮肤黏膜、巩膜无黄染，腹部膨隆，腹软，右下腹麦氏点压痛不明显，无反跳痛，肝脾未触及，无闻及移动性浊音，可闻及振水音。

理化检查

血常规：白细胞计数（WBC）7.1×10^9/L，嗜中性粒细胞百分比（NUE%）56%，红细胞计数（RBC）5.2×10^{12}/L，血红蛋白（HGB）156g/L，血小板（PLT）341×10^9/L。

肝功能：血清丙氨酸氨基转移酶（ALT）48U/L，血清天门冬氨酸氨基转移酶（AST）32U/L，总蛋白（TP）79g/L，白蛋白（ALB）47g/L。

肾功：尿素（Urea）5.1mmol/L，肌酐（CRE）45μmol/L。

影像检查

腹部 X 线平片：右侧腹部右上腹部和腹中部可见多个气液平面，主要上结肠腔内。提示：肠梗阻。

腹部 CT：部分小肠有肠壁水肿，增厚。

诊断

肠梗阻。

治疗

卧床，禁食，温水灌肠和 20ml 植物油经胃管注入，观察是否有油花排出。维持水电解质平衡，维持有效血容量，补充热量和营养。抗感染、抑制胃酸、调整胃肠道功能如多潘立酮 10mg，日 2 次。

会诊理由：于 2013 年 4 月 10 日患者腹胀明显，请中医科协助治疗。

中医四诊：患者经温水灌肠、灌油、口服硫酸镁、胃肠减压、肠管排气等治疗方法，患者未排气，未排便，腹胀明显，舌质淡红，苔薄白，脉沉。

中医辨证：寒凝气滞，食积水停。

主方：排气汤合大黄附子汤加减。

主治：温中行气，化滞通腑。

会诊意见

中药汤剂处方如下：

木香 10g 厚朴 10g 香附 6g 陈皮 6g 枳壳 6g 乌药 6g 藿香 6g 泽泻 3g 大黄 10g 制附子 10g 细辛 3g 木香 10g，4 剂，水煎服，每日 1 剂。

治疗效果

患者腹胀症状减轻。

按语：本案为肠梗阻合并腹胀。患者经补液、温水灌肠、灌油、口服硫酸镁、胃肠减压、肠管排气等治疗方法，患者未排便，未排气。肠腔气滞、水停、寒凝、食积共存，在选方用药时，考虑清代医家吴

177

仪洛《成方切用》记载的排气汤和《伤寒论》中的大黄附子汤，有很好的温中行气，通腑利水的功能，可以作为难治性肠梗阻的常规用方。

病案 30

秦××，男，64岁，普外，入院时间2013年5月4日。

主诉：车祸外伤30小时余。

现病史：患者30小时前因车祸腹部受到挤压，受伤后无腹痛、腹胀。患者就诊于中铁十二局医院，腹部CT示：考虑肝脾破裂。转诊我院普外科腹穿抽出血性腹水。既往肝炎后肝硬化、脾大。

查体

T36.6℃，P72次/分，R20次/分，BP131/80mmHg，神清语利，查体合作，全身皮肤黏膜、巩膜无黄染，心肺（—），腹部平坦，未见胃肠型及蠕动波，腹软，全腹有压痛，反跳痛不明显，肠鸣音正常，约3次/分。诊断为血性腹水、腹部闭合性损伤、脾大、肝炎后肝硬化。经对症治疗，患者腹泻明显，2013年5月4日，请中医科协助治疗。

中医四诊：因外伤后腹胀，里急后重，大便溏，腹泻，下利不止，舌质淡红，苔少，脉弦滑。

中医辨证：寒热错杂。

主方：乌梅丸加减。

主治：温中清热，补气养血。

会诊意见

中药汤剂处方如下：

乌梅10g 细辛3g 干姜10g 黄连15g 当归5g 附子10g 蜀椒5g 桂枝5g 人参5g 黄柏5g，4剂，水煎服，每日1剂。

治疗效果

患者服药后大便次数减少，腹胀减轻。

按语： 本案例为腹腔创伤后腹泻。《伤寒论》："伤寒，脉微而厥，至七八日，肤冷，其人躁，无暂安时，此为脏厥，乌梅丸主之。又主久利。"
脏厥是指内脏阳气不足，真阳虚极致盛，阴寒下注而成。乌梅丸是治
疗术后元气大伤后的腹泻的良方。

病案 31

张 ×× 男，24 岁，普外，入院时间 2013 年 1 月 25 日。

主诉：腹痛 4 日。

现病史：患者 4 天前无明显诱因出现下腹部疼痛，呈间断性发作，
休息后可缓解，未行特殊处理，于昨日 10 时自觉加重，为持续性全腹
绞痛，以脐周为明显，伴恶心、发热，体温最高为 39℃，不伴心慌、气促、
胸憋。今晨就诊于我院急诊科，急查腹部 B 超：阑尾周围脓肿形成。
急查腹部 CT 示：右侧下腹部肠管扩张，有渗出。以"急性阑尾炎"
收住我院普外科。发病以来，患者精神欠佳，进食量减少，小便正常，
大便数日不行。

查体

T39.0℃，P120 次 / 分，R29 次 / 分，BP120/78mmHg，神清语利，
查体合作，全身皮肤黏膜、巩膜无黄染，浅表淋巴结未及肿大，心律齐，
无杂音，双肺呼吸音粗，无干湿性啰音。腹平坦，未见胃肠型及蠕动波，
腹肌紧张，下腹压痛，以脐周及右下腹为重，反跳痛阳性。肝脾肋下
未触及，墨菲氏征阴性，腹部未触及包块，未闻及移动性浊音，肠鸣
音 2 次 / 分。

理化检查

血常规：白细胞计数（WBC）23.1×10^9/L，嗜中性粒细胞百分比
（NUE%）79%，红细胞计数（RBC）4.9×10^{12}/L，血红蛋白（HGB）
146g/L，血小板（PLT）367×10^9/L。

肝功能：血清丙氨酸氨基转移酶（ALT）28U/L，血清天门冬氨
酸氨基转移酶（AST）45U/L，总蛋白（TP）78g/L，白蛋白（ALB）

46g/L。

肾功：尿素（Urea）4.2mmol/L，肌酐（CRE）78μmol/L。

影像检查

腹部B超：阑尾周围脓肿形成。提示：急性阑尾炎。

腹部CT：右侧下腹部肠管扩张，有渗出。提示：阑尾急性阑尾

诊断

急性阑尾炎。

治疗

于2013年1月27日剖腹探查术：行阑尾切除术。术后诊断：急性坏疽性阑尾炎伴阑尾穿孔、急性弥漫性腹膜炎、盆腔脓肿。盆腔引流管可见脓性引流液，左侧结肠区、右侧腹腔引流管引流液呈淡黄色。半卧位，禁食，维持水电解质平衡，维持有效血容量，补充热量和营养。抗感染、抑制胃酸、调整胃肠道功能等治疗。

第一次会诊理由：于2013年1月30日术后4天，患者腹腔引流液呈脓性，请中医科协助治疗。

中医四诊：因术后4日腹腔引流呈脓性分泌物，已排气，未排便，舌质淡红，苔白腻，脉滑。

中医辨证：气虚不足，湿毒内盛。

主方：举元煎合二妙汤。

主治：益气健脾，祛淤化湿。

会诊意见

中药汤剂处方如下：

人参10g 黄芪10g 炙甘草10g 升麻5g 白术10g 苍术10g 黄柏10g 天花粉10g 乳香10g 没药10g，4剂，水煎服，每日1剂。

第二次会诊理由：服上方后，患者脓性分泌物减少。

会诊意见

继续服用上方4剂。

治疗效果

患者以排气、排便，已拔引流管。

按语： 本案例急性坏疽性阑尾炎伴阑尾穿孔腹腔积脓。患者经过术后腹腔灌洗和抗生素的应用，腹腔感染减轻，但是继续有腹腔脓性分泌物增多的现象，这与脾虚湿盛有关。治疗升提中气，健脾化湿，益气固脱，防止津液无故散失。《景岳全书》记载举元煎，有很好的益气固脱的作用，可以减少腹腔液渗出。

病案 32

张××，男，36 岁，普外，入院时间 2013 年 1 月 17 日。

主诉：转移性右下腹疼痛 7 天，发热 3 天。

现病史：患者 7 日前无明显诱因出现上腹部疼痛，呈阵发性发作，伴有恶心、呕吐等症状，呕吐物为胃内容物及胆汁。疼痛逐渐局限在右下腹部。3 天前患者出现体温升高，最高可达 39℃，并自觉右下腹可触及鸡蛋大小的包块。今日就诊于我院急诊科，急查腹部 B 超，提示阑尾周围脓肿形成，以"急性阑尾炎"收住我院普外科。发病以来，患者精神差，进食量减少，二便正常。

查体

T38.0℃，P119 次 / 分，R19 次 / 分，BP135/82mmHg，未见胃肠型及蠕动波，无腹壁静脉曲张，腹软，右下腹压痛，无反跳痛，右下腹可触及 6cm×7cm 肿块，质硬，表面光滑，有压痛。活动度好，肝脾未触及，叩诊呈鼓音，有移动性浊音，肠鸣音正常，4 次 / 分。

理化检查

血常规：白细胞计数（WBC）11.1×10^9/L，嗜中性粒细胞百分比（NUE%）73%，红细胞计数（RBC）5.2×10^{12}/L，血红蛋白（HGB）165/L，血小板（PLT）302×10^9/L。

肝功能：血清丙氨酸氨基转移酶（ALT）48U/L，血清天门冬氨酸氨基转移酶（AST）35U/L，总蛋白（TP）79g/L，白蛋白（ALB）40g/L。

肾功：尿素（Urea）3.3mmol/L，肌酐（CRE）66μmol/L。

影像检查

腹部B超：提示阑尾周围脓肿形成。腹部包块大小约6cm×7cm。

诊断

急性阑尾炎、阑尾周围脓肿形成。

治疗

患者拒绝手术。禁食，维持水电解质平衡，维持有效血容量，补充热量和营养。抗感染、抑制胃酸、调整胃肠道功能等治疗。

会诊理由：因患者拒绝手术治疗，于2013年1月18日请中医科会诊，协助治疗。

中医四诊：患者右下腹不适，自觉右下腹包块，大便溏，排便不畅，进食量少，舌质紫暗，苔白腻，脉滑。

中医辨证：气滞血淤，热毒内盛。

主方：阑尾化淤汤加减。

主治：行气活血，清热解毒。

会诊意见

中药汤剂处方如下：

川楝子15g 延胡索10g 丹皮10g 桃仁10g 木香10g 金银花10g 大黄10g，4剂，水煎服，每日1剂。

治疗效果

2013年1月23日腹部B超示：右腹包块3cm×2cm，质较硬，有压痛，出院后继续治疗。

按语：本案例为急性阑尾炎后期患者拒绝手术治疗。由于目前临床治疗急性阑尾炎的方法逐渐规范化，手术治疗也是主要的治疗方法，但是有的患者不接受，因此急性阑尾炎非手术治疗会被一些患者接受，存在临床应用的价值。我国就有口服中药汤剂治疗阑尾炎的传统，近代天津南开医院提供阑尾化淤汤记载于《中西医结合治疗急腹症》中，目前还是治疗急性阑尾炎后期促进炎症吸收的首选方，对于急性阑尾炎的非手术治疗提供了有效的途径。

病案 33

王××，女，81 岁，普外，入院时间 2014 年 6 月 2 日。

主诉：右下腹持续疼痛 5 天，加重 2 天。

现病史：患者 5 天前无明显诱因出现持续右下腹部疼痛，自行服用抗生素（具体不祥），症状未见明显缓解，不伴有恶心、呕吐等症状。进食量减少，进食后腹部胀痛明显。近 2 日患者自觉上述症状加重，伴有体温升高，最高温度可达 38.0℃。今日因病情加重就诊于我院急诊科，急查腹部 B 超，提示阑尾周围脓肿形成，以"急性阑尾炎"收住我院普外科。发病以来，患者精神萎靡，进食量减少，小便正常，未排便，未排气。

查体

T38.0℃，P121 次 / 分，R23 次 / 分，BP145/78mmHg，精神萎靡，痛苦面容，营养一般，未见胃肠型及蠕动波，无腹壁静脉曲张，腹软，右下腹压痛，无反跳痛，肝脾未触及，叩诊呈鼓音，无移动性浊音，肠鸣音正常，4 次 / 分。

理化检查

血常规：白细胞计数（WBC）4.1×10^9/L，嗜中性粒细胞百分比（NUE%）66%，红细胞计数（RBC）4.1×10^{12}/L，血红蛋白（HGB）135/L，血小板（PLT）210×10^9/L。

肝功能：血清丙氨酸氨基转移酶（ALT）34U/L，血清天门冬氨酸氨基转移酶（AST）24U/L，总蛋白（TP）76g/L，白蛋白（ALB）

183

42g/L。

肾功：尿素（Urea）4.6mmol/L，肌酐（CRE）45μmol/L。

影像检查

腹部B超：提示阑尾周围脓肿形成。

诊断

急性阑尾炎、阑尾周围脓肿形成。

治疗

禁食，维持水电解质平衡，维持有效血容量，补充热量和营养。抗感染、抑制胃酸、调整胃肠道功能等治疗。

会诊理由：经治疗10日，患者一般情况尚可，食欲差，于2014年6月13日请中医科会诊，协助治疗。

中医四诊：患者食欲差，大便不成形，小便正常，口渴，舌质红，少苔，脉滑数。

中医辨证：脾气虚证。

主方：人参汤加减。

主治：补益脾气。

会诊意见

中药汤剂处方如下：

人参10g 茯苓10g 干姜5g 炙甘草10g 谷芽10g 麦芽10g 焦山楂10g，4剂，水煎服，每日1剂。

治疗效果

服上方后，患者食欲较前改善。

按语：本案例为阑尾周围脓肿非手术治疗后食欲减退。患者年事已高，大病后期元气大伤，脾虚运化水谷无力，可见食欲减退。《伤寒论·辨霍乱病脉证病治》："霍乱，头痛，发热，身疼痛，热多欲饮水者，五苓散主之。寒多不用水者，理中丸主之。"《日华子诸家本草》："人参，调中治气，消食开胃。"因此含有人参的制剂有很好的调中消食开胃的作用。人参汤可以作为术后促进饮食康复的重要方剂。

病案 34

郝××，58岁，男，普外，入院时间 2015年5月7日。

主诉：转移性右下腹部疼痛3天。

现病史：患者3天前无明显诱因出现腹部不适，之后疼痛向右下腹转移，并固定在右下腹。不伴有恶心、呕吐、头晕、发热等症状。今日因身体不适明显，就诊于我院普外科门诊，急查腹部B超：提示阑尾周围脓肿形成。以急性阑尾炎收住我院普外科。患者发病以来，精神尚可，进食量减少，二便正常。既往确诊为高血压10余年，口服降压药，具体用药不详。5年前因突发心肌梗塞，放置冠状动脉支架术。今年因头晕明显，伴有肢体活动障碍，在我院神经内科诊断为脑梗塞，经对症治疗，病情好转出院。

查体

T36.4℃，P101次/分，R20次/分，BP145/85mmHg，神清语利，查体合作，全身皮肤黏膜、巩膜无黄染，浅表淋巴结未及肿大，心律齐，无杂音，双肺呼吸音粗，无干湿性啰音。未见胃肠型及蠕动波，无腹壁静脉曲张，腹软，右下腹压痛，无反跳痛，肝脾未触及，叩诊呈鼓音，无移动性浊音，肠鸣音正常，4次/分。

185

理化检查

血常规：白细胞计数（WBC）13.6×10^9/L，嗜中性粒细胞百分比（NUE%）83%，红细胞计数（RBC）4.9×10^{12}/L，血红蛋白（HGB）155/L，血小板（PLT）145×10^9/L。

肝功能：血清丙氨酸氨基转移酶（ALT）66U/L，血清天门冬氨酸氨基转移酶（AST）76U/L，总蛋白（TP）80g/L，白蛋白（ALB）

45g/L。

肾功：尿素（Urea）6.6mmol/L，肌酐（CRE）89μmol/L。

影像检查

腹部B超：提示阑尾周围脓肿形成。肝右叶结节、肝内血管瘤。

诊断

急性阑尾炎、阑尾周围脓肿形成、高血压病2级、陈旧性心肌梗塞、冠状动脉支架术后、陈旧性脑梗塞。

治疗

禁食，维持水电解质平衡，维持有效血容量，补充热量和营养。抗感染、抑制胃酸、调整胃肠道功能等治疗。

会诊理由：经治疗1周后，患者一般情况尚可，于2015年5月14日请中医科会诊，协助治疗。

中医四诊：患者未主诉明显不适，舌红，苔白腻，脉滑。

中医辨证：脾虚湿停。

主方：香砂六君子汤加减。

主治：健运脾气。

会诊意见

中药汤剂处方如下：

党参10g 白术10g 茯苓10g 生甘草10g 清半夏10g 陈皮5g 焦山楂5g 鸡内金5g 砂仁5g 木香10g 生薏仁20g 扁豆20g，4剂，水煎服，每日1剂。

治疗效果

服上方后，患者苔薄白。

按语：本病案急性阑尾炎治疗后期舌苔厚腻。经急性阑尾炎规范治疗后，患者无明显不适，经常因为舌苔厚腻、口黏经中医科会诊，结合病情和治疗，考虑与脾虚湿盛有关。治疗当补益脾气，兼以化湿。

生薏仁性味甘、淡、微寒，归脾、胃、肺经，善于健脾祛湿。扁豆性甘、微温，归脾、胃经，善于健脾化湿。香砂六君子汤配合上两味药物，有很好的健脾祛湿的作用。以上配伍药性平和，使用安全，对于临床上中医辨证属于脾虚湿盛者较为适用。

病案 35

徐××，男，51 岁，普外，入院时间 2014 年 10 月 27 日。

主诉：间断性右下腹疼痛 5 月余。

现病史：患者于今年 5 月因无明显诱因右下腹疼痛，伴有体温升高至 39.4℃，同时伴有血象升高。腹部 B 超示：阑尾周围脓肿。查体可触及右下腹包块，压痛阳性。2014 年 5 月 19 日以"急性阑尾炎"收住我院普外科，经住院治疗 1 周后，于 2014 年 5 月 27 日曾请中医科会诊。患者于 2014 年 6 月 4 日病情好转出院。之后患者右下腹间断疼痛。10 天前患者自觉右下腹部疼痛加剧，体温再次升高，最高可达 39.3℃，及时给予抗炎、补液等对症治疗，病情好转。于 2014 年 10 月 27 日再次收住我院普外科。既往诊断为高血压病 6 年，口服降压药至今，具体药物不详，目前血压控制尚可。诊断为：急性阑尾炎、周围脓肿形成。经对症支持治疗。于 2014 年 11 月 4 日行腔镜下阑尾切除术，术后切口不愈合。

187

第一次会诊理由：经住院治疗 1 周以后，于 2014 年 5 月 27 日请中医科会诊协助治疗。

中医四诊：患者右下腹不适，排便不畅，进食量少，舌质红，苔黄腻，脉滑。

中医辨证：气滞血淤，热毒内盛。

主方：阑尾化淤汤加减。

主治：行气活血，清热解毒。

会诊意见

中药汤剂处方如下：

川楝子 15g 延胡索 10g 丹皮 10g 桃仁 10g 木香 10g 金银花 10g 大黄 10g，4 剂，水煎服，每日 1 剂。

第二次会诊理由：于 2014 年 11 月 4 日行腔镜下阑尾切除术，术后切口不愈合。于 2014 年 11 月 20 日请中医科会诊。

会诊意见

生肌散外用。清创后给予生肌散外用。隔日换药 1 次。

治疗效果

经上述治疗，促进伤口愈合。

按语：本案例为急性阑尾炎术后伤口不愈合。患者曾患急性阑尾炎经非手术治疗后，病情好转，后再次因阑尾炎急性发作进行手术治疗，术后患者伤口愈合欠佳。患者首次阑尾炎急性发作后，因拒绝手术治疗，要求非手术治疗，由于属于会诊患者，患者病情没有彻底治愈而出院，使患者再次发生疾病的风险加大，以致患者后期须手术治疗。从该病例来看，急性阑尾炎有严格的治愈标准，临床治疗时一定要认真把握，避免潜伏再次发病的危险。

病案 36

李 ××，女，48 岁，普外，入院时间 2015 年 3 月 23 日。

主诉：下腹部疼痛 3 天。

现病史：患者于 3 天前无明显诱因出现下腹部疼痛，伴有恶心、呕吐，呕吐物为胃内容物。伴有体温升高达 38.4℃，就诊于当地诊所，给予抗炎治疗效果不佳，今日来我院急诊治疗。查腹部 B 超：盆腔积液，盆腔右侧不规则液性回声伴规则实性结构（积脓）。腹部 CT 示：腹腔内部分肠管水肿明显、渗出明显。以"急性阑尾炎"收住我院普外科。发病以来，患者精神好，食欲一般，二便正常。

查体

T38.4℃，P102 次 / 分，R20 次 / 分，BP91/60mmHg，神清语利，查体合作，全身皮肤黏膜、巩膜无黄染，浅表淋巴结未及肿大，心律齐，无杂音，双肺呼吸音粗，无干湿性啰音。未见胃肠型及蠕动波，无腹壁静脉曲张，下腹部腹肌紧张，下腹部压痛尤以右下腹明显，反跳痛阳性，肝脾未触及，无移动性浊音，肠鸣音减弱。

理化检查

血常规：白细胞计数（WBC）9.6×10^9/L，嗜中性粒细胞百分比（NUE%）82%，红细胞计数（RBC）5.3×10^{12}/L，血红蛋白（HGB）145/L，血小板（PLT）289×10^9/L。

肝功能：血清丙氨酸氨基转移酶（ALT）25U/L，血清天门冬氨酸氨基转移酶（AST）18U/L，总蛋白（TP）75g/L，白蛋白（ALB）40g/L。

肾功：尿素（Urea）4.4mmol/L，肌酐（CRE）63μmol/L。

影像检查

腹部 B 超：盆腔积液，盆腔右侧不规则液性回声伴规则实性结构（积脓）。提示：阑尾周围脓肿形成。

腹部 CT：腹腔内部分肠管水肿明显，渗出明显，提示腹腔积液形成。

诊断

急性阑尾炎、阑尾周围脓肿形成、腹盆腔脓肿形成。

治疗

禁食，半卧位，维持水电解质平衡，维持有效血容量，补充热量和营养。抗感染、抑制胃酸、调整胃肠道功能等治疗。择期手术治疗。于 2015 年 4 月 4 日全麻下行剖腹探查，脓肿清除引流术。术中诊断：急性坏疽穿孔阑尾炎、急性弥漫性腹膜炎、腹腔多发脓肿伴盆腔炎。术后给予腹盆腔置管引流，并进行腹腔灌洗。

会诊理由：术前 2015 年 3 月 28 日请中医科会诊，协助术前治疗。

中医四诊：患者腹痛，腹胀，恶寒，发热，小便正常，大便干燥，舌质红，苔白腻，脉滑数。

中医辨证：气滞血淤，湿毒内蕴。

主方：排脓散加减。

主治：益气活血，润肠排脓。

会诊意见

中药汤剂处方如下：

穿山甲 10g 黄芪 10g 当归 10g 金银花 20g 白芷 10g 防风 10g 川芎 10g 栝楼 10g 生薏仁 20g 败酱草 20g，4 剂，水煎服，每日 1 剂。

治疗效果

服上方后，大便通畅，体温正常，于 2015 年 4 月 4 日全麻下行剖腹探查，脓肿清除引流术。

按语： 急性阑尾炎合并腹盆腔多发脓肿，术前发热。本患者因术前发热，腹盆腔多发性积脓，请求会诊。患者术前发热，不利于手术进行。腹盆腔多发性脓肿、脓腔扩散，说明患者正气不足，不足以使病灶局限。当以补气托毒的方法，使病灶局限，脓液吸收从肠道排出体外。明代陈实功所著的《外科正宗》中记载的排脓散是治疗脓肿形成的重要方剂，本案例使用该方剂作为术前准备，使脓肿局限，脓液量减少，帮助手术顺利进行，同样有利于术后康复。手术前期并发症的积极治疗有利于手术的顺利进行和术后康复。

病案 37

李 ××，男，46 岁，骨科，入院时间 2014 年 7 月 3 日。

主诉：高空坠落受伤后 1 小时。

现病史：患者从高空坠落后出现身体多处骨折，多处皮肤软组织损伤，神志清楚。急救车送至我院急诊科。经查患者出血较多、多处骨折、胸腔闭合性损伤、腹腔多脏器损伤等。给予抢救并紧急手术。术后诊断为：高处坠落伤、失血性休克、脾破裂切除术后、肝破裂修补术后、弥漫性腹膜炎、胸部闭合性损伤、左侧肋骨多发性骨折、左下肺挫伤、左侧血气胸、右侧胫腓骨骨折、左股骨转子间骨折、骨盆骨折。术后经对症支持治疗。现患者查体：T36.8℃，P102 次／分，R15 次／分，BP154/83mmHg，神志清楚，皮肤巩膜黄染，留置胃肠引流管，左侧胸腔留置胸腔闭式引流管，左腹部可见脾窝引流管，盆腔引流管，右下肢石膏固定，双肺呼吸音粗，可闻及湿性啰音，肠鸣音弱。

第一次会诊理由：2014 年 8 月 11 日，因胃液较多请中医科协助治疗。

中医四诊：患者神志清，但烦躁，予镇静药物，现胃肠减压，胃液量仍多，大便不畅，胃液呈黄绿色，小便茶色，肤色黄，脉滑，痰涎多。

中医辨证：湿热阻滞三焦。

主方：柴胡加龙骨牡蛎汤合茵陈蒿汤加减。

主治：和解清热，镇静安神。

会诊意见

1. 中药汤剂处方如下：

柴胡 10g 黄芩 10g 生地 10g 龙胆草 10g 半夏 10g 生姜 10g 大枣 10g 桂枝 10g 茯苓 20g 龙骨 20g 牡蛎 20g 大黄 10g 石决明 10g 茵陈 30g 栀子 10g，4 剂，水煎服，每日 1 剂。

2. 针灸治疗：

选穴取额旁 2 线，中脘、下脘、天枢、关元、足三里、上巨虚、下巨虚、公孙等穴，每次留针 30 分钟，每日 1 次。

治疗效果：以上治疗后，患者胆红素较前下降，睡眠可，胃液较前减少。

第二次会诊理由：2014 年 11 月 28 日，因食欲差，请中医科会诊协助治疗。

中医四诊：患者未主诉明显不适，舌红，苔白腻，脉滑。

中医辨证：脾虚湿停。

主方：香砂六君子汤加减。

主治：健运脾气。

会诊意见

中药汤剂处方如下：

党参 10g　白术 10g　茯苓 10g　生甘草 10g　清半夏 10g　陈皮 5g　焦山楂 5g　鸡内金 5g　砂仁 5g　木香 10g　生薏仁 20g　扁豆 20g，4 剂，水煎服，每日 1 剂。

按语： 本案为创伤后期康复。患者创伤后腹腔脏器修补术后见精神情绪异常。《伤寒论》："伤寒八九日，下之，胸满烦惊，小便不利，谵语。一身尽重，不可转侧者，柴胡加龙骨牡蛎汤主之。"《金匮要略》："谷疸之为病，寒热不食，食即头眩，心胸不安，久久发黄，为谷疸，茵陈蒿汤主之。"通利三焦，二便通畅，湿热随便而去，黄疸症状减轻。患者胃液增多与腑气不通有关，六腑以通降为顺，腑气通降，胃气自然顺降。

病案 38

闫×，女，56 岁，普外，入院时间 2015 年 4 月 16 日。

主诉：腹腔手术后 10 天不排便。

现病史：患者因近期同房后阴道出血 1 次，就诊于我院妇科，经完善相关检查，确诊为宫颈癌晚期。以"宫颈癌晚期"收住我院妇科。于 2015 年 4 月 6 日在全麻下行广泛性全子宫切除术、双侧附件切除术、盆腔淋巴结切除术，术后第 9 天患者间断发热，体温波动 36.7℃~38.7℃，予盐酸莫西沙星氯化钠注射液 0.4g，每日一次静脉点滴。患者于昨日体温达 39℃，急查血常规：白细胞计数（WBC）10.7×10^9/L，嗜中性粒细胞百分比（NUE%）88.4%。今晨体温降至 36.9℃，再次复查血常规白细胞计数（WBC）17.0×10^9/L，嗜中性粒细胞百分比（NUE%）89.25%。同时患者术后未排便，考虑急性肠梗阻转我院普外科。

诊断

宫颈癌（大细胞非角化性鳞状细胞癌）根治术后，急性肠梗阻。

治疗

禁食，维持水电解质平衡，维持有效血容量，补充热量和营养。抗感染、抑制胃酸、调整胃肠道功能等治疗。

第一次会诊理由：于 2015 年 4 月 16 日因患者腹胀，上腹部疼痛，请中医科协助治疗。

中医四诊：患者腹胀，上腹部疼痛拒按，口干不欲饮，大便不行，有排气，尿黄，舌红苔黄腻，脉滑。

中医辨证：小结胸证。

主方：小陷胸汤合小承气汤加减。

主治：泄热通腑。

会诊意见

中药汤剂处方如下：

栝楼 20g 半夏 10g 黄连 10g 大黄 10g 厚朴 10g 枳实 10g，2 剂，水煎服，每日 1 剂。

治疗效果

患者腹胀、上腹部疼痛减轻。

第二次会诊理由：2015 年 4 月 27 日患者因术后肠梗阻转入普外科，希望继续中医治疗，请中医科会诊。

中医四诊：患者术后腹胀，大便不通，已排气，未进食，舌苔厚腻，脉沉。

中医辨证：寒凝气滞，食积水停。

主方：排气汤合大黄附子汤加减。

主治：温中行气，化滞通腑。

193

会诊意见

中药汤剂处方如下：

木香 10g 厚朴 10g 香附 6g 陈皮 6g 枳壳 6g 乌药 6g 藿香 6g 泽泻 3g 大黄 10g 制附子 10g 细辛 3g 木香 10g 桃仁 10g 乳香 10g 没药 10g，4 剂，水煎服，每日 1 剂。

治疗效果

患者未主诉明显不适，已进半流食。

按语：本案例为术后肠梗阻。患者因宫颈癌晚期行广泛性全子宫切除术、双侧附件切除术、盆腔淋巴结切除术，术后出现肠梗阻。经对症治疗排气、排便困难与盆腔气滞、水停、寒凝、血淤共存有关。清代医家吴仪洛《成方切用》记载排气汤和《伤寒论》记载的大黄附子汤合用，有很好的温中行气、通腑泄水的功能。可以作为术后肠梗阻的首选方剂。

病案 39

赵 ×，女，42 岁，普外，入院时间 2013 年 8 月 19 日。

主诉：伤后腹痛 5 天，加重 2 小时。

现病史：患者 5 天前不小心撞门上，左侧背部受力，伤时患者出现短暂昏迷，伤后自觉左背部及左侧腹部疼痛，休息后疼痛减轻，未做特殊检查和处理。2 小时前患者自觉腹部疼痛明显加重，伴恶心、呕吐，呕吐物为胃内容物，伴双手麻木、出汗明显。就诊于我院急诊科，急查腹部 B 超示：脾回声不均匀，考虑脾破裂。以"脾破裂"收住我院普外科。发病以来，患者精神一般，食欲正常，二便正常。

查体

T36.5℃，P68 次 / 分，R28 次 / 分，BP104/66mmHg，神清语利，查体合作，全身皮肤黏膜、巩膜无黄染，浅表淋巴结未及肿大，心律齐，无杂音，双肺呼吸音粗，无干湿性啰音。未见胃肠型及蠕动波，无腹壁静脉曲张，全腹部无压痛及反跳痛，肝脾肋下未及，无移动性浊音，肠鸣音正常。

理化检查

血常规：白细胞计数（WBC）3.7×10^9/L，嗜中性粒细胞百分比（NUE%）55%，红细胞计数（RBC）4.4×10^{12}/L，血红蛋白（HGB）120/L，血小板（PLT）120×10^9/L。

肝功能：血清丙氨酸氨基转移酶（ALT）37U/L，血清天门冬氨酸氨基转移酶（AST）18/L，总蛋白（TP）75g/L，白蛋白（ALB）42g/L。

肾功：尿素（Urea）4.6mmol/L，肌酐（CRE）69μmol/L。

影像检查

腹部B超：脾实质内不规则回声区，考虑脾损伤。

腹部CT：脾脏体积增大，内见破裂样低密度影，边缘处包膜下异常密度影，考虑脾挫裂伤伴包膜下肿块形成。

诊断

脾损伤、局限性腹膜炎。

治疗

禁饮食，维持水电解质平衡，维持有效血容量，补充热量和营养。抗感染、抑制胃酸、调整胃肠道功能等治疗。

会诊理由：经治疗10日后患者腹痛剧烈。于2013年8月30日请中医科会诊协助治疗。

中医四诊：患者腹部胀痛，痛有定处，面色苍白，气短乏力，口干、口渴、大便正常，脉滑数，舌淡。

中医辨证：气血不足，淤血停留。

主方：复元活血汤加减。

会诊意见

中药汤剂处方如下：

柴胡 10g 天花粉 10g 当归 10g 红花 5g 生甘草 10g 穿山甲 10g
大黄 10g 桃仁 10g 人参 10g 麦冬 10g 五味子 10g 三七 3g，4 剂，水
煎服，每日 1 剂。

治疗效果

服上方后，患者腹部胀痛明显缓解。

按语：本案例为创伤后局限性腹膜炎。患者创伤后淤血内停，可
见疼痛，痛有定处，夜间痛明显，治疗当活血化淤。李杲《医学发明》
记载复元活血汤是解决淤血、疼痛、虚弱的首选方剂。三七性味甘、微温，
归肝、胃经，功能止血散淤定痛。对于疼痛，三七有很好的止痛作用。
复元活血汤配合三七标本兼治，对于术后出现的疼痛症状有很好的治
疗作用。

病案 40

冯××，男，56 岁，普外，入院时间 2013 年 9 月 17 日。

主诉：发现乙肝 26 年，乙肝后肝硬化 9 年余。

现病史：患者 26 年前于因腹胀、乏力就诊于太原市传染病医院诊
断为乙型病毒感染性肝炎，对症治疗具体不详，病情未见明显控制。9
年前出现乙型病毒感染性肝炎合并肝硬化、脾大，近年来间断多次出
现上消化道出血，多次以"乙肝后肝硬化、门脉高压致食道静脉曲张、
上消化道出血"就诊于我院消化科，病情暂时得以控制。

2005 因发现"肝癌"于山西肿瘤医院行肝癌根除术。因反复多次
消化道出血和并脾大、食道静脉曲张，于今日就诊于我院普外科，欲
行手术治疗。发病以来，一般情况尚可，食欲正常，二便正常。体重
未见减轻。

查体

T36.3℃，P100 次 / 分，R26 次 / 分，BP122/71mmHg，腹部平坦，
无腹壁静脉曲张，未见胃肠型及蠕动波，可见一长约 30cm 弧形切口

瘢痕，腹软，无压痛、反跳痛，肝肋下未及，脾肋下两指触及，质韧、无压痛、未触及包块。

理化检查

血常规：白细胞计数（WBC）3.7×10^9/L，嗜中性粒细胞百分比（NUE%）55%，红细胞计数（RBC）3.4×10^{12}/L，血红蛋白（HGB）122/L，血小板（PLT）110×10^9/L。

肝功能：血清丙氨酸氨基转移酶（ALT）78U/L，血清天门冬氨酸氨基转移酶（AST）67/L，总蛋白（TP）70g/L，白蛋白（ALB）39g/L。

肾功：尿素（Urea）5.6mmol/L，肌酐（CRE）80μmol/L。

影像检查

腹部 B 超（2013-9-22）：肝硬化、脾大、门静脉增宽。

腹部 CT：肝硬化，脾大，肝门静脉、脾静脉，食管下静脉增粗迂曲。

诊断

肝硬化、脾亢、食道静脉曲张、肝癌、肝癌根治术后、乙型肝炎、消化道出血。

治疗

于 2013 年 9 月 23 日行脾切除、贲门周围血管离断术。禁饮食，维持水电解质平衡，维持有效血容量，补充热量和营养。抗感染、抑制胃酸、调整胃肠道功能等治疗。

会诊理由：术后 7 天，患者腹痛难忍，用止痛泵尚可见效。于2013 年 10 月 6 日请中医科会诊。

中医四诊：患者腹部疼痛剧烈，舌质暗红，舌下静脉曲张，苔薄白，脉滑。

中医辨证：淤血内阻。

主方：鳖甲煎丸合七厘散加减。

主治：软坚散结，活血化淤。

会诊意见

1. 中药汤剂处方如下：

鳖甲 10g　射干 5g　黄芩 5g　柴胡 10g　干姜 5g　大黄 10g　生白芍 10g　桂枝 10g　葶苈子 10g　石韦 10g　厚朴 10g　丹皮 10g　瞿麦 10g　半夏 10g　人参 10g　土元 5g　阿胶 10g　蜂房 5g　芒硝 10g　桃仁 10g，4 剂，水煎服，每日 1 剂。

2. 自制作七厘散：

血竭 10g　儿茶 10g　红花 10g　乳香 10g　没药 10g　冰片 10g　三七 10g，研成细末，每日口服 2 次，每次 3g，黄酒送服。

治疗效果

患者疼痛明显，已停止痛泵。

按语： 本案例肝硬化行脾切除、贲门周围血管离断术后合并剧烈疼痛。鳖甲煎丸出自《金匮要略》，用于治疗癥瘕。目前临床上用于治疗肝硬化属肝淤血证。七厘散出自《良方集腋》，方中麝香和朱砂一般医院药房没有，须患者家属自行寻找，效果尚可。自制作七厘散配合中药汤剂可以作为肝硬化患者的止痛药物。

病案 41

郭 ×，男，58 岁，普外，入院时间 2013 年 9 月 16 日。

主诉：右下腹疼痛 10 天。

现病史：患者于 10 天前无明显诱因出现右下腹阵发性疼痛，不伴有发热、恶心、呕吐、腹胀、腹泻、便血等症状。就诊于当地诊所，给予静脉点滴抗生素治疗（具体药物不详），症状未见明显缓解。就诊于我院急诊，急查腹部 B 超：右下腹阑尾区上方不匀质包块，考虑急性阑尾炎。以"急性阑尾炎"收住我院普外科。发病以来，患者精神好，食欲减退，二便正常。

查体

T36.5℃，P75 次 / 分，R15 次 / 分，BP120/80mmHg，腹部平坦，未见胃肠型及蠕动波，腹软，右上腹及右下腹压痛，右下腹反跳痛，肝脾肋下未触及，无移动性浊音，肠鸣音正常。

理化检查

血常规：白细胞计数（WBC）6.1×10^9/L，嗜中性粒细胞百分比（NUE%）56%，红细胞计数（RBC）5.2×10^{12}/L，血红蛋白（HGB）145/L，血小板（PLT）310×10^9/L。

肝功能：血清丙氨酸氨基转移酶（ALT）44U/L，血清天门冬氨酸氨基转移酶（AST）25U/L，总蛋白（TP）80g/L，白蛋白（ALB）45g/L。

肾功：尿素（Urea）3.9mmol/L，肌酐（CRE）76μmol/L。

影像检查

腹部B超：提示阑尾周围脓肿形成。

诊断

急性阑尾炎、阑尾周围脓肿形成。

治疗

禁食，维持水电解质平衡，维持有效血容量，补充热量和营养。抗感染、抑制胃酸、调整胃肠道功能等治疗。

会诊理由：治疗 6 天后，患者一般情况尚可，于 2013 年 9 月 22 日请中医科会诊。

中医四诊：患者右下腹有包块，排便不畅，大便有黏液，舌质紫暗，苔黄腻，脉滑。

中医辨证：气滞血淤，热毒内盛。

主方：阑尾化淤汤加减。

主治：行气活血，清热解毒。

会诊意见

中药汤剂处方如下：

川楝子 15g　延胡索 10g　丹皮 10g　桃仁 10g　木香 10g　金银花 10g　大黄 10g　冬瓜仁 20g　生薏仁 20g，4 剂，水煎服，每日 1 剂。

治疗效果

服上方后，患者大便通畅。

按语：本案例为急性阑尾炎炎性包块形成伴有排便不畅。患者暂时无手术指征。阑尾局部炎性包块已形成。阑尾化淤汤有很好的行气活血，清热解毒的作用。冬瓜仁性味甘寒，入肺、胃、大肠、小肠经，具有利湿排脓的作用。生薏仁性味甘淡、微寒，归脾、胃、肺经，有利水消肿，祛湿排脓。冬瓜仁与生薏仁相配有很好的利水消肿的作用。阑尾局部炎性包块与气滞、血淤、湿停有关，行气、祛湿、化淤、解毒可以促进炎症的吸收。

病案 42

李 ××，女，45 岁，普外，入院时间 2014 年 9 月 18 日。

主诉：腹部切口溢液 1 月余。

现病史：患者 1 月前出现腹部切口感染并出现异常分泌物，分泌物量多，味臭秽，夹杂食物残渣，同时伴有腹胀、低热等症状。不伴有恶心、呕吐、呕血、黑便、便血等症状，排便、排气正常。患者 2008 因卵巢癌行卵巢癌根治术，术后多次放、化疗治疗。2014 年因卵巢癌广泛腹腔转移合并感染、不完全性肠梗阻住我院治疗，病情好转出院。

查体

T37.5℃，P98 次 / 分，R21 次 / 分，BP118/55mmHg，腹部膨隆，未见胃肠型及蠕动波，腹软，可扪及大小不等肿物，肿物已相互融合，大小 50cm×40cm，形状不规则，质硬，表面不光滑，边界不清，腹部压痛，脐下 3cm 手术切口处可见瘘口，有漏液溢出，味臭。

理化检查

血常规：白细胞计数（WBC）2.1×10^9/L，嗜中性粒细胞百分比（NUE%）45%，红细胞计数（RBC）2.2×10^{12}/L，血红蛋白（HGB）85/L，血小板（PLT）112×10^9/L。

肝功能：血清丙氨酸氨基转移酶（ALT）56U/L，血清天门冬氨酸氨基转移酶（AST）34U/L，总蛋白（TP）65g/L，白蛋白（ALB）38g/L。

肾功：尿素（Urea）2.9mmol/L，肌酐（CRE）34μmol/L。

影像检查

腹部 CT：卵巢癌术后改变，腹腔内多发团块状混合密度影伴钙化，腹腔肿块，考虑转移癌。盆腔内软组织团块影，内可见气体。并触及下腹壁至肝表面转移癌。

诊断

肠瘘、卵巢癌腹腔广泛转移、卵巢癌术后、弥漫性腹膜炎。

治疗

给予营养支持、输血、补蛋白、补血浆等治疗。

会诊理由：现患者乏力，活动受限，便血，双下肢浮肿，面色苍白，全身状况差，于 2014 年 9 月 18 日，请中医科协助治疗。

中医四诊：患者乏力，卧床，便血，双下肢浮肿，面色苍白，肢冷，食不入，舌质淡，苔薄白，脉弱。

中医辨证：气血不足，毒邪内侵。

主方：人参胃风汤加减。

主治：扶正祛毒。

会诊意见

中药汤剂处方如下：

人参 10g 茯苓 10g 白术 10g 当归 10g 生白芍 10g 川芎 10g 肉桂

201

10g 仙鹤草 20g，4 剂，水煎服，每日 1 剂。

治疗效果

患者自诉精神较前好转。

按语：本案例为腹腔肿瘤广泛转移伴便血。患者卵巢癌术后广泛转移，导致弥漫性腹膜炎、肠漏、便血等。患者病情危重，经输血、补血浆等对症支持治疗，患者病情不见好转。中医属肠风下血，与气血不足，风冷毒邪侵袭有关。《素问·玉机真脏论》："脉细、皮寒、气少、泄利前后、饮食不入，此为五虚。"指出现患者五脏俱虚，真气将竭之证，属难治之证。人参胃风汤出自《太平惠民和剂局方》，为体弱下血而设计。此时用药一定要注意保护胃气，药味要少，药量要轻，以稍有食欲为标准，不可过投峻剂。

病案 43

姚××，女，37 岁，普外，入院时间 2013 年 12 月 15 日。

主诉：右下腹疼痛 18 小时。

现病史：患者 18 小时前无明显诱因出现右下腹疼痛，伴恶心、呕吐，呕吐物为胃内容物。不伴有腹泻、腹胀等症状。就诊于我院普外科，急查腹部 B 超：右下腹囊实性包块。提示：急性阑尾炎。以"急性阑尾炎"收住我院普外科。发病以来，患者精神好，食欲正常，二便正常。既往 2006 年因胆结石行胆囊切除术。今年 2 月因急性阑尾炎住我院普外科治疗。好转出院。

查体

T37.8℃，P60 次 / 分，R20 次 / 分，BP119/69mmHg 腹部平坦，未见胃肠型及蠕动波，腹软，右下腹压痛明显，有反跳痛，肝脾肋下未触及，未触及包块，肠鸣音 4 次 / 分。

理化检查

血常规：白细胞计数（WBC）6.7×10^9/L，嗜中性粒细胞百分比

（NUE%）75%，红细胞计数（RBC）5.5×10^{12}/L，血红蛋白（HGB）146/L，血小板（PLT）206×10^{9}/L。

肝功能：血清丙氨酸氨基转移酶（ALT）56U/L，血清天门冬氨酸氨基转移酶（AST）43U/L，总蛋白（TP）75g/L，白蛋白（ALB）46g/L。

肾功：尿素（Urea）4.2mmol/L，肌酐（CRE）65μmol/L。

影像检查

腹部 CT：右侧下腹部炎性包块形成。

腹部 B 超：右下腹囊实性包块。

诊断

慢性阑尾炎急性发作、阑尾周围脓肿形成。

治疗

禁食，维持水电解质平衡，维持有效血容量，补充热量和营养。抗感染、抑制胃酸、调整胃肠道功能等治疗。

会诊理由：患者拒绝手术。于 2013 年 12 月 18 日请中医科协助治疗。

中医四诊：患者右下腹不适，大便不通，未进饮食，舌质红，苔黄腻，脉滑。

中医辨证：气滞血淤，热毒内盛。

主方：阑尾化淤汤加减。

主治：行气活血，清热解毒。

会诊意见

中药汤剂处方如下：

川楝子 15g 延胡素 10g 丹皮 10g 桃仁 10g 木香 10g 金银花 10g 大黄 10g，4 剂，水煎服，每日 1 剂。

治疗效果

患者服上方后，腹痛消失，大便通畅。

按语：本案例为急性阑尾炎反复发作。患者曾患急性阑尾炎，经

203

非手术治疗后,病情好转,后再次因阑尾炎急性发作,拒绝手术治疗,要求中医治疗。阑尾炎治疗不彻底极易反复发作,患者经历多次阑尾炎反复发作过程,患者每次抗感染治疗后,均以好转出院。说明抗生素治疗后,患者阑尾局部的气滞血淤的病机并没有得到根本的改善。因此不论手术还是非手术患者,常规配合中药治疗均有利于提高疗效。

病案 44

王××,男,73 岁,普外,入院时间 2014 年 10 月 22 日。

主诉:腰部疼痛 5 日余,下腰部疼痛 2 日余。

现病史:患者 5 日前出现腰部疼痛,疼痛呈持续性钝痛,自行按摩症状无改善。2 日前出现下腰部疼痛,疼痛呈间断性发作,伴负重后疼痛加重,伴有尿频、尿急、尿痛、尿淋沥不尽等症状。今日患者自觉食欲下降,不伴有恶心、呕吐、呕血、黑便。就诊于中铁十二局集团中心医院诊断为:不全肠梗阻,后腹膜肿物性质待查。于今日以“不全肠梗阻”收住我院普外科。

查体

T36.6℃,P96 次 / 分,R21 次 / 分,BP150/99mmHg 腹部平坦未见胃肠型及蠕动波,腹软,左下腰部及中下腹压痛(＋)反跳痛(－)肝脾未触及,肠鸣音正常。

理化检查

血常规:白细胞计数(WBC)9.7×10^9/L,嗜中性粒细胞百分比(NUE%)78%,红细胞计数(RBC)5.4×10^{12}/L,血红蛋白(HGB)156/L,血小板(PLT)278×10^9/L。

肝功能:血清丙氨酸氨基转移酶(ALT)45U/L,血清天门冬氨酸氨基转移酶(AST)67U/L,总蛋白(TP)70g/L,白蛋白(ALB)47g/L。

肾功:尿素(Urea)7.2mmol/L,肌酐(CRE)128μmol/L。

影像检查

腹部 X 线平片：可见气液平面。提示：不全肠梗阻。

腹部 CT：左侧肾脏占位可能，伴右侧肾盂及输尿管扩张积水改变，后腹膜及肠管内大量内容物淤积伴积气改变。

腹部 MRI：左侧输尿管中下段走形异常伴团块状占位，与输尿管分界不清，伴间部输尿管梗阻。

诊断

腹膜后浸润性占位、不全肠梗阻。

治疗

于 2014 年 10 月 29 日行剖腹探查和腹后肿物切除术。术后给予维持水电解质平衡，维持有效血容量，补充热量和营养。抗感染、抑制胃酸、调整胃肠道功能等治疗。

会诊理由：术后 2 天，患者阵发性腹部疼痛，于 2014 年 11 月 2 日请中医科会诊，协助治疗。

中医四诊：患者身痛，腹痛，发热，排便不畅，舌质暗，苔白腻，脉滑数。

中医辨证：邪伏膜原。

主方：达原饮合桃核承气汤。

主治：开达膜原，避秽化浊。

会诊意见

中药汤剂处方如下：

槟榔 10g 厚朴 10g 知母 10g 芍药 10g 黄芩 10g 草果 5g 生甘草 5g 桃仁 10g 大黄 10g 桂枝 10g，4 剂，水煎服，每日 1 剂。

治疗效果

服上方后热退，痛止。

按语： 本案例腹膜后浸润性占位切除术后。《素问·举痛论》："寒气客于胃肠之间，膜原之下，血不得散，小络急引故痛。按之血气散，故按之痛止。"膜原为胃肠间腹腔脏层和壁层之间。手术后湿热秽浊之气弥散胃肠之外，血脉随之淤滞。《伤寒论》："太阳病不解，热结膀胱，其人如狂，血自下，下者愈……外解已，但少腹急结，乃可攻之，宜桃核承气汤。"达原饮和桃核承气汤配合用于湿热秽浊之气与血热互结的蓄血证。

病案 45

赵××，男，47岁，普外，入院时间 2014 年 1 月 26 日。

主诉：车祸外伤 19 天，腹痛，腹胀 7 天。

现病史：患者于 19 日前因车祸出现神志昏迷，当时诊断为头颅外伤，颅内出血，行血肿清除术等治疗后，病情好转出院。近 7 天来，患者出现腹胀、腹痛、停止排气、停止排便等症状。就诊于我院急诊科，行腹部立位平片示：有多处气液平面，提示：肠梗阻。急诊给予胃肠减压，灌肠效果差。以"不全性肠梗阻"收住我院普外科。发病以来，患者烦躁不安，食欲差，小便正常。2003 年因外伤后肠破裂行肠破裂吻合术。

查体

T36.2℃，P85 次 / 分，R20 次 / 分，BP134/85mmHg，神志清楚，反应迟钝，烦躁，偶有应答不切题。腹软，可见肠型及蠕动波。全腹压痛，反跳痛，肝脾未触及，肠鸣音正常。

理化检查

血常规：白细胞计数（WBC）3.6×10^9/L，嗜中性粒细胞百分比（NUE%）56%，红细胞计数（RBC）4.8×10^{12}/L，血红蛋白（HGB）145/L，血小板（PLT）243×10^9/L。

肝功能：血清丙氨酸氨基转移酶（ALT）78U/L，血清天门冬氨酸氨基转移酶（AST）92U/L，总蛋白（TP）71g/L，白蛋白（ALB）40g/L。

肾功：尿素（Urea）3.2mmol/L，肌酐（CRE）89μmol/L。

影像检查

腹部X线平片：有多处气液平面，提示：肠梗阻。

诊断

急性肠梗阻、颅内出血清除术后、肠破裂吻合术后。

治疗

禁食，维持水电解质平衡，维持有效血容量，补充热量和营养。抗感染、抑制胃酸、调整胃肠道功能等治疗。

会诊理由：经治疗4天后，患者未排便、排气，于2014年1月31日请中医科协助治疗。

中医四诊：患者大便不通，烦躁不安，腹胀，舌质红，苔黄腻，脉数。

中医辨证：气滞湿淤互结。

主方：排气汤加减。

主治：行气化滞通腑。

会诊意见

中药汤剂处方如下：

木香10g 厚朴10g 香附6g 陈皮6g 枳壳6g 乌药6g 藿香6g 泽泻3g 桃仁10g 大黄10g，4剂，水煎服，每日1剂。

治疗效果

服上方后，已排气、排便。

按语：本案例为不全性肠梗阻，主要表现为腹胀、不排气。患者经过胃肠减压、口服植物油、灌肠的办法，未见排便、排气，腹部X线见气液平面，为气滞湿淤互结，当行气、化淤、利湿、通腑为治，以行气药为主，方用排气汤酌情配合改善循环和通腑的药物。

病案46

董××，女，79岁，普外，入院时间2014年6月5日。

主诉：右下腹疼痛 15 天。

现病史：患者 10 天前进食后出现右下腹部疼痛，并逐渐加重，伴有体温升高，最高可达 38.5℃。不伴有恶心、呕吐、腹泻、腹胀等症状，就诊于当地医院。行腹部 B 超：下腹部包块性质待查，建议转诊上级医院。今日患者就诊于我院急诊科，查腹部 B 超示：右下腹可见大小约 5.0cm×3.6cm 低回声包块，提示：阑尾周围脓肿。以"急性阑尾炎"收住我院普外科。发病以来患者精神好，食欲尚可，二便正常。

查体

T36.8℃，P70 次 / 分，R20 次 / 分，BP140/80mmHg，腹部平坦，未见胃肠型及蠕动波，腹软，有下腹压痛，反跳痛，肝脾未触及，右下腹可触及鸡蛋大小包块，活动好，边界清楚，肠鸣音正常。

理化检查

血常规：白细胞计数（WBC）$4.8×10^9$/L，嗜中性粒细胞百分比（NUE%）67%，红细胞计数（RBC）$4.6×10^{12}$/L，血红蛋白（HGB）136/L，血小板（PLT）$209×10^9$/L。

肝功能：血清丙氨酸氨基转移酶（ALT）37U/L，血清天门冬氨酸氨基转移酶（AST）62U/L，总蛋白（TP）70g/L，白蛋白（ALB）42g/L。

肾功：尿素（Urea）4.5mmol/L，肌酐（CRE）72μmol/L。

影像检查

腹部 B 超：右下腹可及大小约 5.0cm×3.6cm 低回声包块，提示：阑尾周围脓肿。

诊断

急性阑尾炎、阑尾周围脓肿形成。

治疗

于 2014 年 6 月 6 日行剖腹探查术：阑尾切除术、肠黏膜松解术、腹腔脓肿引流术。禁食，维持水电解质平衡，维持有效血容量，补充热量和营养。抗感染、抑制胃酸、调整胃肠道功能等治疗。腹腔壁式引流，腹腔灌洗，换药。

会诊理由：于 2014 年 6 月 29 日，因伤口愈合差，请中医科会诊，协助治疗。

中医四诊：术后感染，伤口愈合不佳，分泌物不多，倦怠乏力，舌质淡红，脉弱。

中医辨证：气血不足。

主方：人参养荣汤加减。

主治：补益气血。

会诊意见

1. 中药汤剂处方如下：

白芍 30g　当归 10g　陈皮 10g　黄芪 10g　肉桂 10g　人参 10g　白术 10g　炙甘草 10g　熟地 6g　五味子 6g　茯苓 6g　远志 4g，4 剂，水煎服，每日 1 剂。

2. 生肌散外用：

清创后给予生肌散外用，隔日换药 1 次。

治疗效果

经上述治疗，促进伤口愈合。

209

按语：本案例为急性阑尾炎手术切除术后伤口不愈合。患者年事已高，术后元气大伤，在大量抗生素抗感染的情况下，患者腹部伤口不愈合不考虑感染引起，考虑可能与伤口的再生能力弱有关。给予人参养荣汤补益气血，同时配合生肌散外用，有利于伤口愈合。中医内外治法联合应用可以治疗术后伤口愈合不良。

病案 47

梁 ××，男，54 岁，普外，入院时间 2015 年 6 月 2 日。

主诉：持续性右下腹痛 1 周余。

现病史：患者 1 周前因受凉后出现恶心，腹胀，腹痛等症状，自行服用氟哌酸胶囊（用法不详），症状未见明显缓解，并疼痛固定在右下腹痛。2 日后就诊于当地医院，给予抗炎，补液等对症治疗后未见明显好转，来我院急诊，查腹部 B 超：胆囊内固醇性结晶，阑尾不均质包块。提示阑尾周围脓肿。以"阑尾周围脓肿"收住我院普外科。发病以来患者精神好，食欲正常，二便正常。

查体

T36.4℃，P90 次 / 分，R20 次 / 分，BP156/90mmHg，腹部平坦，未见胃肠型及蠕动波，腹软，右下腹压痛、反跳痛，肝脾未触及，右下腹可触及包块，活动好，边界清楚，肠鸣音正常。

理化检查

血常规：白细胞计数（WBC）6.9×10^9/L，嗜中性粒细胞百分比（NUE%）70%，红细胞计数（RBC）5.0×10^{12}/L，血红蛋白（HGB）147/L，血小板（PLT）219×10^9/L。

肝功能：血清丙氨酸氨基转移酶（ALT）95U/L，血清天门冬氨酸氨基转移酶（AST）54U/L，总蛋白（TP）72g/L，白蛋白（ALB）47g/L。

肾功：尿素（Urea）6.7mmol/L，肌酐（CRE）82μmol/L。

影像检查

腹部 CT：阑尾炎合并周围脓肿形成可能、胆囊炎、胰腺外生性囊肿。

腹部 B 超：胆囊内固醇性结晶，阑尾不均质包块。提示阑尾周围脓肿。

诊断

急性阑尾炎、阑尾炎周围脓肿形成、胰腺外囊肿、慢性胆囊炎。

治疗

禁食，维持水电解质平衡，维持有效血容量，补充热量和营养。

抗感染、抑制胃酸、调整胃肠道功能、保肝等治疗。

会诊理由：经治疗 10 天后，患者腹泻明显，于 2015 年 6 月 11 日请中医科会诊，协助治疗。

中医四诊：患者腹泻，腹部不适，口渴，舌质淡红，苔黄腻，脉滑。

中医辨证：里热下迫兼血热阴伤。

主方：葛根芩连汤合清肠饮加减。

主治：清热解毒，泄热止利，滋阴凉血。

会诊意见

中药汤剂处方如下：

金银花 30g 当归 20g 地榆 30g 麦冬 20g 玄参 20g 生甘草 10g 生薏仁 20g 黄芩 5g 葛根 20g 黄连 5g，4 剂，水煎服，每日 1 剂。

治疗效果

服上方后，大便正常，腹泻停止。

按语：本病例为急性阑尾炎治疗后出现腹泻。患者抗生素治疗后可能会合并菌群失调，导致腹泻，热毒壅盛可见腑气不通的便秘，也可见协热下注的腹泻。《伤寒论》："太阳病，桂枝证，医反下之，利遂不止。脉促，表未解也。喘而汗出者，葛根黄芩黄连汤主之。"因此，不论是菌群失调还是协热下注，都与血热阴伤有关。清朝陈士铎著《辨证录》记载清肠饮对于血热阴伤，热毒内蕴的肠痈有效。

211

病案 48

扎西 ××，藏族，男，53 岁，普外，入院时间 2015 年 12 月 11 日。

主诉：转移性右下腹痛 1 天。

现病史：患者因转移性右下腹疼痛 1 天，就诊于我院急诊科，诊断为急性化脓性阑尾炎，于 2015 年 12 月 12 日行急诊腹腔镜阑尾切除术。术后患者自诉右侧腹部、腹壁疼痛不适，给予硫酸镁湿热敷，效果欠佳。转入我院普外科。2015 年 11 月行右侧股骨干骨折切开复位内固定术。

查体

T36.9℃，P110 次 / 分，R20 次 / 分，BP145/95mmHg，腹部平坦，未见胃肠型及蠕动波，右侧腹部、腹壁疼痛，皮温较高，皮肤表面红肿、痛。腹肌紧张，右下腹压痛及反跳痛阳性，墨菲氏征阴性，叩诊有移动性浊音，肠鸣音弱。

理化检查

血常规：白细胞计数（WBC）16.9×10^9/L，嗜中性粒细胞百分比（NUE%）83.3%，红细胞计数（RBC）5.2×10^{12}/L，血红蛋白（HGB）156/L，血小板（PLT）209×10^9/L。

肝功能：血清丙氨酸氨基转移酶（ALT）78U/L，血清天门冬氨酸氨基转移酶（AST）45U/L，总蛋白（TP）75g/L，白蛋白（ALB）45g/L。

肾功：尿素（Urea）7.2mmol/L，肌酐（CRE）89μmol/L。

影像检查

腹部彩超：右下腹阑尾区条索状低回声，提示急性阑尾炎。不均匀性脂肪肝。

诊断

急性化脓性阑尾炎、脂肪肝、右侧股骨干骨折切开复位内固定术后。

治疗

2015 年 12 月 12 日行急诊腹腔镜阑尾切除术。术后禁食，维持水电解质平衡，维持有效血容量，补充热量和营养。抗感染、抑制胃酸、调整胃肠道功能、保肝等治疗。局部换药。

会诊理由：经治疗 1 周后，右侧腹部、腹壁切口疼痛，局部红肿、疼痛未改善，2015 年 12 月 18 日请中医科协助治疗。

中医四诊：患者术后 7 天，伤口脓性分泌物多，午后低热，伤口局部红肿疼痛，口渴，大便通畅，舌质红，少苔，脉数。

主方：增液汤合五味消毒饮加减。

主治：清热解毒，滋阴清热。

会诊意见

1、中药汤剂处方如下：

玄参 20g 麦冬 10g 生地 10g 金银花 15g 野菊花 5g 蒲公英 5g 天葵子 5g 紫花地丁 5g 黄芪 20g 白芷 10g 青蒿 10g，4 剂，水煎服，每日 1 剂。

2. 清创后给予生肌散外用。隔日换药 1 次。

治疗效果

经上述治疗，促进伤口愈合。

按语：本案例为急诊腹腔镜阑尾切除术后伤口感染。腹腔镜手术属微创手术，术后伤口小，易于愈合。但是本案例患者术后伤口红肿热痛，难以愈合，抗感染治疗疗效欠佳。考虑与患者热毒内盛，血热阴伤有关。增液汤合五味消毒饮有很好的清热解毒，滋阴凉血的作用，配合生肌散外用，促进伤口愈合。中医内外治结合对于微创术后伤口感染有很好的治疗作用，值得临床推广。

213

病案 49

范 ××，女，51 岁，普外，入院时间 2014 年 12 月 22 日。

主诉：阵发性腹痛伴恶心 20 余天。

现病史：患者 20 天前无明显诱因出现阵发性腹痛伴恶心，间断排气，排便量少。就诊于我院急诊科，急查腹部 X 线平片示：有气液平面，提示：肠梗阻。以"肠梗阻"收住我院普外科。患者 1980 年因急性阑尾炎，行阑尾切除术。之后多次因不全肠梗阻行肠粘连松解术。发病以来，患者精神尚可，食欲尚可，小便正常，大便排便不畅。

查体

T36.4℃，P77 次 / 分，R20 次 / 分，BP138/82mmHg 腹部平坦，未见胃肠型及蠕动波，腹软，右下腹压痛、反跳痛，肝脾未触及，腹部有手术瘢痕。

理化检查

血常规：白细胞计数（WBC）3.9×10^9/L，嗜中性粒细胞百分比（NUE%）55.3%，红细胞计数（RBC）4.1×10^{12}/L，血红蛋白（HGB）132/L，血小板（PLT）156×10^9/L。

肝功能：血清丙氨酸氨基转移酶（ALT）38U/L，血清天门冬氨酸氨基转移酶（AST）32U/L，总蛋白（TP）73g/L，白蛋白（ALB）42g/L。

肾功：尿素（Urea）4.2mmol/L，肌酐（CRE）55μmol/L。

影像检查

腹部X平片：有气液平面，提示：肠梗阻。

诊断

慢性不全肠梗阻、阑尾切除术后、肠粘连松解术后。

治疗

禁食，维持水电解质平衡，维持有效血容量，补充热量和营养。抗感染、抑制胃酸、调整胃肠道功能。必要时再次手术治疗。

第一次会诊理由：右下腹疼痛，排便不畅，2014 年 12 月 23 日，请中医科协助治疗。

中医四诊：患者右下腹疼痛，排便不畅，面色苍白，肢冷，舌白，苔白腻，脉弱。

中医辨证：寒凝气滞。

主方：大黄附子汤加减。

主治：温中行气。

会诊意见

1. 中药汤剂处方如下：

大黄 10g 附子 10g 细辛 3g 栝楼 20g 枳实 10g 厚朴 10g 木香 10g，4 剂，水煎服，每日 1 剂。

2. 针灸治疗：

选穴中脘、下脘、天枢、关元、内关、足三里、上巨虚、下巨虚、公孙、太冲、脾俞、胃俞、肝俞。每日 1 次，每次留针 30 分钟。

第二次会诊理由：右下腹痛，进食少，大便通，2014 年 12 月 31 日请中医科会诊继续治疗。

中医四诊：患者右下腹痛，进食少，大便通，舌淡白，苔半边分布，脉弱。

中医辨证：脾胃虚寒，气滞血淤。

主方：附子理中丸合肠粘连缓解汤加减。

主治：温中理气，活血化淤。

会诊意见

中药汤剂处方如下：

附子 10g 人参 10g 白术 20g 茯苓 20g 干姜 5g 厚朴 10g 木香 10g 乌药 10g 炒莱菔子 10g 桃仁 10g 赤芍 10g 蒲黄 10g 五灵脂 10g，4 剂，每日 1 剂，水煎服。

治疗效果

服用上方后患者症状减轻，好转出院。

按语： 本案例阑尾炎术后肠粘连致不全肠梗阻。患者长期服用泻药通便，该次患者再次因为不全梗阻行肠粘连松解术，术后患者出现右下腹疼痛，排便不畅，面色苍白，肢冷等症状，且梗阻现象未见明显缓解。患者多次手术，长期服用泻药，脾胃虚寒，寒湿内停，术后出现剧烈腹痛，治疗当以温中理气，活血化淤为治。本案例为肠粘连见虚寒表现时的治疗方法。

病案50

王××，男，40岁，普外，入院时间2015年7月1日。

主诉：车祸外伤手术后1月，发热3天。

现病史：患者1月前因车祸出现上腹部持续剧烈疼痛，进行性加加重3小时，送当地医院急诊科抢救，诊断为内脏多脏器伤，行剖腹探查术、脾切除术、肝破裂修补术、胆囊切除术、胰尾切除术、空肠浆膜撕裂修补术。术后患者病情稳定，住当地医院治疗。近3天患者出现高热不退，体温最高达39.5℃，经物理降温、口服退烧药等，体温下降不明显。转诊我院急诊治疗。以"胰漏"收住我院普外科。发病以来，患者精神欠佳，可进少量流食，小便正常，大便量少。

查体

T39.5℃，P120次/分，R23次/分，BP105/78mmHg，神清语利，查体合作，全身皮肤黏膜、巩膜无黄染。腹平坦，手术切口已愈合，未见明显胃肠型及蠕动波，未见腹壁静脉曲张，上腹部有压痛、反跳痛，腹肌紧张。墨菲氏征阴性。肝脾未触及肿大，肠鸣音亢进。

理化检查

血常规：白细胞计数（WBC）12.1×10^9/L，嗜中性粒细胞百分比（NUE%）76%，红细胞计数（RBC）4.2×10^{12}/L，血红蛋白（HGB）128g/L，血小板（PLT）235×10^9/L。

肝功能：血清丙氨酸氨基转移酶（ALT）66U/L，血清天门冬氨酸氨基转移酶（AST）56U/L，总蛋白（TP）70g/L，白蛋白（ALB）41g/L。

肾功：尿素（Urea）6.7mmol/L，肌酐（CRE）87μmol/L。

血清淀粉酶（AMS）：768U/L。

血清脂肪酶（LPS）：478U/L。

影像检查

腹部 CT：胰腺假性囊肿伴出血，提示胰漏。

腹部 B 超：腹腔积液，胰腺回声欠均匀，提示：胰腺炎。

诊断

胰漏、急性腹膜炎、脾切除术后、肝破裂修补术后、胰尾切除术后、胆囊切除术、空肠浆膜撕裂修补术后、左侧多骨性肋骨骨折。

治疗

禁饮食，胃肠减压。腹腔壁式引流，腹腔灌洗。维持水电解质平衡，维持有效血容量，抑制胰腺分泌，营养支持，尽早半流食，过渡到正常饮食。

第一次会诊理由：经治疗后患者腹腔感染控制不佳，于 2015 年 7 月 14 日请中医科会诊，协助治疗。

中医四诊：患者腹腔引流液较多，颜色浑浊，低热，大便不畅，舌红，苔白腻，脉滑数。

中医辨证：水热互结。

主方：己椒苈黄丸合达原饮加减。

主治：开达膜原，避秽化浊，清热逐饮。

会诊意见

中药汤剂处方如下：

槟榔 10g　厚朴 10g　知母 10g　芍药 10g　黄芩 10g　草果 5g　生甘草 5g　防己 10g　椒目 10g　葶苈子 10g　大黄 10g　金银花 30g，4 剂，水煎服，每日 1 剂。

第二次会诊理由：患者腹腔引流液量少，进食少，舌红苔薄白，脉弱，于 2015 年 7 月 30 日请中医科会诊，协助治疗。

中医四诊：患者倦怠，乏力，进食少，舌红苔薄白，脉弱。

中医辨证：脾气虚证。

主方：香砂六君子汤加减。

217

主治：健运脾气。

会诊意见

中药汤剂处方如下：

党参 10g　白术 10g　茯苓 10g　生甘草 10g　清半夏 10g　陈皮 5g　焦山楂 5g　鸡内金 5g　砂仁 5g　木香 10g　山药 20g，4 剂，水煎服，每日 1 剂。

治疗效果

患者已拔腹腔引流管。

按语：本案例为腹腔手术后腹腔感染腹水较多。患者腹腔手术后，弥漫性腹膜炎，腹水较多，浑浊，伴有发热。《金匮要略》："腹满，口舌干燥，此肠间有水气，己椒苈黄丸主之。"己椒苈黄丸换为汤剂，对于腹腔手术后合并腹膜炎出现大量腹水，尝试使用该方剂治疗，收到较好的临床效果。对于感染性腹膜炎出现腹水量多时可以选择该方治疗。

病案 51

马××，男，71 岁，普外，入院时间 2014 年 3 月 13 日。

主诉：腹部疼痛 1 月余。

现病史：患者 1 月前进食后出现脐周隐痛，不伴有恶心、呕吐、腹泻、便血等症状。未做特殊处理。2 周前患者就诊于当地医院，腹部 B 超示：可见阑尾炎性包块。于今日转诊于我院急诊科，以"急性阑尾炎"收住我院普外科。发病以来，患者精神好，食欲减退，小便排尿不畅，大便排便不畅。2013 年因头晕、肢体活动障碍确诊为腔隙性脑梗塞，治疗后病情好转。

查体

T36.5℃，P80 次 / 分，R21 次 / 分，BP125/80mmHg，神清语利，查体合作，全身皮肤黏膜、巩膜无黄染。腹平坦，未见明显胃肠型及蠕动波，未见腹壁静脉曲张，右下腹部压痛、反跳痛，腹肌紧张。右下腹可触及肿块，边界不清。肝脾未触及肿大，肠鸣音亢进。

理化检查

血常规：白细胞计数（WBC）4.1×10^9/L，嗜中性粒细胞百分比（NUE%）56%，红细胞计数（RBC）4.5×10^{12}/L，血红蛋白（HGB）136g/L，血小板（PLT）267×10^9/L。

肝功能：血清丙氨酸氨基转移酶（ALT）46U/L，血清天门冬氨酸氨基转移酶（AST）35/L，总蛋白（TP）75g/L，白蛋白（ALB）42g/L。

肾功：尿素（Urea）4.7mmol/L，肌酐（CRE）89μmol/L。

影像检查

腹部 X 平片：有气液平面，提示：肠梗阻。

腹部 B 超：右下腹包块形成。

腹部 CT：右下腹部包块，边界不清，性质待定。

诊断

急性肠梗阻、右下腹包块性质待定、腔隙性脑梗塞。

治疗

完善相关检查，禁饮食，胃肠减压。维持水电解质平衡，维持有效血容量，营养支持、抗感染、抑制胰酶活性、抑制胃酸等治疗。于2014 年 3 月 28 日全麻下行根治性右半结肠切除术、麦克尔憩室切除术。术后诊断：结肠癌术后、右半结肠切除术、麦克尔憩室切除术、不全性肠梗阻。

第一次会诊理由：术后患者病情加重，出现上腹部憋胀，呼吸困难，痰多，于 2014 年 4 月 8 日，请中医科会诊协助治疗。

中医四诊：患者上腹部憋胀，呼吸困难，痰多，呃逆，大便不畅，色黑，舌淡红，苔少，脉滑。

中医辨证：腑气不通，肺失宣降。

主方：枳实导滞丸合桃核承气汤。

主治：行气泄腑，清热化痰。

会诊意见

中药汤剂处方如下：

大黄 10g 枳实 10g 焦神曲 10g 茯苓 20g 黄芩 10g 黄连 10g 白术 20g 泽泻 20g 桃仁 10g 桂枝 10g 芒硝 10g 生甘草 10g 栝楼 20g，4 剂，水煎服，每日 1 剂。

第二次会诊理由：患者腹胀，上腹部、脐周胀痛明显，于 2014 年 4 月 28 日，请中医科会诊协助治疗。

中医四诊：患者腹胀，上腹部、脐周胀痛明显，舌淡红，苔薄白，脉弱。

中医辨证：气滞湿郁。

主方：排气汤加减。

主治：行气化滞泄腑。

会诊意见

中药汤剂处方如下：

木香 10g 厚朴 10g 香附 6g 陈皮 6g 枳壳 6g 乌药 6g 藿香 6g 泽泻 20g 桃仁 10g，4 剂，水煎服，每日 1 剂。

治疗效果

患者腹胀症状减轻。

按语： 本案例为肿瘤致不全性肠梗阻手术治疗后腹胀。患者腹腔手术后出现痰多，呃逆，腹胀，大便不畅，大便色黑等症状。中医辨证属于湿、淤、食积导致气机阻滞证。枳实导滞丸和排气汤是常用的治疗术后腹胀的方剂，本案例在使用上述方剂的同时配合桃核承气汤，以增强活血祛淤的作用。桃核承气汤出自《伤寒论》一书，功能破血下淤，治疗下焦蓄血症，见腹胀满，大便色黑等症。使淤血得去，气机通畅，腹胀症状得以缓解。大便曾黑便是属于下焦蓄血症的辨证要点。

病案 52

梁 ××，男，68 岁，ICU，入院时间 2015 年 8 月 13 日。

主诉：剖腹探查术后 20 天。

现病史：患者于 1 月前无明显诱因出现腹痛、腹泻，自行口服颠茄片 2 片，疼痛无缓解。就诊于当地医院，诊断为急性肠梗阻，给予禁饮食、胃肠减压、补液、肥皂水灌肠、抗感染等治疗，腹痛症状不能缓解。2 天后在当地医院行全麻下剖腹探查粘连性肠梗阻松解术。术后患者出现咳嗽、咳痰、呼吸困难等症状，术后未排便、未排气。因术后患者病情加重，转我院 ICU 住院治疗。2011 年因胃癌行胃癌根治术，术后长期间断发生肠梗阻，对多种抗生素过敏。入院后患者病情危重，曾诊断为急性肠梗阻、感染性休克、败血症、呼吸衰竭、重症肺炎、肺纤维化、电解质紊乱、重度贫血、低蛋白血症、严重营养障碍、间质性肺病、粘连性肠梗阻松解术后，胃癌全胃切除术后。给予下病危通知，重症监护，禁饮食，胃肠减压，呼吸机辅助呼吸，留置导尿管、纠正水电解质紊乱，纠正贫血，纠正低白蛋白血症，维持有效血容量，营养支持，抗感染，抑制胃酸等治疗。

会诊理由：因呼吸困难、未排便、未排气于 2015 年 8 月 31 日，请中医科会诊，协助治疗。

中医四诊：患者口干，大便干燥，上腹部压痛，呼吸机辅助呼吸，脉数。

中医辨证：气血不足，燥热内生。

主方：新加黄龙汤加减。

主治：补气养血，泄热通腑。

会诊意见

中药汤剂处方如下：

生地 15g 玄参 15g 麦冬 15g 大黄 10g 芒硝 5g 人参 5g 当归 5g 生甘草 5g 海参 30g 生姜汁 10g 川贝母 5g，4 剂，水煎服，每日 1 剂。生姜汁兑服。

治疗效果

服上方后患者大便通畅，口渴减轻。

按语： 本案例为肺间质纤维化合并不全肠梗阻。本案例患者多脏器衰竭，病情危重，新加黄龙汤可以改善肠道症状，同时减轻呼吸道症状。

病案 53

赵××，女，43 岁，普外，入院时间 2014 年 5 月 1 日。

主诉：持续性右下腹痛 1 周余。

现病史：患者 1 周前无明显诱因腹部隐痛，并逐渐向右下腹转移并固定。未做特殊处理。今日就诊于我院普外科，急查腹部 B 超：胆囊炎，胆囊结石，脾大，右下腹部包块。提示：阑尾周围脓肿。以"阑尾周围脓肿"收住我院普外科。发病以来患者精神好，食欲正常，二便正常。既往确诊亚临床甲状腺炎 8 年、卵巢囊肿剥除术后 3 年。

查体

T36.4℃，P90 次 / 分，R20 次 / 分，BP156/90mmHg，腹部平坦，未见胃肠型及蠕动波，腹软，右下腹压痛、反跳痛，肝脾未触及，右下腹可触及包块，活动好，边界清楚，肠鸣音正常。

理化检查

血常规：白细胞计数（WBC）7.9×10^9/L，嗜中性粒细胞百分比（NUE%）76%，红细胞计数（RBC）4.5×10^{12}/L，血红蛋白（HGB）136/L，血小板（PLT）209×10^9/L。

肝功能：血清丙氨酸氨基转移酶（ALT）45U/L，血清天门冬氨酸氨基转移酶（AST）34U/L，总蛋白（TP）70g/L，白蛋白（ALB）43g/L。

肾功：尿素（Urea）4.4mmol/L，肌酐（CRE）56μmol/L。

影像检查

腹部 B 超：胆囊炎、胆囊结石、脾大、右下腹部包块。提示：阑尾周围脓肿。

肠镜：全结肠黏膜未见异常。

胃镜：贲门息肉，慢性非萎缩性胃炎伴胆汁返流。病检示：贲门增生性息肉。

腹部B超：胆囊炎、胆囊结石、脾大、右下腹部包块。

诊断

阑尾炎周围脓肿形成、慢性胆囊炎、胆结石、脾大、胃息肉、慢性非萎缩性胃炎伴胆汁返流、亚临床甲状腺炎、卵巢囊肿剥除术后。

治疗

禁食，维持水电解质平衡，维持有效血容量，补充热量和营养。抗感染、抑制胃酸、调整胃肠道功能等治疗。

会诊理由：经治疗10余天，病情平稳，2014年5月13日请中医科会诊，协助治疗。

中医四诊：患者右下腹部隐痛，少腹胀痛，精神差，饮食二便正常，舌暗，苔少，脉细滑数。

中医辨证：气滞血淤，热毒内盛。

主方：阑尾化淤汤加减。

主治：行气活血，清热解毒。

会诊意见

中药汤剂处方如下：

川楝子15g 延胡索10g 丹皮10g 桃仁10g 木香10g 金银花10g 大黄10g 乌药10g 荔枝核15g，4剂，水煎服，每日1剂。

治疗效果

服上方后，患者少腹胀痛。

按语： 本案例为阑尾周围脓肿非手术治疗。曾多次尝试阑尾化淤汤加减，治疗阑尾周围脓肿，临床有效。

病案 54

高××，男，78 岁，普外，入院时间 2014 年 12 月 29 日。

主诉：腹胀 1 月。

现病史：患者 1 月前无明显诱因出现腹胀，进食后出现腹部憋胀加重，伴有恶心、呕吐，呕吐物为胃内容物，并伴有排便困难。近日自觉消瘦、乏力明显前往医院就医。查腹部 X 线平片示：膈下可见游离气体，腹部 B 超示：右下腹包块，原因待查。以"腹胀，原因待查"收住我院普外科。既往病史，2008 年确诊为慢性支气管炎、肺气肿。2009 年确诊为腔隙性脑梗塞。2012 年确诊为胃食管返流征、胆囊炎、胆囊结石、肝囊肿、慢性非萎缩性胃炎、十二指肠炎。2014 年 3 月确诊为肺癌晚期伴纵膈淋巴结转移。入院诊断为肺癌晚期、肺部感染、重度营养障碍、电解质紊乱、低蛋白血症、右下腹部包块原因待查。于 2015 年 1 月 15 日经全麻下剖腹探查术，术中诊断：乙状结肠穿孔，行乙状结肠穿孔修补术。术后下病危通知，重症监护，禁饮食，胃肠减压，吸氧，留置导尿管，左右腹腔壁式引流管，纠正水电解质紊乱，纠正贫血，纠正低白蛋白血症，维持有效血容量，营养支持，抗感染，抑制胃酸等治疗。

会诊理由：于 2015 年 1 月 15 日经全麻下剖腹探查术，术中诊断：乙状结肠穿孔，行乙状结肠穿孔修补术。术后患者病情较重。于 2015 年 1 月 30 日请中医科会诊，协助治疗。

中医四诊：患者面色晦暗，消瘦，大肉已脱，眼神呆滞，咳嗽，痰多，不欲进食，腹胀，便溏，腹泻，精神疲乏，舌红，无苔，脉弱。

中医辨证：脾胃气虚。

主方：温中平胃散加减。

主治：温中和胃。

会诊意见

中药汤剂处方如下：

苍术 10g 厚朴 10g 砂仁 5g 木香 10g 谷芽 15g 焦神曲 10g 枳实 10g 青皮 10g 香橼 10g 陈皮 10g 炮姜 5g，4 剂，水煎服，每日 1 剂。

治疗效果

服上方后，患者胃胀减轻。

按语： 本案例为乙状结肠修补术后胃胀。胃属中医六腑之一，胃气的强弱关系到疾病的顺逆转归。《素问·平人气象论》："平人之常气禀于胃，胃者，平人之常气也，人无胃气曰逆，逆者死。"人禀胃气则生，无胃气者死。患者不欲进食，腹胀，便溏，腹泻，精神疲乏，舌红，无苔，脉弱均提示胃气大衰，疾病预后较差。《医宗必读》："一有此生，必资谷气，谷入于胃，洒陈于六腑而气至，和调于五脏而生血，而人资以为生者也。故曰后天之本在于脾。"脾胃为后天之本，患者表现为胃胀、腹泻、不进食、咳嗽等症状，当以调理脾胃为先，也是治疗重症的切入点。清代费伯雄《医醇賸义》中的温中平胃散是治疗胃胀的主要方。脾胃为生痰之源，肺为储痰之器，脾胃功能恢复，痰液自然减少。因此在治疗时要善于把握基本病机。

第三篇 结肠癌、乙状结肠术后

结肠癌是我国常见的恶性肿瘤之一，目前对结肠癌的治疗以手术治疗为主。但术后放疗、化疗等配合疗法，极易导致患者出现放射性肠炎，甚至发生肠梗阻等严重问题。几年来，我根据《伤寒论》"直肠给药"的论述，在临床上，对患者采取中药煎剂直肠滴入保留灌肠，对于改善患者局部症状起到较好作用。此外，在对结肠癌疾病的治疗过程中，我根据《黄帝内经》中关于治疗"癥瘕积聚"的病机和治疗原则，辨证施治，大胆使用中草药，对肿瘤病人的肠道功能恢复，以及防止肿瘤转移和复发，均取得了较为理想的治疗效果。

病案 1

潇××，男，49 岁，普外，入院时间 2012 年 12 月 31 日。

主诉：腹部不适，食欲减退 3 个月，加重伴乏力 1 个月。

现病史：近 3 月来患者自觉腹部不适，食欲减退，进食后腹部不适加重。近 1 月来患者感觉体力欠佳，就诊于我院消化科，查血常规：白细胞计数（WBC）4.3×10^9/L，嗜中性粒细胞百分比（NUE%）45%，红细胞计数（RBC）3.2×10^{12}/L，血红蛋白（HGB）74/L，血小板（PLT）134×10^9/L，提示：小细胞低色素型贫血。给予叶酸、腺苷钴胺、铁剂等药物对症治疗 20 天，症状未见明显改善，且患者明显体重下降。继续查肿瘤系列：癌胚抗原（CEA）29 μg/L，癌抗原

19-9（CA19-9）57.2U/ml。查腹部CT：回肠占位病变。以"回肠占位病变"收住我院普外科。既往2008年确诊为直肠息肉、痔疮，未治疗。2011年确诊为慢性浅表性胃炎，未治疗。入院诊断：回肠腺癌、直肠息肉、痔疮、慢性浅表性胃炎、继发性贫血。于2012年12月31日行回肠部分切除、肠吻合、小肠系膜根部淋巴结清扫术。术后给予对症支持治疗。

会诊理由：术后7日，患者腹胀明显，于2013年1月7日请中医科会诊，协助治疗。

中医四诊：腹胀，痛无定处，里急后重，大便量少，排便不畅，色黄黑，已进食，舌红，苔黄厚腻，脉滑。

中医辨证：湿热郁滞，气滞血淤。

主方：芍药汤加减。

主治：行气化湿，清热和血。

会诊意见

中药汤剂处方如下：

白芍20g 黄芩10g 当归10g 槟榔10g 黄连5g 大黄5g 木香5g 肉桂3g 生甘草3g 桂枝5g，4剂，水煎服，每日1剂。

治疗效果

服上方后，患者腹胀减轻。

按语：本案例为回肠癌术后，腹胀、里急后重。《伤寒论》："本太阳病，医反下之，因而腹满时痛，属太阴也。桂枝加芍药汤主之；大实痛，桂枝加大黄汤主之。"患者辨证定位在太阴脾经。金代刘完素《素问病机气宜保命集》中记载芍药汤是治疗太阴脾经湿热内结方剂。芍药汤的君药芍药，金元时期张元素言芍药"泻肝，安脾胃，收胃气，止泻利，固腠理，和血脉，收阴气，敛逆气"。腹腔低位手术后见腹胀满，排便色黑秽浊，为淤血湿浊从肠道排出体外，治疗当调和气血，促进湿热浊邪排出体外。

病案 2

刘××，男，57 岁，普外，入院时间 2014 年 8 月 11 日。

主诉：便血 1 月。

现病史：近 1 月来患者排便时大便有鲜血，同时伴有排便困难，大便形状改变。未经治疗。近日便秘症状加重，排便困难，排便时出血较多，前来我院普外科门诊治疗。查肠镜：乙状结肠黏膜可见一溃疡型肿物，占据肠腔 1/2，内镜不可通过，活动肠镜可见血性分泌物，活检包块，病理诊断示：乙状结肠腺癌。于 2014 年 8 月 11 日以"乙状结肠腺癌"收住我院普外科。发病以来，患者精神差，食欲减退，小便正常，体重减轻。既往 2003 年诊断为脑出血，经治疗后好转出院。经完善相关检查，对症支持治疗，于 2014 年 8 月 27 日全麻下行结肠癌根治术。术后给予禁饮食，胃肠减压，腹腔壁式引流管，维持水电解质平衡，维持有效血容量，营养支持，抗感染，抑制胃酸等治疗。

会诊理由：患者于术后 14 天，腹部胀满，于 2014 年 9 月 9 日请中医科会诊，协助治疗。

中医四诊：患者腹胀满，食欲尚可，大便不畅，口不渴，舌质红，少苔，脉沉弱。

中医辨证：气滞证。

主方：六磨汤加减。

主治：行气通腑。

会诊意见

中药汤剂处方如下：

沉香 10g 木香 10g 乌药 10g 槟榔 10g 大黄 10g 枳壳 10g，4 剂，水煎服，每日 1 剂。

治疗效果

患者腹胀症状消失。

按语： 本案例为乙状结肠癌术后腹胀。患者术后出现腹胀满，大便不畅。中医辨证为气滞，治疗以行气为主。六磨汤常用来治疗手术后患者腹部气机不畅所致的病症。元代危亦林著《世医得效方》记载的六磨汤，其中君药为沉香。沉香始载于《名医别录》，性味辛、苦，性温，兼芳香之气，归脾、胃、肾经，有行气止痛，降逆调中之功。称沉香"悉治风水毒肿，去恶气"。《本草衍义》："今医家用以保和卫气，为上品之药，须极细为佳。今人故多与乌药磨汤服，走散滞气，独行则势弱，与他药相佐，当缓其效，有益无损。"指出沉香是治疗恶气、滞气的主要药物，与乌药等药物配伍效果更佳。因此，六磨汤是治疗腹腔低位手术后腹胀的主要方剂。

病案 3

何××，男，60岁，普外，入院时间 2015 年 8 月 4 日。

主诉：发现右下腹肿物 1 月余。

现病史：患者于 1 月前发现右下腹肿物约鸡蛋大小，质地硬，无触痛，边界清楚，活动度差。不伴有腹胀、腹泻、便秘、发热等症状。2 周以前自觉腹部疼痛，自行服用兰索拉唑胶囊每次 2 粒，每天 2 次，自觉腹痛好转。1 周前就诊于当地医院，查肠镜示：横结肠肿物（性质待查）。腹部 CT 示：盲肠区脓肿形成。腹部 B 超示：右侧腹腔肿物性质待定。于 2015 年 8 月 4 日来我院普外科门诊治疗，以"腹腔占位"收住我院普外科。入院查体：T36.3℃，P93 次/分，R20 次/分，BP117/73mmHg，全身皮肤黏膜未见黄染，浅表淋巴结未触及肿大，双肺呼吸音清，未闻及干湿性啰音及胸膜摩擦音，心律齐，各瓣膜听诊区未闻及病理性杂音，腹软，右下腹可触及一肿物，大小 7cm×6cm，质硬，无触痛，边界较清，活动度差。肝脾肋下未触及，肠鸣音正常，双下肢无水肿。入院后再次查腹部 CT：横结肠右侧肠壁局限性增厚，伴肠系膜侧可见一团块影（淋巴结增大融合），考虑占位结肠癌可能。

于2015年8月14日腹腔镜全麻下结肠肿物切除术、结肠癌根除术。术后诊断：升结肠癌。

会诊理由：患者现右半结肠切除术后14天，术后7天发现胃肠减压后，胃液分泌量持续增多，行消化道造影：胃瘫，现继续给予胃肠减压，症状未见明显好转。停用肠内营养液，于2015年8月31日请中医科会诊，协助治疗。

中医四诊：呕吐，口涎自出，腹胀，烦躁，睡眠差，舌质暗红，脉滑。

中医辨证：水淤互结，气机阻滞。

主方：姜术二仁汤合抵当汤加减。

主治：燥湿健脾，和血降逆。

会诊意见

中药汤剂处方如下：

炮姜5g 白术20g 茯苓20g 半夏10g 当归10g 生薏仁20g 砂仁10g 厚朴10g 木香10g 陈皮10g 生麦芽10g 炒麦芽10g 水蛭10g 桃仁10g 蟅虫10g，4剂，水煎服，每日1剂。

治疗效果

服上方后，患者停止呕吐。

按语：本案例为结肠癌术后胃瘫。患者术后胃肠减压后，胃液持续较多，痰涎自出，经消化道造影示胃动力不足。与脾为寒湿所侵，不能运化水液有关。《灵枢·胀论》："脾胀者，善哕，四肢烦悗，体重不能胜衣，卧不安。"患者水湿内生，或哕或胀，治疗以脾胀论治。选方姜术二仁汤，记载于《医醇滕义》，用于健脾化湿消胀。《伤寒论》："太阳病六七日……热在下焦，少腹当硬满，小便自利，下血乃愈，所以然者，以太阳随经，淤热在里故也。抵当汤主之。"患者手术后淤血内结，血行气行，血行水行。因此，改善肠道微循环，可以改善胃肠动力，以治疗术后所致的胃瘫。

病案 4

阴××，女，42 岁，普外，入院时间 2015 年 8 月 13 日。

主诉：肛门不适 2 月余。

现病史：患者 2 月前无明显诱因出现肛门坠胀、排便次数增多、里急后重等症状，不伴有腹痛、腹胀、脓血便、大便形状改变。就诊于当地医院，行腹部 B 超示：直肠部位有一囊肿。肛诊示：肛诊于直肠左侧壁可及直径约 2.5cm 大小肿物，活动度好，指套无血液、黏液。当地医院行腹腔内彩超：直肠囊肿。因直肠占位病变就诊于我院普外科，门诊再次查腹部 B 超示：直肠黏膜下囊性包块。腹部 CT 示：直肠下段左侧壁占位，考虑直肠癌。2015 年 8 月 13 日以直肠癌收住我院普外科。住院后给予对症支持治疗，择期手术。

会诊理由：2015 年 8 月 14 日，患者自诉直肠肿物破溃，排便时灰褐色黏稠状物流出。请中医科协助治疗。

中医辨证：湿毒淤结。

主治：清热解毒，活血散淤。

会诊意见

1. 自制黄连膏。

黄连 15g 当归尾 25g 生地黄 50g 姜黄 15g，用油炸，浸纱条，敷于创面上，排便时排出。每日 1 次。

2. 中药肠红方直肠滴入，处方如下：

乌梅 30g 五倍子 15g 槐花 10g 黄连 10g 荆芥穗 10g 枳壳 10g 白芷 6g 生地榆 10g 升麻 5g，4 剂，水煎 100ml，每日 1 次，保留灌肠。

按语：黄连膏出自《医宗金鉴》，具有很好的清热解毒，活血润燥功效，是非常好的直肠黏膜保护剂。《疡科选粹》记载肠红方有很好的清除直肠内脓血、黏液，保护直肠黏膜，抗感染的作用。肠红方直肠滴注给药保留灌肠后，局部给予黄连膏外敷，保护创面，对于直肠癌局部溃疡、出血、占位有效，对于术后伤口愈合也有治疗作用。乌梅性味酸平，入肝、脾、肺、大肠经，功能敛肺涩肠，用于直肠溃疡的便血，外用乌梅有收涩的作用，保护肠黏膜，防止出血，增加肠道酸性环境，有很好的抗菌、抑菌的作用。《洁古家珍》记载五倍子散由五倍子和地榆组成，可以回缩肛管，预防感染。上述方法对直肠、结肠溃疡有很好的功用。

病案 5

乔××，男，84岁，普外，入院时间2013年4月17日。

主诉：大便习惯改变6个月，黑便4天。

现病史：患者近半年来出现便秘和腹泻交替出现，以便秘多见，同时大便形状变细时有出现。患者通过运动和改变饮食习惯后，症状未见明显改善。近日患者自觉疲乏无力，食欲减退，经常感觉腹部不适，偶有隐痛。4天前患者大便颜色变黑，并持续存在。就诊于我院消化科，查血常规：白细胞计数（WBC）3.3×10^9/L，嗜中性粒细胞百分比（NUE%）52%，红细胞计数（RBC）3.5×10^{12}/L，血红蛋白（HGB）80/L，血小板（PLT）1784×10^9/L，提示：中度贫血。肠镜检查：回盲部至升结肠可见肿块，病理回报：升结肠腺癌。腹部CT：升结肠回盲部可见肿物。2013年4月17日以"结肠癌"收住我院普外科。发病以来，患者精神差，睡眠差，食欲减退，大便异常，小便正常，体重明显减轻。入院查体：T36.3℃，P78次/分，R18次/分，BP124/74mmHg，结膜略苍白，皮肤黏膜无黄染及出血点，双肺听诊呼吸音粗，未闻及干湿性啰音，心律齐，无杂音，腹部平坦，腹软，右上腹及脐周压痛，无反跳痛，肠鸣音正常。入院诊断：中度贫血、结肠癌。给予禁饮食，胃肠减压，维持水电解质平衡，维持有效血容量，营养支持，抗感染，抑制胃酸等对症支持治疗，于2013年5月7日行右半结肠根治性切除术。

会诊理由：于 2013 年 5 月 28 日患者出现排便困难，请中医科会诊协助治疗。

中医四诊：患者已进食，大便干燥，排便困难，舌红，苔薄白，脉涩。

中医辨证：阴血不足，气滞食积。

主治：滋阴润燥，行气通腑。

主方：六磨汤。

会诊意见

1. 中药汤剂处方如下：

沉香 10g 木香 10g 乌药 10g 槟榔 10g 大黄 10g 枳壳 10g，4 剂，水煎服，每日 1 剂。

2. 猪胆汁导泻。

用猪胆汁 50ml，加入食用醋 5ml，和匀，加水至 100ml，放入沸水中蒸 10 分钟，取 20ml，灌入肛门内，未见排便时，连续使用若干次，直至排便为止。

治疗效果

排便正常。

按语：本案例为结肠癌术后大便难。患者因术后腹腔低位肠道气血不和，气机不畅，导致排便困难。六磨汤有行气导滞通腑的作用。但是患者年事已高，大便干燥、无力排便，严重影响疾病的痊愈。一般的泄腑通便的方法不适合年老体弱的患者。猪胆汁导泻是一种导便的方法，记载于《伤寒论》中，我国早在东汉末年已开始使用，目前已很少使用。但是对于病后、老年、产后胃肠津液不足、大便秘结、体虚不任攻下者最为适应。临床上有广泛的适用人群，值得深入研究。

病案 6

杜 ××，男，31 岁，普外科，入院时间 2014 年 3 月 3 日。

主诉：便秘 20 年，加重 1 月。

现病史：患者于 20 年前开始出现便秘，排便困难，排便时间延长，平均每 1 周大便 1 次，因大便干燥，迫使患者长期依赖泻药。近 1 月来患者近 20 余天未排大便，加量服用泻药，效果不佳，经灌肠后才排出大便。近期患者有明显腹胀、腹痛、不予进食等症状。就诊于我院普外科以"先天性巨结肠"收住我院普外科。

入院后给予完善相关检查，于 2014 年 3 月 8 日全麻下行结肠次全切除直肠术、升结肠直肠后壁吻合术、阑尾切除术。术后诊断：先天性巨结肠、慢性阑尾炎、结肠黑便病。术后盆腔及右下腹部各放置腹腔引流管 1 根，保持引流通畅，观察引流物量、颜色。术后给予禁饮食，胃肠减压，维持水电解质平衡，维持有效血容量，营养支持，抗感染，抑制胃酸等对症支持治疗。

会诊理由：于 2014 年 3 月 21 日因进食后腹胀，请中医科协助治疗。

中医四诊：进食红豆汤后出现腹痛、腹胀，伴呃逆、呕吐，嘱口服石蜡油，植物油和下床活动等不能缓解，舌质红，苔白水滑，脉弦。

中医辨证：气滞气逆。

主方：六磨汤合小半夏汤加减。

主治：行气降逆通腑。

会诊意见

中药汤剂处方如下：

沉香 10g　木香 10g　乌药 10g　槟榔 10g　大黄 10g　枳壳 10g　半夏 15g　生姜 15g，4 剂，水煎服，每日 1 剂。

治疗效果

诸症消失。

按语：本案例为先天性巨结肠切除术后腹胀、呕吐。患者手术后气机不畅，血脉不和，易于发生腹胀等症，患者又食用豆类产气食物，加重气机不畅，气机逆乱，出现腹胀、呃逆、呕吐等症。六磨汤有很好的行气通腑的作用。由于胃气上逆，水湿随之上逆见恶心、呕吐等症。《金匮要略·呕吐哕下利病脉证治》："诸呕吐，谷不得下，小半夏汤主之。"小半夏汤可以治疗胃气上逆，痰涎壅盛之呃逆、呕吐之症。因此六磨汤和小半夏汤联合使用对术后肠胃胀气之腹胀、呕吐证适用。

病案 7

李××，男，59岁，普外，入院时间2013年10月14日。

主诉：大便形状改变2月。

现病史：患者近2月来出现排便和大便形状改变，时有腹泻、便秘，便秘时大便形状有改变。腹泻与便秘交替出现，偶有大便色黑。就诊于我院消化科，查肠镜示：结肠癌。病理诊断示：结肠低分化癌。2013年10月14日以"结肠癌"收住我院普外科。既往2006年行右肾切除术后。2009年确诊为高血压病，服降压药控制血压，2009年确诊为2型糖尿病，服降糖药控制血糖，具体药物不详。入院后完善相关检查，于2013年11月9日行根治性结肠次全切除术。给予术后盆腔及右下腹部各放置腹腔引流管1根，保持引流通畅，观察引流物量、颜色。术后给予禁饮食，胃肠减压，维持水电解质平衡，维持有效血容量，营养支持，抗感染，抑制胃酸等对症支持治疗。

会诊理由：患者术后呃逆，于2013年11月9日请中医科会诊，协助治疗。

中医四诊：呃逆，乏力，饥不欲食，舌质红，苔薄白，脉弦。

主方：橘皮竹茹汤加减。

主治：益气清热，降逆止呕。

会诊意见

1. 中药汤剂处方如下：

陈皮10g 竹茹10g 大枣10g 人参5g 生姜10g 甘草10g，4剂，水煎服，每日1剂。

235

2. 针灸治疗：

选穴膻中、膈腧、迎香、上脘、下脘、天枢、气海、足三里、上巨虚、太冲、内关。每日 1 次，每次留针 30 分钟。

治疗效果

呃逆止。

按语：本案例为结肠癌术后膈肌痉挛出现呃逆。《金匮要略·呕吐哕下利病脉证治》："哕逆者，橘皮竹茹汤主之。"橘皮竹茹汤治疗久病体虚，胃虚气逆不降导致的呃逆或干呕。方中人参为君药。人参性味微温、味甘、微苦，归脾、肺经。《名医别录》："疗胃肠中冷，心腹鼓痛，胸胁逆满，霍乱吐逆，调中。"人参有调中降逆止呕的作用。《肘后备急方》记载治猝干呕不止方，由人参、生甘草、生姜组成。因此人参也可以治疗呃逆证。临床上也经常运用针灸治疗膈肌痉挛。针药合用可以治疗术后膈肌痉挛导致的呃逆。

病案 8

刘 ×，男，81 岁，普外，入院时间 2014 年 4 月 5 日。

主诉：间断性黑便 1 月。

现病史：患者近 1 月来出现大便颜色变黑，同时伴有下腹部隐痛，就诊于我院消化科，查肠镜示：结肠占位病变。病理诊断：结肠低分化癌。以"结肠癌"收住我院普外科。既往 2008 年确诊为高血压病，服降压药控制血压，目前血压控制尚可。2013 年确诊为肝硬化、胆囊占位，未治疗。入院后完善相关检查，于 2014 年 4 月 21 日全麻下腹腔镜结肠癌根治术。术后诊断：结肠癌、结肠癌根治术、下消化道出血、中度贫血、高血压病、胆囊占位、肝硬化。术后给予术后右下腹部放置腹腔引流管 1 根，保持引流通畅，观察引流物量、颜色。术后给予禁饮食，胃肠减压，纠正贫血，维持水电解质平衡，维持有效血容量，营养支持，抗感染，抑制胃酸等对症支持治疗。

第一次会诊理由：于 2014 年 4 月 17 日术前，患者排便不畅，请中医科协助治疗。

中医四诊：术前患者排便不畅，腹胀，腹痛，舌质红，苔白，脉弱。

主方：桂枝加大黄汤。

主治：调理脾胃，泄热通腑。

会诊意见

中药汤剂处方如下：

桂枝 10g 大黄 5g 芍药 20g 生姜 10g 甘草 5g 大枣 10g，4 剂，水煎服，每日 1 剂。

第二次会诊理由：2014 年 5 月 19 日术后伤口感染，请中医科会诊。

会诊意见

清创后给予生肌散外用。隔日换药 1 次。

按语：本案例为结肠癌术前排便不畅和术后伤口感染。患者长期排便不畅，且年老体弱，用药时应避免过于苦寒伤脾胃的药物。《伤寒论·辨太阴病脉证并治》："本太阳病，医反下之，因而腹满时痛者，属太阴也。桂枝加芍药汤主之；大实痛者，桂枝加大黄汤主之。"桂枝加大黄汤既可以调理脾胃，又有泄热通腑的作用，同时避免寒凉药物损伤脾胃。桂枝汤加减也可以通便止痛除胀。患者年老体弱，伤口难以愈合，生肌散有利于伤口的愈合。

237

病案 9

岳 ×，男，75 岁，普外，入院时间 2014 年 3 月 8 日。

主诉：间断便血 1 年余。

现病史：患者 1 年前间断便血，伴有里急后重、腹痛、腹泻、便秘、黑便、恶心、呕吐、呕血等症状，未行治疗，近日上述症状明显加重，就诊于我院消化科，行纤维结肠镜检查并经病理检查诊断：直肠腺癌。2014 年 3 月 8 日以"结肠癌"收住我院普外科。确诊为高血压病 20 余年。

入院查体：T36.5℃，P73 次 / 分，R20 次 / 分，BP168/93mmHg，肛门及直肠无溃疡、脱肛、肛裂、肛瘘、外痔、内痔、脓肿，直肠粘连距离肛门约 5cm，可扪及环状肿物，导致肠腔狭窄。入院诊断：直肠腺癌、高血压病。于 2014 年 3 月 22 日全麻下行直肠癌根除术。术后右下腹部放置腹腔引流管 1 根，保持引流通畅，观察引流物量、颜色。术后给予禁饮食，胃肠减压，维持水电解质平衡，维持有效血容量，营养支持，抗感染，抑制胃酸等对症支持治疗。

会诊理由：2014 年 3 月 25 日请中医科会诊协助治疗。

中医四诊：寒热往来，午后明显，腹胀，反酸，呃逆，大便溏，小便不利，舌质红，苔白腻，脉滑数。

中医辨证：胆热脾寒，津液不布。

主方：柴胡桂枝干姜汤加减。

主治：和解少阳，温散水饮。

会诊意见

中药汤剂处方如下：

柴胡 15g 桂枝 10g 干姜 10g 天花粉 10g 黄芩 10g 牡蛎 20g 炙甘草 5g，4 剂，水煎服，每日 1 剂。

治疗效果

服上方后，患者体温正常，大小便正常。

按语：本案例为直肠癌术后发热。《伤寒论》："伤寒五六日，已发汗而后下之，胸胁满微结，小便不利，渴而不呕，但头汗出，往来寒热，心烦者，此为未解也。柴胡桂枝干姜汤主之。"该方剂治疗由津液不布所致的寒热往来、胸胁胀满、但头汗出、心烦口渴、小便不利、舌苔白腻等胆热脾寒，气化不利之证。

病案 10

刘××，女，62 岁，普外，入院时间 2014 年 11 月 17 日。

主诉：间断便血 20 余天。

现病史：患者 20 天以前无明显诱因出现间断便血，伴有腹痛、腹胀，进食后腹痛症状明显。就诊于当地医院行结肠镜检查：乙状结肠黏膜慢性炎、腺上皮轻度异型性增生,病理检查：乙状结肠黏膜慢性炎，腺上皮轻度异型性增生。转诊于我院，以"结肠炎"收住我院普外科。既往患者于 1 月前因宫颈癌术后行放疗。经完善相关检查,进一步确诊。目前诊断为放射性肠炎。

会诊理由：患者曾因宫颈癌术后放疗，出现放射性肠炎。于 2014 年 11 月 24 日请中医科会诊，协助治疗。

中医四诊：患者右下腹不适，便血，大便褐色，黏液多，大便不畅，舌质红，苔白腻，脉滑。

中医辨证：湿热毒邪下注。

主方：地榆防风汤加减。

会诊意见

中药直肠滴入，处方如下：

地榆 30g 防风 30g 丁香 30g 马齿苋 30g 黄柏 10g 苍术 10g, 4 剂，水煎至 100ml，直肠滴入，保留灌肠，每日 1 次。

治疗效果

诸症减轻。

按语： 本案例为宫颈癌放疗后出现放射性肠炎。患者局部症状明显，通过中药直肠给药，可以很快缓解临床症状。《素问病机气宜保命集》记载地榆防风汤对于放射性肠炎有很好的治疗作用。地榆局部外用对放射性灼伤有显著的疗效。对于治疗和预防放射性肠炎可以选择该方法进行治疗。

病案 11

王××，女，84 岁，普外，入院时间 2013 年 12 月 3 日。

239

主诉：左上腹部疼痛伴腹胀 1 月。

现病史：患者 1 月前餐后出现左上腹部疼痛伴胀痛。1 周前就诊于我院消化科，查体：上腹部压痛明显。查腹部 CT 示：结肠占位，提示结肠癌。于 2013 年 12 月 3 日以"结肠癌"收住我院普外科。入院后完善相关检查，于 2013 年 12 月 9 日全麻下腹腔镜结肠癌根治术。术后给予禁饮食，胃肠减压，维持水电解质平衡，维持有效血容量，营养支持，抗感染，抑制胃酸等对症支持治疗。

会诊理由：术后 1 周，患者出现腹泻，伴呕吐，2013 年 12 月 17 日请中医科会诊，协助治疗。

中医四诊：患者出现腹泻，伴呕吐，精神疲惫，怕冷，舌质淡红，苔白腻，脉弱。

中医辨证：虚寒内生。

会诊意见

艾灸神阙穴、关元穴、长强穴，每日 1 次，每次 30 分钟。

治疗效果

患者自觉微微汗出，身体温暖，大便实，精神好转。

按语：本案例为结肠癌术后腹泻。患者年事已高，病情危重，并发症较多，脾胃虚弱，无力运药，口服给药困难。燃烧艾叶即艾灸疗法有温阳补虚、补中益气的作用。长强穴属督脉的络穴，督脉主一身之阳。艾灸长强穴有很好的温阳止泻的作用。关元穴是小肠的募穴，艾灸关元穴有温阳止泻的作用。艾灸长强穴和关元穴都有强壮的作用，对于体质虚弱的患者有很好的提高免疫功用。这一非药物疗法值得临床推广。

病案 12

胡××，女，90 岁，普外，入院时间 2014 年 3 月 5 日。

主诉：腹痛伴恶心呕吐，肛门停止排气、排便 26 天余。

现病史：患者于 26 天前无明显诱因出现上腹部疼痛伴有恶心、呕吐，呕吐物为胃内容物，未就诊于医院。之后症状逐渐加重，并停止排气、排便，就诊于山大二院，具体诊断不详，经输液治疗，患者病情未见好转。为进一步诊治就诊于我院普外科，查腹部 X 线平片示：有气液平面，提示：急性肠梗阻。以"急性肠梗阻"收住我院普外科。发病以来，患者精神差，食欲差，小便正常，大便不通。

查体

T36.5℃，P80 次 / 分，R19 次 / 分，BP180/80mmHg，腹部略膨隆，未见胃肠型及蠕动波，腹软，上腹部压痛、反跳痛，未触及包块，肝脾肋下未触及，无移动性浊音。右下腹包块 10cm×5cm，质韧，活动度可。

理化检查

血常规：白细胞计数（WBC）10.1×10^9/L，嗜中性粒细胞百分比（NUE%）67%，红细胞计数（RBC）4.1×10^{12}/L，血红蛋白（HGB）123g/L，血小板（PLT）198×10^9/L。

肝功能：血清丙氨酸氨基转移酶（ALT）88U/L，血清天门冬氨酸氨基转移酶（AST）67U/L，总蛋白（TP）76g/L，白蛋白（ALB）45g/L。

肾功：尿素（Urea）8.4mmol/L，肌酐（CRE）145μmol/L。

肿瘤系列：癌胚抗原（CEA）333μg/L，癌抗原 125（CA125）59.4U/ml，癌抗原 19-9（CA19-9）5250U/ml。

影像检查

腹部 X 线平片示：有气液平面，提示：急性肠梗阻。

腹部 CT：回盲部占位，大小 10cm×5cm，提示：结肠癌。

诊断

急性肠梗阻、回盲部肿瘤、高血压病。

治疗

禁饮食，胃肠减压，纠正贫血，维持水电解质平衡，维持有效血容量，营养支持，抗感染，抑制胃酸等对症支持治疗。于 2014 年 3 月 17 日行剖腹探查、肠减压术、回盲部切除术、右侧附件切除术。术后给予右下腹部放置腹腔引流管 1 根，保持引流通畅，观察引流物量、颜色。术后给予禁饮食，胃肠减压，维持水电解质平衡，维持有效血容量，营养支持，抗感染，抑制胃酸等对症支持治疗。

会诊理由：术后伤口愈合差，于 2014 年 3 月 28 日请中医科协助治疗。

中医四诊：患者怕冷，伤口不愈合，舌质淡红，苔白腻，脉弱。

中医辨证：虚寒内生。

会诊意见

1. 艾灸关元穴、长强穴每日 1 次，每次 30 分钟。

2. 清创后给予生肌散外用。隔日换药 1 次。

治疗效果

患者自觉微微汗出，身体温暖，心情愉悦。

按语：本案例为结肠癌术后伤口不愈合。艾灸长强穴和关元穴都有强壮的作用，对于体质虚弱的患者有很好的提高免疫作用，对于虚寒性皮肤溃疡，有促进愈合的作用。艾灸长强穴和关元穴都有很好的温补阳气的作用，使患者身体温暖，心情愉悦，配合中药外用换药，有利于伤口快速愈合。

病案 13

刘××，男，50 岁，普外，入院时间 2013 年 8 月 2 日。

主诉：下腹部不适 1 月余。

现病史：患者 1 月前无明显诱因出现下腹部不适，伴有排便习惯改变，大便次数增多、大便稀。不伴有腹胀、腹痛、恶心、呕吐、里急后重、大便带血等症状。就诊于我院消化科，行胃镜肠镜检查示：慢性胃炎、升结肠占位。以"结肠占位"收住我院普外科。发病以来，患者精神好，食欲正常，睡眠可，小便正常，大便稀，排便次数增多。

查体

T36.9℃，P66次/分，R17次/分，BP120/80mmHg，腹部平坦，未见胃肠型，腹软，全腹无压痛、反跳痛，肝脾肋下未触及，未触及包块，无移动性浊音，肠鸣音正常。

理化检查

血常规：白细胞计数（WBC）5.1×10^9/L，嗜中性粒细胞百分比（NUE%）55%，红细胞计数（RBC）4.3×10^{12}/L，血红蛋白（HGB）135/L，血小板（PLT）245×10^9/L。

肝功能：血清丙氨酸氨基转移酶（ALT）45U/L，血清天门冬氨酸氨基转移酶（AST）38U/L，总蛋白（TP）78g/L，白蛋白（ALB）46g/L。

肾功：尿素（Urea）5.3mmol/L，肌酐（CRE）109μmol/L。

影像检查

胃镜：慢性非萎缩性胃炎。

肠镜：升结肠黏膜上皮重度非典型增生。提示：升结肠癌。

诊断

升结肠癌、慢性非萎缩性胃炎。

治疗

完善相关检查，做好术前准备。于2013年8月7日行腹腔镜右半结肠根除术。术后给予右下腹部放置腹腔引流管1根，保持引流通畅，观察引流物量、颜色。术后给予禁饮食，胃肠减压，维持水电解质平衡，维持有效血容量，营养支持，抗感染，抑制胃酸等对症支持治疗。

会诊理由：术后1周，切口感染，于2013年8月15日请中医科会诊协助治疗。

中医四诊：患者切口红肿，渗液较多，脓液浑浊，舌质红，苔白腻，脉沉。

中医辨证：气虚无力托脓。

主方：透脓散。

主治：扶正托脓。

会诊意见

1. 中药汤剂处方如下：

黄芪 40g　川芎 25g　当归 20g　穿山甲 10g　皂刺 10g，4 剂，水煎服，每日 1 剂。

2. 清创后给予生肌散外用，隔日换药 1 次。

3. 艾灸关元穴、长强穴每日 1 次，每次 30 分钟。

治疗效果

经上述治疗后 1 周，伤口愈合。

按语：本案例为结肠癌术后伤口不愈合。通过中药口服配合中药外用，加艾灸关元穴、长强穴，可以促进伤口愈合。对于临床术后伤口难以愈合可以使用以上方法。

病案 14

张 ××，男，57 岁，普外，入院时间 2014 年 2 月 24 日。

主诉：排便次数增多 2 年，加重伴排尿不畅 1 天。

现病史：患者近 2 年来出现大便次数增多，每日大便次数达 5~6 次，不伴有腹胀、腹痛、便血等症状。昨日大便次数较前增多，伴有里急后重、排尿不畅。就诊于我院消化科查肠镜：直肠占位，病理回报：直肠腺上皮重度非典型增生癌变。提示：直肠癌。膀胱前列腺 B 超示：左肾囊肿、前列腺体积明显增大、膀胱内沉积物、膀胱内实性不均质团块，考虑前列腺癌。于 2014 年 2 月 24 日以"直肠癌"收住我院普外科。入院后查血常规：白细胞计数（WBC）5.4×10^9/L，嗜中性粒细胞百分比（NUE%）56%，红细胞计数（RBC）3.9×10^{12}/L，血红蛋白（HGB）80/L，血小板（PLT）245×10^9/L。当前诊断：前列腺癌、直肠癌、下消化道出血、中度贫血。给予完善相关检查，禁饮食，胃肠减压，维持水电解质平衡，维持有效血容量，纠正贫血，营养支持，抗感染，抑制胃酸等对症支持治疗，做好术前准备。2014 年 3 月 29 日在全麻下行直肠肿物切除术、全膀胱切除术、前列腺切除术、小肠代膀胱造瘘术、乙状结肠造瘘术，术后给予相关药物对症治疗。

会诊理由：于 2014 年 4 月 4 日术后 5 日，患者间断性呃逆数日，请中医科会诊，协助治疗。

中医四诊：患者呃逆，腹胀，腹痛，大便不通，舌质红，苔黄腻，脉弦滑。

中医辨证：气滞血淤。

主方：六磨汤合抵当汤加减。

主治：行气通腑，活血化淤。

会诊意见

1. 中药汤剂处方如下：

沉香 10g　木香 10g　乌药 10g　槟榔 10g　大黄 10g　枳壳 10g　水蛭 10g　蛰虫 10g　桃仁 10g，4 剂，水煎服，每日 1 剂。

2. 针灸治疗。

选穴内关、足三里、上巨虚、下巨虚、太冲、攒竹、膻中、中脘、下脘，日 1 次，每次留针 30 分钟。

治疗效果

呃逆症状减轻。

按语： 本案例为直肠癌术后呃逆。《素问·五脏别论》："六腑者，传化物而不藏，故实而不能满也。所以然者，水谷入口则胃实而肠虚，食下则肠实而胃虚。故曰实而不能满，满而不能实。"胃肠运动的次序为胃虚肠实，肠实胃虚交替出现，患者因腹腔直肠肿物切除术、全膀胱切除术、前列腺切除术、小肠代膀胱造瘘术、乙状结肠造瘘术多处手术创伤，腹盆腔淤血阻滞，气机不畅，肠实不通，胃气不降，肠实胃虚，胃气上逆见呃逆。因此为了恢复胃肠道运动的正常次序，必须通降胃气。配合针灸治疗可以缓解膈肌痉挛。

病案 15

卫××，女，50 岁，普外，入院时间 2015 年 6 月 7 日

主诉：腹部不适 1 月，便血 1 周。

现病史：患者 1 月前出现腹部不适，大便次数较前增多，偶有大便颜色变黑。不伴有恶心、呕吐、腹胀、腹痛、发热等症状。近 1 周来患者出现大便带血 2 次，颜色鲜红伴黏液、里急后重。就诊于我院消化科，肠镜检查并病理回报示：结肠腺癌。既往 2014 年确诊为脑梗塞，病情好转。入院后完善相关检查，做好手术准备。术前诊断为直肠腺癌、陈旧性脑梗塞、下消化道出血、中度贫血。2015 年 6 月 15 日全麻下行腹腔镜低位直肠癌切除术。术后禁饮食，胃肠减压，维持水电解质平衡，维持有效血容量，纠正贫血，营养支持，抗感染，抑制胃酸，提高免疫力，抗肿瘤等对症支持治疗。

会诊理由：术后 1 周，尿潴留，于 2015 年 6 月 23 日请中医科会诊，协助治疗。

中医四诊：患者尿潴留 1 周，小便不利，小腹胀满，大便正常，舌质红，苔白腻，脉滑。

中医辨证：气滞、血淤、水停。

主方：五苓散合当归贝母苦参汤加减。

主治：化气行水，养血和血。

会诊意见

中药汤剂处方如下：

猪苓 30g 泽泻 30g 白术 20g 茯苓 20g 桂枝 15g 当归 20g 苦参 20g 川贝母 10g 川芎 10g，4 剂，水煎服，每日 1 剂。

治疗效果

服上方后，小便正常。

按语：本案例为直肠癌切除术后尿潴留。《伤寒论》："伤寒，汗出而渴者，五苓散主之。"指出膀胱气化不利，水停下焦，影响全身的水液代谢，出现水液输布异常而见小便不利和口渴症状。五苓散具有化气行水，通利小便的作用。《金匮要略》："妊娠，小便难，饮食如故，当归贝母苦参丸主之。"膀胱水、热、淤互结致小便不利，治疗当以五苓散配合当归贝母苦参丸组方。贝母性味苦、甘、微寒，入心、肺经。《神农本草经》："主伤寒烦热，淋沥邪气。"贝母可以治疗小便不利症。苦参性寒，味苦，入肝、肾、大肠、小肠经。《神农本草经》："治心腹结气，癥瘕积聚，黄疸，尿有余沥，逐水。"苦参可逐水利尿，与五苓散配合有很好的利尿作用。对于腹腔低位手术后尿潴留疗效满意。

247

病案 16

郝 ××，男，75 岁，普外，入院时间 2014 年 7 月 13 日。

主诉：间断便血 2 年。

现病史：患者于 2 年前因大便后出血，出血量不多，颜色较暗，质地稀薄，便秘时出血较多。2013 年 1 月就诊于我院消化科，经肠镜加病理检查示：直肠重度非典型增生、直肠黏膜慢性炎症伴息肉样增生、表面糜烂及少许炎性渗出物。提示：直肠癌。腹部 CT 示：直肠乙状结肠交界区癌伴周围多发淋巴结肿大、肝内多发转移瘤、右肾多发囊肿。提示：直肠癌、直肠癌肝转移。患者因拒绝手术和放、化疗，请求中医治疗。给予中医口服汤药和中药灌肠，患者便血次数减少，精神好，食欲尚可，可以参加一些体育活动。1 年半以后患者出现排便困难，于 2014 年 7 月要求配合直肠局部放疗，治疗期间长达 2 月，期间合并放射性肠炎，请中医科会诊协助治疗。放疗后患者入睡困难，食欲减退，不欲进食。之后多次服用中药治疗。因发生排便困难于 2015 年 3 月就诊于普外科，以"直肠癌肝内多发转移、急性肠梗阻"收住我院普外科，于 2015 年 3 月 18 日全麻下剖腹探查术、小肠减压术、乙状结肠双腔造瘘术，术后给予抗炎，补液。并进行 3 次化疗。之后患者因病情逐渐加重，多次要求口服中药治疗，但病情难以控制，后期因不能进食，大出血抢救无效，死亡。

第一次会诊理由：于 2014 年 7 月 15 日，患者因放射性肠炎出现便血，大便有黏液。

中医四诊：患者右下腹不适，便血，大便褐色，黏液多，大便不畅，舌质红，苔白腻，脉滑。

中医辨证：湿热毒邪下注。

主方 1：芍药汤加减。

主方 2：地榆防风汤加减。

主治：行气化湿，清热和血。

会诊意见

1. 中药汤剂处方如下：

白芍 20g 黄芩 10g 当归 10g 槟榔 10g 黄连 5g 大黄 5g 木香 5g 肉桂 3g 生甘草 3g 桂枝 5g，4 剂，水煎服，每日 1 剂。

2. 中药直肠滴入，处方如下：

地榆 30g 防风 30g 丁香 30g 马齿苋 30g 黄柏 10g 苍术 10g，4 剂，水煎至 100ml，直肠滴入，保留灌肠，每日 1 次。

第二次会诊理由：2014 年 8 月 3 日大便不畅，食欲欠佳，腹部绞痛，请中医科会诊。

会诊意见

1. 患者因直肠癌肿瘤逐渐增大，形成直肠管腔狭窄导致肠梗阻。

针刺治疗选穴如下：照海、支沟、天枢、上巨虚、大肠腧、公孙、内庭，取双侧直刺，留针 20 分钟。

2. 艾灸神阙、中脘、天枢、关元、气海，每日 1 次，每次 30 分钟。

第三次会诊理由：2014 年 8 月 18 日患者下利，怕冷，全身不适，精神差。请中医科会诊。

中医辨证：阳虚证。

主方：附子汤加减。

主治：补益阳气。

会诊意见

1. 中药汤剂处方如下：

附子 10g 茯苓 20g 人参 10g 白术 20g 白芍 10g 山药 20g，4 剂，水煎服，每日 1 剂。

2. 艾灸关元穴、长强穴，每日 1 次，每次 30 分钟。

第四次会诊理由：2014 年 8 月 18 日，患者便血、烦躁、失眠请中医科会诊。

中医四诊：便血，烦躁，失眠，舌质淡白，脉沉。

主方：桂枝去芍药加蜀漆龙骨牡蛎汤合参附汤。

主治：扶阳固脱，镇静安神。

会诊意见

1. 中药汤剂处方如下：

桂枝 10g 生甘草 10g 生姜 10g 大枣 10g 牡蛎 20g 龙骨 20g 附子 10g 人参 10g 山萸肉 10g 五味子 10g，4 剂，每日 1 剂，水煎服。

2. 中药直肠滴入，处方如下：

地榆炭 30g 荆芥炭 30g 丁香 30g 马齿苋 30g 黄柏 10g 苍术 10g 三七粉 10g，4 剂，水煎至 100ml，直肠滴入，保留灌肠，每日 1 次。

第五次会诊理由：于 2015 年 3 月 18 日全麻下剖腹探查术、小肠减压术、乙状结肠双腔造瘘术，术后给予抗炎，补液。并进行 3 次化疗治疗。2015 年 4 月 18 日，因患者极度虚弱，请中医科会诊。

会诊意见

给予参附汤煎汤服。

治疗效果

患者治疗过程中多次请中医会诊，起到一定的治疗效果。

按语：本案例为直肠癌经历手术、放疗、化疗、腹腔造瘘等全程的规范治疗。治疗过程中多次请中医解除某些症状，起到一定疗效。《伤寒论》："少阴病，得之一二日，口中和，其背恶寒者，当灸之，附子汤主之"，"少阴病，身体痛，手足寒，骨节痛，脉沉者，附子汤主之"。上述：告诉我们阳虚证可以用灸法进行治疗，也告诉我们肿瘤晚期患者剧烈疼痛可以用附子汤进行治疗。两方法合用有显著的镇痛和提高体温的作用。《伤寒论》："伤寒，脉浮，医以火迫劫之，亡阳，必惊狂，卧起不安者，桂枝去芍药加蜀漆牡蛎龙骨救逆汤主之。"患者经历放疗、化疗、多次手术，亡阳证已出现。患者病情危重时表现为极度烦躁、夜不能寐。桂枝去芍药加蜀漆牡蛎龙骨救逆汤可以治疗临终时睡眠不能。

病案 17

张 ××，男，75 岁，普外科，入院时间 2014 年 6 月 16 日。

主诉：间断性上腹部疼痛 1 年，发现右下腹部包块 20 天。

现病史：患者于 1 年前开始出现间断性上腹部疼痛，疼痛程度可以忍受。近20天前患者自己发现右下腹部有 1 包块，就诊于我院普外科，腹部 B 示：右下腹部包块。提示：回盲部实性肿物。肠镜检查示：结肠占位性狭窄，提示结肠癌。以"结肠癌"收住我院普外科。发病以来，患者精神可，食欲减退，伴有大便干燥，排便困难，大便 3~4 日 1 行，不伴有黏液、脓血便及里急后重，体重减轻约 6 斤。入院后完善相关检查，做好术前准备。于 2014 年 6 月 20 日行腹腔镜右半结肠根除术。

术后给予右下腹部放置腹腔引流管 1 根，保持引流通畅，观察引流物量、颜色。术后给予禁饮食，胃肠减压，维持水电解质平衡，维持有效血容量，营养支持，抗感染，抑制胃酸等对症支持治疗。

会诊理由：于术后 1 周，2014 年 6 月 28 日因上腹部不适，请中医科会诊，协助治疗。

中医四诊：患者上腹部不适，大便不畅，舌质淡红，苔薄白，脉滑。

中医辨证：气滞食积。

主治：行气通腑。

主方：六磨汤加减。

会诊意见

中药汤剂处方如下：

沉香 10g 木香 10g 乌药 10g 槟榔 10g 大黄 10g 枳壳 10g，4 剂，水煎服，每日 1 剂。

治疗效果

服上方后，患者腹胀减轻。

按语：本案例结肠癌术后腹胀。六磨汤可以治疗腹腔低位手术后出现的腹胀，本方已多次应用，临床效果较好。

第四篇 肝脓肿 黄疸

肝脓肿是肝的细菌性化脓性炎症。目前主要治疗方法是药物治疗、局部穿刺引流、肝脓肿切开引流等。肝脓肿病名属于中医肝痈,多由肝郁化火,气滞血淤,聚而成痈,或由积湿生痰蕴蒸而成。宜用清肝泻火、理气化痰、疏肝涤痰等方法治疗,我在临床治疗中,借鉴使用《马培之外科医案》的治疗方法,取得较好效果。中医辨证治疗肝脓肿,可以使患者免除手术的痛苦,并且治疗后不易复发。此外,中医治疗黄疸也有着悠久的历史和非常成熟的治疗方剂,很值得我们继续使用。

病案 1

李××,女,56 岁,普外,入院时间 2012 年 12 月 10 日。

主诉:间断性上腹痛,伴皮肤黄染 1 月,加重 1 周。

现病史:患者 1 月前无明显诱因出现间断性上腹部隐痛,夜间明显,伴有皮肤黄染,偶有恶心、呕吐、腹泻,呕吐物为胃内容物。近 1 周,上述症状逐渐加重,遂就诊于我院普外科,腹部 CT 示:胰头占位。以"胰头占位"收住我院普外科。发病以来,患者精神、食欲、睡眠欠佳,小便如茶色,大便稀,粪便颜色呈淡灰色,1 月来体重减轻 3.5 公斤。

查体

T37.2℃,P80 次 / 分,R19 次 / 分,BP120/64mmHg,神志清,精神欠佳。皮肤巩膜黄染,无出血点,浅表淋巴结未触及肿大。腹部稍膨隆，上腹部触诊张力高，有压痛，无反跳痛，肝脾肋下未触及，肝区叩击痛（±），移动性浊音（-），肠鸣音弱。双下肢无水肿。

理化检查

血常规：白细胞计数（WBC）11.5×10^9/L，中性粒细胞百分比（N%）76%，红细胞计数（RBC）3.3×10^{12}/L，血红蛋白（HGB）102g/L，血小板计数（PLT）118×10^9/L。

肝功：丙氨酸氨基转移酶（ALT）78U/L，天门冬氨酸氨基转移酶（AST）65U/L，血清白蛋白（ALB）41.5g/L，血清总胆红素（TBIL）189.5μmol/L，血清结合胆红素（CB）145.7μmol/L，血清非结合胆红素（UCB）43.8μmol/L。

肾功：肌酐（CRE）57μmol/L，血尿素氮（BUN）5.0mmol/L。

凝血检查：血浆凝血酶原时间（PT）14s，活化的部分凝血活酶时间（APTT）44s。

血清淀粉酶（AMS）：1910U/L。

尿淀粉酶（UAMR）：425 U/L。

血清电解质：钾（K）3.4mmol/L，钠（Na）132mmol/L，钙（Ca）2.15mmol/L。

肿瘤系列：癌胚抗原（CEA）11.0μg/L，癌抗原19-9（CA19-9）15.7U/ml。

影像检查

腹部CT：胰头占位，肝内、外胆管及胰管扩张，肝大。术后病理诊断为胰头癌。

诊断

梗阻性黄疸、胰头占位。

治疗

2012年12月27日全麻下行胰十二指肠联合切除术、胃空肠吻合术。术后给予禁饮食，胃肠减压，维持水电解质平衡，维持有效血容量，采用早期全胃肠外营养（TPN）作为营养支持。抗感染、抑制酶活性、抑制胃酸、保肝、退黄等治疗。

会诊理由：患者术后已进肠内营养液，因胃肠功能差，大便不通，术后 12 日，于 2013 年 1 月 8 日，请中医科会诊，协助治疗。

中医四诊：患者身黄，目黄，腹胀，烦热，小便不利，大便实，口渴，舌质红，苔腻，脉沉。

中医辨证：湿热内壅。

主治：利水泄腑，清热化湿。

主方：茵陈将军汤。

会诊意见

1. 中药汤剂处方如下：

茵陈 30g 大黄 10g 栀子 10g 枳实 10g 厚朴 10g 黄芩 10g 生甘草 10g 生姜 10g 灯心草 5g，4 剂，水煎服，每日 1 剂。

2. 针灸治疗．

选穴：足三里、上巨虚、下巨虚、天枢、中脘、下脘、水分，留针 20 分钟，日 1 次。

治疗效果

大便通畅，小便颜色变浅。

按语： 本案例为胰腺癌术后黄疸。患者因胰腺癌导致梗阻型黄疸，通过手术解除梗阻，但是患者体内胆汁淤积，在短的时间内不能完全清除，黄疸症状存在，湿热内盛，小便不利，大便不畅，胃肠功能减退。因此清热化湿，通利二便，湿热从二便排出体外。《伤寒论》："阳明病，无汗，小便不利，心中懊恼，身必黄。"《伤寒论》："伤寒七八日，身黄如橘色，小便不利，腹微满者，茵陈蒿汤主之。"《金匮要略》："谷疸之为病，寒热不食，食即头眩，心胸不安，久久发黄为谷疸，茵陈蒿汤主之。"以上条文提出湿热黄疸的主要原因、主要临床表现和主治方剂。其中，茵陈性味苦微寒，入脾、胃、肝、胆经。《神农本草经》："主风湿寒热邪气，热结黄疸。"《本草经集注》："治通身发黄，小便不利，除头热，去伏瘕。"指出茵陈是治疗黄疸的主要药物。《伤寒论》："发汗，若下之，而烦热，胸中窒者，栀子豉汤主之。"该方有清利三焦湿热的作用。《金匮要略》："酒黄疸，心中懊恼或热痛，栀子大黄汤主之。"在茵陈退黄的基础上进一步提出栀子同样为治疗黄疸的主要药物，清热、利湿、通便是治疗黄疸的大法。明代陶华《伤寒六书》在仲景茵陈蒿汤的基础上推出茵陈将军汤治疗黄疸，本案例选择茵陈将军汤治疗胰腺癌术后患者体内胆汁不除的黄疸证，临床有效，可以作为黄疸病症的治疗方剂。梗阻性黄疸虽然梗阻解除，但是湿热未除，需要进一步治疗。

病案 2

田××，男，49 岁，普外，入院时间 2013 年 5 月 2 日。

主诉：间断上腹部疼痛 1 年，皮肤黄染 1 周。

现病史：患者 1 年前无明显诱因出现间断上腹部疼痛，隐痛，时轻时重，可以自行缓解，与进食无关。近 1 周来患者发现皮肤巩膜黄染，就诊于我院普外科，腹部 CT 示：十二指肠壶腹部占位。以"十二指肠壶腹部占位"收住我院普外科。发病以来患者精神尚可，食欲欠佳，大便不畅，小便不利。

查体

T36.5℃，P72 次 / 分，R18 次 / 分，BP110/70mmHg，神志清，精神欠佳。全身皮肤暗黄，无出血点，巩膜黄染，结膜无水肿，浅表淋巴结未触及肿大。腹部平坦，腹软，无压痛、反跳痛，墨菲氏征阴性，无肝区叩击痛，肝脾肋下未触及，肠鸣音正常，肢体无水肿。

理化检查

血常规：白细胞计数（WBC）5.5×10^9/L，中性粒细胞百分比（N%）

62%，红细胞计数（RBC）3.7×10^{12}/L，血红蛋白（HGB）107g/L，血小板计数（PLT）185×10^9/L。

肝功：丙氨酸氨基转移酶（ALT）57U/L，天门冬氨酸氨基转移酶（AST）49U/L，血清白蛋白（ALB）38g/L，血清总胆红素（TBIL）289μmol/L，血清结合胆红素（CB）21.4μmol/L，血清非结合胆红素（UCB）15.7μmol/L。

肾功：肌酐（CRE）60μmol/L，血尿素氮（BUN）4.3mmol/L。

凝血检查：血浆凝血酶原时间（PT）12s，活化的部分凝血活酶时间（APTT）40s。

血清淀粉酶（AMS）：1760 U/L。

尿淀粉酶（UAMR）：198 U/L。

影像检查

腹部CT：十二指肠壶腹部占位。

诊断

十二指肠壶腹部癌（中分化黏液性腺癌）。

治疗

2013年5月10日全麻下行胰十二指肠联合切除术、胃空肠吻合术。术后给予禁饮食，胃肠减压，维持水电解质平衡，维持有效血容量，采用早期全胃肠外营养（TPN）作为营养支持。抗感染、抑制酶活性、抑制胃酸、保肝、退黄等治疗。

会诊理由：患者术后，已给予肠内营养液支持。2013年5月20日，因胃肠功差请中医科会诊，协助治疗。

中医四诊：患者倦怠乏力，纳差，皮肤暗黄，身冷不渴，情绪低落，排便不畅，舌质红，苔白腻，脉沉弱。

中医辨证：寒湿阻滞。

主方：茵陈术附汤加减

主治：温化寒湿。

会诊意见

中药汤剂处方如下：

茵陈 20g　白术 20g　茯苓 20g　当归 10g　附子 10g　陈皮 10g　半夏 10g　砂仁 10g　薏苡仁 20g　生姜皮 5g，4 剂，水煎服，每日 1 剂。

治疗效果

患者精神好转，食欲改善。

按语： 本案例为十二指肠壶腹部癌术后黄疸。茵陈是治疗黄疸的专药，但是阴黄与阳黄的治疗又有所不同，在清朝程国彭著《医学心悟》一书中将黄疸分为阳黄和阴黄，并记载治疗阴黄的方剂茵陈术附汤。费伯雄著《医醇賸义》中记载另一茵陈术附汤，全面兼顾阳虚寒湿内盛的阴黄证的治疗。本案例患者通过使用该方后，患者病情向好的方面转化。因此梗阻性黄疸术后，患者体内寒湿胆汁淤积的病情并没有得以改善，需要进一步治疗，否则会影响疾病的预后。十二指肠壶腹部癌手术后是否得以根治与术后的治疗关系极大。目前，该病少数患者预后较差，可能与上述原因有关。

病案 3

杜 ×× ，女，72 岁，普外，入院时间 2014 年 8 月 25 日。

主诉：间断右上腹痛 3 个月，加重 1 周。

现病史：患者 3 个月前劳累后出现右上腹部不适，伴寒战、高热，体温最高 39.1℃，自服药物（具体不详）后体温降至正常。近 3 月来上述症状间断出现，未给予特殊治疗，近一周以来上述症状明显加重。就诊于我院普外科，腹部 B 超示：胆囊附壁结晶、胆总管上段内径增宽。给予口服消炎利胆片，右上腹疼痛减轻。以"胆结石"收住我院普外科。发病以来，患者精神可，食欲差，小便黄，大便不成形，体重未见明显变化。

257

查体

T 36.2℃，P 65 次 / 分，R 18 次 / 分，BP 114/55mmHg。全身浅表淋巴结未触及肿大，皮肤、黏膜无黄染。双肺听诊呼吸音粗，未闻及干湿性啰音。心率 65 次 / 分，律齐，心脏各瓣膜未闻及病理性杂音。腹软，肝脾未触及肿大，墨菲氏征阳性，肝区无叩击痛，肠鸣音正常。双下肢无水肿。

理化检查

血常规：白细胞计数（WBC）4.2×10⁹/L，中性粒细胞百分比（N%）60%，红细胞计数（RBC）3.5×10¹²/L，血红蛋白（HGB）112g/L，血小板计数（PLT）134×10⁹/L。

肝功：丙氨酸氨基转移酶（ALT）33U/L，天门冬氨酸氨基转移酶（AST）37U/L，血清白蛋白（ALB）42g/L，血清总胆红素（TBIL）20.3μmol/L，血清结合胆红素（CB）9.6μmol/L，血清非结合胆红素（UCB）10.7μmol/L。

肾功：肌酐（CRE）51μmol/L，血尿素氮（BUN）3.6mmol/L。

凝血检查：血浆凝血酶原时间（PT）11s，活化的部分凝血活酶时间（APTT）38s。

血清淀粉酶（AMS）：1570 U/L。

尿淀粉酶（UAMR）：183 U/L。

影像检查

腹部核磁（MRI）：十二指肠壶腹部异常软组织信号、胆总管占位（壶腹部癌）。

腹部 B 超：胆囊附壁结晶、胆总管上段内径增宽。

核磁胰胆造影（MRCP）示：胆管炎、胆总管下段结石、继发性肝内外胆管扩张。

诊断

胆总管下段癌、胆囊炎、胆结石。

治疗

于 2014 年 9 月 6 日全麻下行胰十二指肠联合切除术。术后给予禁饮食，胃肠减压，维持水电解质平衡，维持有效血容量，采用早期全胃肠外营养（TPN）作为营养支持。抗感染、抑制酶活性、抑制胃酸等治疗。

会诊理由：于 2014 年 9 月 6 日，患者术后胃肠功能障碍，请中医科会诊，协助治疗。

中医四诊：腹痛、腹胀，右胁胀满，心烦，呕吐，大便难，舌质红，苔白腻，脉弦。

中医辨证：肝胆湿热。

主方：小柴胡汤合茵陈蒿汤加减。

会诊意见

1. 中药汤剂处方如下：

柴胡 15g 黄芩 15g 半夏 10g 茵陈 30g 栀子 10g 龙胆草 10g 木香 10g 郁金 10g 大黄 10g 芒硝 10g，4 剂，水煎服，少量频服，每日 1 剂。

2. 针灸治疗。

选穴：中脘、膻中、下脘、关元、足三里、上巨虚、下巨虚、三阴交、太冲，留针 20 分钟，每隔 5~10 分钟行针 1 次。

治疗效果

患者恶心、呕吐消失，大便通畅。

按语： 本案例为胆总管下段癌切除术后，胰、十二指肠联合切除术后见呕吐。患者基础病变为胆囊炎、胆结石、胆总管下段癌等与肝胆热盛有关。术后患者呕吐，与肝胆热盛有关。《伤寒论》："伤寒，五六日，中风，往来寒热，胸胁苦满，默默不欲饮食，心烦喜呕，或胸中烦而不呕，或腹中痛，或胁下痞硬，或心下悸，小便不利，或不渴，身有微热，或咳者，小柴胡汤主之。"指出小柴胡汤善治呕。《医

《学衷中参西录》指出茵陈"善清肝胆之热，兼理肝胆之郁，热消郁开，胆汁入小肠之路毫无障碍"。指出无论有无黄疸，茵陈都有很好的清利肝胆郁热的作用。因此，小柴胡汤合茵陈蒿汤可以用于肝胆热盛致呕吐之症。虽然手术切除了病变部位，但机体肝胆湿热并没有得到改善，应当继续辨证施治。患者呕吐明显，服中药时应做到少量频服，或胃空肠管给药，以免呕吐拒药，或影响药物的疗效。

病案 4

郭××，女，50岁，普外，入院时间 2014 年 2 月 21 日。

主诉：腹胀，下肢浮肿 6 年，腹胀加重 3 月。

现病史：患者 6 年前因腹胀、下肢水肿就诊于当地医院，经相关检查后诊断为"慢性乙型肝炎、肝硬化、脾大、脾亢"，转诊于太原市传染病医院，给予抗病毒、保肝等对症支持治疗，效果尚可。期间未见呕血、便血等症状。3 月前患者无明显诱因出现左下腹部憋胀，就诊于我院普外科，腹部 B 超示：脾大。以"脾大需手术治疗"收住我院普外科。发病以来，患者精神差，食欲一般，大便或溏或结，消瘦。

查体

T 36.5℃，P 78 次 / 分，R 19 次 / 分，BP 120/70mmHg。神志清，精神差。皮肤、巩膜无黄染、出血点，颈部及前胸部有散在蜘蛛痣，肝掌。心肺查体未见明显异常。腹部稍膨隆，腹壁张力稍高，未见腹壁静脉曲张，无压痛、反跳痛，肝脏肋下未触及，肝区无叩击痛；脾肋下 3cm，质较韧；无移动性浊音；肠鸣音较弱。双下肢轻度浮肿。

理化检查

血常规：白细胞计数（WBC）2.9×10^9/L，中性粒细胞百分比（N%）51%，红细胞计数（RBC）3.0×10^{12}/L，血红蛋白（HGB）96g/L，血小板计数（PLT）68×10^9/L。

肝功：丙氨酸氨基转移酶（ALT）28U/L，天门冬氨酸氨基转移酶（AST）22U/L，血清总蛋白（TP）75g/L，血清白蛋白（ALB）27g/L，血清球蛋白（G）48g/L，A/G 1:1.77，血清总胆红素（TBIL）29.3μmol/L，血清结合胆红素（CB）12.6μmol/L，血清非结合胆红素（UCB）16.7μmol/L。

肾功：肌酐（CRE）65μmol/L，血尿素氮（BUN）5.3mmol/L。

肝硬化系列：单胺氧化酶（MAO）8U/L，脯氨酸羟化酶（PH）154.95μg/L，Ⅲ型前胶原氨基末端肽（PⅢP）320ng/L，Ⅳ型胶原（CIV）NC1 片段 15.8μg/ml，血清层粘连蛋白（LN）170.52 ng/ml，血清透明质酸（HA）337ng/dl。

凝血检查：血浆凝血酶原时间（PT）15s，活化的部分凝血活酶时间（APTT）48s。

影像检查

腹部 B 超：慢性乙型肝炎、肝硬化、脾大、脾亢、门脉增宽。

诊断

门脉高压症、慢性乙肝病毒、肝硬化、贫血、白细胞低下症。

治疗

于 2014 年 3 月 20 日全麻下形脾切除、贲门周围血管离断术、肝活检术。术中见脾大小约 40cm×20cm×10cm，肝活检示：多个小结节。提示：肝硬化。后给予禁饮食，胃肠减压，维持水电解质平衡，维持有效血容量，纠正贫血，采用早期全胃肠外营养（TPN）作为营养支持。抗感染、抑制酶活性、抑制胃酸等治疗。

会诊理由：术后患者伤口液化，分泌物较多，难以愈合，于 2014 年 3 月 31 日请中医科协助治疗。

中医四诊：患者神疲乏力，面色晦暗，腹胀，大便溏，伤口颜色晦暗，舌质暗有淤斑，舌下静脉曲张，脉涩。

中医辨证：淤血内阻。

主方：鳖甲煎丸加减

主治：软坚散结，益气养血。

会诊意见

1. 中药汤剂处方如下：

鳖甲 10g　芒硝 10g　射干 5g　黄芩 5g　干姜 5g　大黄 5g　桂枝 10g　石韦 10g　厚朴 10g　阿胶 10g　凌霄花 10g　露蜂房 10g　白芍 10g　丹皮 10g　䗪虫 10g　柴胡 10g　桃仁 10g　瞿麦 10g　葶苈子 10g　半夏 10g　人参 3g，4 剂，水煎服，每日 1 剂。

2. 清创后给予生肌散外用。隔日换药 1 次。

治疗效果

上述治疗后，患者伤口愈合。

按语：本案例肝硬化脾大切除术后伤口不愈合。患者因肝硬化脾大、门脉高压下行脾切除、贲门周围血管离断术、肝活检术。术后因肝硬化，肝血淤证导致手术切口血供不良，伤口难以愈合，原因不在伤口本身，而在于微循环障碍，淤血不去，新血不来。因此改善血淤证是治疗伤口不愈合的关键。鳖甲性味咸寒，入肝、脾经。具有滋阴潜阳，软坚散结的作用。《神农本草经》记载"主心腹癥瘕坚积"，《名医别录》记载"疗血瘕"，其中癥瘕、血瘕就是现代医学提到的肿瘤、肝硬化、脾大等疾病。张仲景已经开始尝试用鳖甲来治疗癥瘕积聚，代表方剂就是鳖甲煎丸。因此，改善肝血淤证，腹部血液循环，可以改善伤口供血，实现伤口早日愈合。

病案 5

李 ××，女，51 岁，普外科，入院时间 2014 年 1 月 27 日。

主诉：腹痛伴呕吐 5 天。

现病史：患者 5 天前出现寒战、高热，体温最高达 39℃，伴有右上腹憋胀不适，恶心、呕吐、食欲不振，呕吐物为胃内容物和胆汁。就诊于当地医院，给予抗感染治疗（具体诊断和用药不详）3 天，体温正常，上述症状未见明显改善。就诊于我院普外科，腹部 B 超示：肝脓肿可能。以"肝脓肿"收住我院普外科。发病以来患者精神差，食欲减退，二便正常。既往有高血压病史，用药不详，目前血压控制尚可。

查体

T 36.7℃，P 79 次 / 分，R 20 次 / 分，BP 129/83mmHg，神志清，精神疲倦。全身皮肤黏膜无黄染、出血点，无蜘蛛痣、肝掌。心肺查体未见明显异常。腹部膨隆，未见腹壁静脉曲张，有右上腹压痛，无反跳痛，墨菲氏征阴性，肝脾肋下未触及，肝区叩击痛，无移动性浊音，肠鸣音正常。双下肢无水肿。

理化检查

血常规：白细胞计数（WBC）14×10^9/L，中性粒细胞百分比（N%）87%，红细胞计数（RBC）3.3×10^{12}/L，血红蛋白（HGB）102g/L，血小板计数（PLT）88×10^9/L。

肝功：丙氨酸氨基转移酶（ALT）128U/L，天门冬氨酸氨基转移酶（AST）115U/L，血清白蛋白（ALB）39g/L，血清球蛋白（G）32g/L，血清总胆红素（TBIL）22.0μmol/L。

肾功：肌酐（CRE）107μmol/L，血尿素氮（BUN）9.6mmol/L。

凝血检查：血浆凝血酶原时间（PT）10s，活化的部分凝血活酶时间（APTT）30s。

影像检查

腹部 B 超：肝右后叶可及大小约64mm×66mm 的高回声区，中央为低回声区，直径24mm，肝内局部病灶，考虑为感染灶。

胸部 X 线：心、肺未见异常，右侧膈肌升高。

诊断：肝脓肿、高血压病 2 级（高危组）。

治疗：下病重通知，监测生命体征，心电监护，记出入量，给予禁饮食，胃肠减压，维持水电解质平衡，维持有效血容量，采用早期全胃肠外营养（TPN）作为营养支持。抗感染、抑制酶活性、抑制胃酸等治疗。

会诊理由：治疗后 1 月，患者病情平稳，一般情况尚可，生命体征正常，复查腹部 B 超示：肝脏局部病灶缩小不明显，2014 年 2 月 27 日请中医科会诊协助治疗。

会诊理由：于 2014 年 2 月 27 日，经积极治疗，现患者病情平稳，一般情况尚可，生命体征正常，复查腹部超声，肝脏局部病灶缩小不明显，请中医内科辅助治疗。

中医四诊：患者诉中上腹、右侧胁肋部憋胀不适，偶有恶心，伴口干、口苦，纳差，眠差，大便不畅，小便少，舌质暗红，苔灰黄腻，脉弦数。

中医辨证：肝胆淤热，热毒内壅。

主方：小柴胡汤合抵当汤加减。

主治：和解少阳，活血透脓。

会诊意见

内服中药汤剂，处方如下：

柴胡 10g 半夏 10g 黄芩 10g 穿山甲 10g 生地 10g 当归尾 10g 大黄 5g 降香 10g 肉桂 5g 桃仁 10g 芒硝 5g 金银花 20g 蒲公英 20g 虎杖 15g，4 剂，水煎服，每日 1 剂。

治疗效果

服上方后，患者腹胀减轻。

按语：本案例为肝脓肿。肝脓肿中医病名为肝痈，属于内痈之一。与情绪异常、肝郁化火、气滞血淤、聚而成痈，或者肝内感染，聚而成痈。因为古人无法像今人那样发现肝内有脓肿，但是却有记载治疗肝内脓肿的方剂。明代李中梓《医宗必读》创立抵当汤，由穿山甲、生地、当归尾、大黄、降香、肉桂、桃仁、芒硝组成。该方主治因淤血而成的肋痛，而穿山甲对于痈肿初期或脓成已溃，均为消肿排脓的要药。该方剂的君药为穿山甲，说明古人用该方治疗肝痈有效。配伍小柴胡汤和解少阳，引药入肝经。患者经治疗1月余，肝内脓肿吸收较差，与肝经淤热，气滞血淤有关，当早期积极治疗。上述组方可以作为肝脓肿非手术治疗的方法之一。

病案 6

郭××，女，54岁，普外，入院时间2014年7月23日。

主诉：右上腹间断疼痛半月。

现病史：患者2周以前无明显诱因出现右上腹阵发性疼痛，伴有恶寒、发热，自行服用"胃必治"1片/次，2次/日，服用2天症状缓解后停药。为进一步诊治，就诊于我院普外科，经上腹CT平扫加增强示：肝脓肿。以"肝脓肿"收住我院普外科。发病以来，患者精神欠佳，食欲差，睡眠差，大便不畅，小便可，体重未见明显减轻。

查体

T 36.6℃，P 72次/分，R 18次/分，BP 115/70mmHg，神志清，精神欠佳。心肺查体未见明显异常。腹部平坦，腹肌紧张，未见胃肠型及蠕动波，中上、右上腹部压痛、反跳痛，肝脾肋下未触及，未触及腹部包块，无移动性浊音，双下肢无水肿。

理化检查

血常规：白细胞计数（WBC）10×10^9/L，中性粒细胞百分比（N%）82.7%，红细胞计数（RBC）3.8×10^{12}/L，血红蛋白（HGB）115g/L，血小板计数（PLT）139×10^9/L。

肝功：丙氨酸氨基转移酶（ALT）103U/L，天门冬氨酸氨基转移酶（AST）87U/L，血清白蛋白（ALB）42g/L，血清球蛋白（G）27g/L，血清总胆红素（TBIL）21.5μmol/L。

肾功：肌酐（CRE）40μmol/L，血尿素氮（BUN）4.3mmol/L。

凝血检查：血浆凝血酶原时间（PT）11s，活化的部分凝血活酶时

间（APTT）38s。

影像检查

腹部 CT 平扫加增强：肝脓肿。

诊断

肝脓肿。

治疗

给予介入下穿刺脓肿接引流装置。禁饮食，胃肠减压，维持水电解质平衡，维持有效血容量，采用早期全胃肠外营养（TPN）作为营养支持。抗感染、抑制酶活性、抑制胃酸、保肝等治疗。

会诊理由：经介入下穿刺脓肿接引流装置后第 2 日，引流装置通畅。患者寒战、高热明显，于 2014 年 7 月 25 日请中医科会诊协助治疗。

中医四诊：患者恶寒，发热，胸胁胀满，舌质红，苔白腻，脉沉微。

中医辨证：肝胆淤热，热毒内壅。

主方：柴胡清肝饮合透脓散加减。

主治：疏肝解郁，清热透脓。

会诊意见

中药汤剂处方如下：

柴胡 10g　青皮 10g　枳壳 10g　栀子 10g　木通 10g　钩藤 10g　苏梗 10g　黄芩 10g　知母 10g　生甘草 10g　川芎 6g　当归 10g　穿山甲 10g　皂刺 10g　虎杖 15g，4 剂，水煎服，每日 1 剂。

治疗效果

服上方后，患者恶寒、发热消失，引流液减少。

按语：本案例为肝脓肿穿刺引流术后高热。患者经介入下穿刺脓肿接引流装置并进行灌洗，患者镜下脓肿已被穿刺引流，脓腔缩小。但是不可见的脓腔和肝内淤热继续存在，因此患者高热、寒战、胸胁胀满刺痛。根据辨证属肝胆淤热，热毒内壅，需疏肝解郁，清热透脓。

明代秦景明著《症因脉治》记载的柴胡清肝饮，该方用来治疗肝胆有热证。明代陈实功著《外科正宗》记载的透脓散，该方常用来治疗脓成难以透出而见高热、寒战。目前，临床留置引流装置有利于脓出通畅。因此，加强疏肝解郁，清热透脓有利于疾病痊愈。

病案 7

刘××，男，36 岁，普外，入院时间 2015 年 2 月 20 日。

主诉：皮肤黄染进行性加重 1 月。

现病史：患者 1 月前因劳累、饮酒后出现腹胀、小便发黄，食欲下降，恶心，呕吐等症状，近日家人发现皮肤及眼睛发黄明显，并见大便干结，呈陶土样。就诊于我院普外科，查腹部核磁示：胰头占位，伴肝内外胆管及胰管扩张。以"胰腺占位"收住我院普外科。发病以来患者精神欠佳，食欲差，厌油腻，大便干燥，颜色灰白，小便黄赤，体重未见明显减轻。

查体

T 36.5℃，P 78 次 / 分，R 19 次 / 分，BP 125/75mmHg，神志清，精神疲倦。全身皮肤黄染，巩膜黄染，未见出血点，浅表淋巴结未触及肿大。心肺查体未见异常。腹部平坦，未见胃肠型及蠕动波，腹软，全腹无压痛及反跳痛，肝脾肋下均可触及，无移动性浊音，肠鸣音正常。

理化检查

血常规：白细胞计数（WBC）7.5×10⁹/L，中性粒细胞百分比（N%）70.1%，红细胞计数（RBC）4.3×10¹²/L，血红蛋白（HGB）122g/L，血小板计数（PLT）158×10⁹/L。

肝功：丙氨酸氨基转移酶（ALT）76U/L，天门冬氨酸氨基转移酶（AST）109U/L，血清总蛋白（TP）51.2g/L，血清白蛋白（ALB）35.2g/L，血清胆碱酯酶（CHE）4.39KU/L，血清总胆红素（TBIL）408.0μmol/L，血清直接胆红素（DBIL）194.0μmol/L，血清直接胆红素（IBIL）214μmol/L，血清碱性磷酸酶（ALP）246U/L。

肾功：肌酐（CRE）69μmol/L，血尿素氮（BUN）5.3mmol/L。

凝血检查：血浆凝血酶原时间（PT）16s，活化的部分凝血活酶时间（APTT）47s。

血清电解质：钾（K）3.6mmol/L，钠（Na）135mmol/L，钙（Ca）2.27mmol/L。

肿瘤系列：癌胚抗原（CEA）13.5μg/L，癌抗原19-9（CA19-9）8.9万U/ml。

影像检查

腹部MRI：胰头占位，伴肝内外胆管及胰管扩张，肝大、脾大。

术后诊断

胆总管未分化腺癌、梗阻性黄疸、肝大、脾大。

治疗

于2015年2月24日行胰十二指肠联合切除术。术后给予空肠减压、留置胰管引流管。维持水电解质平衡，维持有效血容量，采用早期全胃肠外营养（TPN）作为营养支持。抗感染、抑制酶活性、抑制胃酸、保肝、退黄等治疗。

会诊理由：术后患者黄疸指数明显下降由术前血清总胆红素（TBIL）408.0μmol/L，血清直接胆红素（DBIL）194.0μmol/L，血清直接胆红素（IBIL）214μmol/L，术后2周血清总胆红素（TBIL）124.2μmol/L，血清直接胆红素(DBIL)57.9μmol/L，血清间接胆红素(IBIL)66.4μmol/L。于2015年3月24日因黄疸，腹胀请中医科会诊协助退黄治疗。

中医四诊：患者巩膜黄染，腹胀，身重，大便不畅，小便不利，舌质红，苔白腻，脉沉。

中医辨证：寒湿内盛。

主治：温化寒湿，化气行水。

主方：茵陈术附汤合五苓散加减。

会诊意见

中药汤剂处方如下：

茵陈 20g 白术 20g 茯苓 20g 当归 10g 附子 10g 陈皮 10g 半夏 10g 砂仁 10g 薏苡仁 20g 生姜皮 5g 猪苓 20g 泽泻 10g 桂枝 10g 白蔻仁 5g，4 剂，水煎服，每日 1 剂。

治疗效果

患者未主诉不适。空肠减压及胰管引流通畅，已进饮食，二便正常。引出少量黄色液体，各项理化检查未见异常。于 2015 年 3 月 30 日出院。

按语：本案例为胆总管腺癌术后黄疸。患者手术后梗阻解除，黄疸指数下降明显，但是黄疸指数降到一定程度不再下降，而患者临床表现继续为皮肤黄染、巩膜黄染。该患者辨证为阴黄，病机属于寒湿内盛，且以湿为盛，以阳虚不化湿为主。叶天士著《温热论》记载："温热病救阴犹易，通阳最难，救阴不在血而在津与汗，通阳不在温而在利小便"。叶氏提出补阳之法，在于利小便。因此，茵陈五苓散在祛寒湿的同时也有助阳气的功能，使寒湿阴黄退之。

269

病案 8

马××，女，55 岁，普外，入院时间 2015 年 3 月 16 日。

主诉：发热，伴右上腹不适 10 天。

现病史：患者曾于 1 年前无明显诱因出现高热、寒战，体温最高达 40℃，就诊于山西大医院，诊断为肝脓肿并进行治疗，体温降至正常。10 天前患者再次无明显诱因出现高热、寒战，体温最高为 38℃，伴右上腹不适。为进一步诊治就诊于我院普外科，查上腹部 CT 示：肝内多发低密度灶，考虑炎症。以"肝脓肿"收住我院普外科。发病以来患者精神欠佳，食欲正常，二便正常。

查体

T 37.5℃，P 75 次 / 分，R 19 次 / 分，BP 110/72mmHg，神志清，精神欠佳。全身黏膜无黄染，浅表淋巴结未触及肿大。心肺查体未见异常。腹部平坦，未见胃肠型及蠕动波，右上腹部压痛（±），无反跳痛，肝脾肋下未触及，未触及腹部包块，无移动性浊音，肠鸣音正常。

理化检查

血常规：白细胞计数（WBC）11.6×10^9/L，中性粒细胞百分比（N%）78.9%，红细胞计数（RBC）3.7×10^{12}/L，血红蛋白（HGB）105g/L，血小板计数（PLT）223×10^9/L。

肝功：丙氨酸氨基转移酶（ALT）54U/L，天门冬氨酸氨基转移酶（AST）71U/L，血清白蛋白（ALB）42.2g/L，血清总胆红素（TBIL）12.0μmol/L。

肾功：肌酐（CRE）53μmol/L，血尿素氮（BUN）4.8mmol/L。

凝血检查：血浆凝血酶原时间（PT）12s，活化的部分凝血活酶时间（APTT）37s。

影像检查

腹部 CT：肝内多发低密度灶，考虑肝脓肿。

诊断

肝脓肿。

治疗

给予胃肠减压、禁饮食。维持水电解质平衡，维持有效血容量，采用早期全胃肠外营养（TPN）作为营养支持。抗感染、抑制酶活性、抑制胃酸、保肝等治疗。

会诊理由：入院治疗后 4 天，患者间断发热。于 2013 年 3 月 20日请中医科协助治疗。

中医四诊：患者间断发热 2 周，午后热盛 37.5℃~38℃，最高达40℃，右胁部不适，口苦，咽干，嗳气，大便不畅，舌质暗红，苔白，脉滑数。

中医辨证：少阳阳明合病证。

主方：柴胡白虎汤合透脓散加减。

主治：清热透脓。

会诊意见

中药汤剂处方如下：

柴胡 10g 石膏 50g 天花粉 10g 黄芩 10g 粳米 20g 知母 10g 生甘草 5g 荷叶 10g 川芎 6g 当归 10g 穿山甲 10g 皂刺 10g 虎杖 15g 金银花 30g，4 剂，水煎服，每日 1 剂。

治疗效果

患者未主诉明显不适，于 2013 年 3 月 26 日出院。

按语： 本案例为肝脓肿合并高热。清代俞根初著《通俗伤寒论》，书中载柴胡白虎汤用于少阳阳明热盛，症见寒战、高热发于午后。本案患者高热不退选用柴胡白虎汤有很好的退热作用。同时配合透脓散助脓液外达，同样有助于退热，标为发热，本为痈脓，这也是标本兼治的中医疗法。

271

病案 9

王 ××，男，64 岁，普外，入院时间 2015 年 6 月 1 日。

主诉：上腹部不适 3 月，加重伴皮肤黄染 15 天。

现病史：患者 3 月前进食后出现上腹部不适，伴烧心、反酸、嗳气，无皮肤黄染，当地医院诊断为：慢性胃炎。给予果胶铋、护肝片等药物治疗，症状缓解。15 天前患者出现皮肤黄染，呈进行性加重，3 天前就诊于朔州市现代医院，腹部 B 超示：肝内胆管扩张、胆囊颈部高回声、胆囊内结晶形成、胰头钩突区低回声结节，之后就诊于我院普外科，以"黄疸合并胰头占位"收住我院普外科。发病以来患者精神差，食欲差，睡眠差，大便不通，小便不利，体重未见明显减轻。

查体

T 36.5℃，P 100次／分，R 20次／分，BP 120/80mmHg，神志清，精神欠佳。巩膜及全身皮肤黄染。心肺查体未见异常。腹部平坦，未见胃肠型及蠕动波，腹软，右上腹部压痛，无反跳痛，墨菲氏征阳性，肝脾肋下未触及，未触及包块，无移动性浊音，肠鸣音正常。双下肢无水肿。

理化检查

血常规：白细胞计数（WBC）5.6×10^9/L，中性粒细胞百分比（N%）67.9%，红细胞计数（RBC）3.5×10^{12}/L，血红蛋白（HGB）101g/L，血小板计数（PLT）159×10^9/L。

肝功：丙氨酸氨基转移酶（ALT）337U/L，天门冬氨酸氨基转移酶（AST）229U/L，血清总蛋白（TP）64.1g/L，血清白蛋白（ALB）185mg/L，血清总胆红素（TBIL）263.2μmol/L，血清直接胆红素（DBIL）154.1μmol/L，血清间接胆红素（IBIL）109μmol/L，血清碱性磷酸酶（ALP）1597U/L，血清 γ-谷氨酰胺转移酶（γ-GT）957U/L。

肾功：肌酐（CRE）62μmol/L，血尿素氮（BUN）6.1mmol/L。

凝血检查：血浆凝血酶原时间（PT）14s，活化的部分凝血活酶时间（APTT）47s。

血清淀粉酶（AMS）：1750U/L。

血脂肪酶（LPS）：1124U/L。

肿瘤系列：癌胚抗原（CEA）6μg/L，癌抗原19-9（CA19-9）11.3U/ml。

影像检查

腹部B超：肝内胆管扩张，胆囊颈部高回声，胆囊内结晶形成；胰头钩突区低回声结节，提示：胆囊癌。

术后诊断

胆囊癌、十二指肠转移、胆总管转移、黄疸。

治疗

于 2015 年 6 月 12 日全麻下行胆囊切除术、胆管探查、T 管引流术。给予胃肠减压、禁饮食、观察引流通畅。维持水电解质平衡，维持有效血容量，采用早期全胃肠外营养（TPN）作为营养支持。抗感染、抑制酶活性、抑制胃酸、保肝、退黄等治疗。

会诊理由：患者经治疗后黄疸症状未见明显改善。于 2015 年 6 月 23 日请中医科协助治疗黄疸。

中医四诊：患者周身皮肤黄而晦暗，身冷，手足不温，食欲差，大便溏，小便不利，舌质暗红，苔白腻，脉弱。

中医辨证：寒湿阻滞。

主方：茵陈术附汤加减

主治：温化寒湿。

会诊意见

中药汤剂处方如下：

茵陈 20g 白术 20g 茯苓 20g 当归 10g 附子 10g 陈皮 10g 半夏 10g 砂仁 10g 薏苡仁 20g 生姜皮 5g 干姜 5g，4 剂，水煎服，每日 1 剂。

治疗效果

患者精神好转，食欲改善。

按语： 本案例为胆囊癌术后黄疸。本患者胆囊癌晚期多发转移，预后较差。中医辨证属于阴黄，与阳虚寒湿内生有关。治疗当温阳除湿。茵陈术附汤为治疗阴黄的代表方，曾多次使用，对于缓解症状有一定疗效。但是对于肿瘤晚期患者的治疗需要逐步完善治疗方案。

病案 10

郑 ×，女，63 岁，普外，入院时间 2015 年 8 月 10 日。

主诉：发热、寒战 7 天。

现病史：患者于 7 天前无明显诱因出现发热、寒战，体温高达

273

39.9℃，伴纳差，不伴腹痛、恶心、呕吐、咳嗽、头痛，当地诊所给予退热针（具体不详），效果差。次日出现肝区不适症状，就诊于太原市第二人民医院急诊，行腹部B超检查提示：肝内不均匀回声，提示：肝脓肿。给予抗感染、补液等对症治疗，无明显改善。就诊于我院普外科，以"肝脓肿"收住我院普外科。发病以来，患者精神差，食欲差，睡眠差，小便正常，大便5天未行，体重无明显减轻。

查体

T 38.5℃，P 95次／分，R 20次／分，BP 107/65mmHg，神志清，精神差。全身皮肤及巩膜无黄染、出血点。心率95次／分，律齐，心脏各瓣膜听诊区未闻及病理性杂音。肺部查体未见异常。腹部平坦，未见胃肠型及蠕动波，右上腹压痛，无明显反跳痛，肝脾肋下未触及，未触及包块，无移动性浊音，肠鸣音正常。

理化检查

血常规：白细胞计数（WBC）10.54×10^9/L，中性粒细胞百分比（N%）76.54%，红细胞计数（RBC）4.8×10^{12}/L，血红蛋白（HGB）125g/L，血小板计数（PLT）95×10^9/L。

肝功：丙氨酸氨基转移酶（ALT）142U/L，天门冬氨酸氨基转移酶（AST）108U/L，血清总蛋白（TP）62.5g/L，血清白蛋白（ALB）39.6g/L，血清总胆红素（TBIL）17.3μmol/L，血清直接胆红素（DBIL）7.2μmol/L，血清间接胆红素（IBIL）10.2μmol/L。

肾功：肌酐（CRE）72μmol/L，血尿素氮（BUN）5.4mmol/L。

凝血检查：血浆凝血酶原时间（PT）10s，活化的部分凝血活酶时间（APTT）33s。

肿瘤系列：甲胎蛋白（AFP）19μg/L。

影像检查

腹部B超：肝内不均匀回声，提示：肝脓肿。

诊断

肝脓肿。

治疗

给予胃肠减压、禁饮食。维持水电解质平衡，维持有效血容量，采用早期全胃肠外营养（TPN）作为营养支持。抗感染、抑制酶活性、抑制胃酸、保肝等治疗。因肝脓肿较小，不适合介入治疗。

会诊理由：已足量抗生素全疗程治疗，患者低热、寒战不退，于2015 年 8 月 20 日，请中医科会诊协助治疗。

中医四诊：患者寒热往来，口渴，大便不通，胸胁胀满，舌质红，苔黄腻，脉弦。

中医辨证：少阳阳明合病证。

主方：大柴胡汤合透脓散加减。

主治：清热透脓。

会诊意见

中药汤剂处方如下：

柴胡 10g 枳实 10g 生姜 10g 黄芩 10g 生白芍 10g 半夏 10g 大枣 10g 大黄 10g 川芎 6g 当归 10g 穿山甲 10g 皂刺 10g 虎杖 15g 金银花 30g，4 剂，水煎服，每日 1 剂。

治疗效果

服上方后患者体温正常。

按语： 本案例为肝脓肿合并高热。本案患者寒热往来选用大柴胡汤通腑退热的作用。同时配合透脓散助脓液外达，这样皆可以治疗少阳阳明合病，又可以助脓液排出，促进疾病痊愈。本案例患者经抗感染治疗，仍高热不退，经口服中药汤剂治疗体温正常，脓肿明显减小。是肝脓肿非手术治疗的较好的方法。已治愈多例患者。

病案 11

秦×，男，18岁，普外科，入院时间2015年12月3日。

主诉：间断上腹部疼痛6年余，加重4天。

现病史：患者6年前进食油腻食物后出现上腹部疼痛，伴腰背部酸困，休息后可缓解，在家服消炎利胆片症状缓解，未去医院就诊。期间腹痛时有发生。4天前因进食油腻，上述症状加重，伴有皮肤巩膜黄染。就诊于我院普外科门诊，查腹部B超：肝内胆管结石，胆总管结石，胆囊结石。以"肝内结石"收住我院普外科。发病以来，患者精神差，乏力，食欲差，大便干燥，小便黄赤，体态肥胖。

查体

T 36.4℃，P 85次/分，R 20次/分，BP 135/86mmHg，神志清，精神欠佳。皮肤及巩膜黄染。右上腹压痛阳性，无反跳痛。其余查体未见异常。

理化检查

血脂：血清总胆固醇（TC）5.35mmol/L，血清甘油三酯（TG）2.61mmol/L，血清高密度脂蛋白（HDL-C）1.10mmol/L，血清低密度脂蛋白（LDL-C）3.15mmol/L。

尿常规：尿胆红素（+++），尿胆原（++）。

肝功：丙氨酸氨基转移酶（ALT）392U/L，天门冬氨酸氨基转移酶（AST）177U/L，血清白蛋白（ALB）36.3g/L，血清总胆红素（TBIL）173.1μmol/L，血清直接胆红素（DBIL）111.9μmol/L，血清间接胆红素（IBIL）61.3μmol/L。

肾功：肌酐（CRE）72μmol/L，血尿素氮（BUN）5.5mmol/L。

凝血检查：血浆凝血酶原时间（PT）14s，活化的部分凝血活酶时间（APTT）46s。

血常规：白细胞计数（WBC）7.6×10⁹/L，中性粒细胞百分比（N%）

66.5%，红细胞计数（RBC）4.0×10^{12}/L，血红蛋白（HGB）125g/L，血小板计数（PLT）149×10^{9}/L。

影像检查

腹部 B 超：肝内胆管结石，胆总管结石，胆囊结石。

诊断

梗阻性黄疸、肝内胆管结石、胆总管结石、胆囊结石。

治疗

于 2015 年 12 月 8 日全麻下行腹腔镜胆囊切除术、胆总管探查术，术中放置腹腔引流及 T 管。给予胃肠减压、禁饮食、观察引流是否通畅。维持水电解质平衡，维持有效血容量，采用早期全胃肠外营养（TPN）作为营养支持。抗感染、抑制酶活性、抑制胃酸、保肝、退黄、降脂等治疗。

会诊理由：患者术后 2 周，肝功改善不明显，于 2015 年 12 月 22 日，请中医科会诊协助治疗。

中医四诊：患者皮肤黄染，巩膜黄染，口苦，烦躁，大便干燥，小便黄赤，食欲差，乏力，形体肥胖，舌质暗红，舌苔黄腻，脉弦。

中医辨证：肝胆湿热。

主方：强肝二号汤加减。

主治：清热解毒，健脾除湿。

会诊意见

中药汤剂处方如下：

丹参 20g　当归 10g　芍药 10g　郁金 10g　党参 10g　车前子 10g　白术 10g　茯苓 10g　败酱草 30g　金银花 30g　茵陈 30g　龙胆草 10g　栀子 10g　香橼 10g　炒莱菔子 10g，4 剂，水煎服，每日 1 剂。

治疗效果

治疗后患者肝功能较前改善，带药出院。

按语：本案例为肝内结石 T 管置管后黄疸不除。患者肝内结石导致黄疸，治疗比较困难，与肝内气滞血淤，胆汁淤积有关，也与肝气血不足及疏泄功能减退有关。因此，以清热祛湿、解毒退黄为主，兼顾养肝、柔肝、健脾、祛湿。强肝二号汤选自山西省中医研究院方，记载于《新医药学杂志》1972 年 1 月刊。用于治疗肝内湿热明显的黄疸。该方对于黄疸、大便不通、小便黄赤、肝功异常有很好的治疗作用。

病案 12

秦 ××，男，56 岁，普外，入院时间 2015 年 7 月 9 日。

主诉：右上腹部间断性憋痛 2 年。

现病史：患者于 2014 年 2 月无明显诱因出现上腹部憋痛，能耐受，呈间断发作，不伴恶心、呕吐、发热等症状，就诊于阳城县人民医院，胃镜示：浅表性胃炎，未予特殊治疗。期间上腹痛时有发生，症状时轻时重。2015 年 7 月上述症状再次出现，并较前明显加重，就诊于晋城市人民医院，腹部彩超示：肝内包块，不除外肝包虫病，为求进一步治疗来我院。以"肝包虫病"收住我院普外科。既往 18 年前因车祸造成腰 3、腰 4 椎体粉碎性骨折，已手术治疗。

查体

T 36.7℃，P 75 次 / 分，R 19 次 / 分，BP 110/70mmHg，神志清，精神欠佳。皮肤及巩膜无黄染、出血点。心肺查体未见异常。腹部平坦，未见胃肠型及蠕动波，腹软，无压痛、反跳痛，肝区叩击痛阳性，无移动性浊音，肠鸣音正常。双下肢轻度浮肿。

理化检查

血常规：白细胞计数（WBC）5.3×10⁹/L，中性粒细胞百分比（N%）58.5%，红细胞计数（RBC）3.7×10¹²/L，血红蛋白（HGB）103g/L，血小板计数（PLT）138×10⁹/L。

肝功：丙氨酸氨基转移酶（ALT）216U/L，天门冬氨酸氨基转移酶（AST）175U/L，血清白蛋白（ALB）37.8g/L，血清总胆红素（TBIL）15.1μmol/L，血清直接胆红素（DBIL）6.7μmol/L，血清直接胆红素（IBIL）8.4μmol/L。

肾功：肌酐（CRE）53μmol/L，血尿素氮（BUN）3.8mmol/L。

凝血检查：血浆凝血酶原时间（PT）15s，活化的部分凝血活酶时间（APTT）44s。

血清包虫抗体：阳性。

影像检查

腹部B超：肝S1，S5包块，不除外肝包虫病。

诊断

肝包虫病、腰椎粉碎性骨折术后。

治疗

于2015年7月16日在全麻下行肝包虫囊肿内囊剥除术。给予胃肠减压、禁饮食、观察引流通畅。维持水电解质平衡，维持有效血容量，采用早期全胃肠外营养（TPN）作为营养支持。抗感染、抑制酶活性、抑制胃酸、保肝等治疗。

会诊理由：术后2周患者自述午后潮热，于2015年7月28日请中医科协助治疗。

中医四诊：患者肝包虫病术后12天，自觉右胁肋部不适，午后出现潮热，大便不畅，舌质紫暗，脉滑。

中医辨证：少阳阳明合病。

主方：大柴胡汤合透脓散加减。

主治：清热透脓。

会诊意见

中药汤剂处方如下：

柴胡10g 枳实10g 生姜10g 黄芩10g 生白芍15g 半夏10g 大枣10g 大黄5g 川芎6g 当归10g 穿山甲10g 皂刺10g 虎杖15g 金银花

30g 乌梅 10g，4 剂，水煎服，每日 1 剂。

治疗效果

服上方后，患者诸症均减轻。

按语：本案例为肝包虫病术后康复。患者午后潮热，大便不通，右胁痛，提示因大便不通，肝内包虫残留物排出不畅，需继续促进感染后脓液排出，以减轻肝脏局部症状。患者虽剥离完整包虫，但是虫卵、炎症、脓液在一定时间内继续存在，因此，手术后的康复关系到疾病的预后以及是否复发的关键。大柴胡汤合透脓散能促进炎症吸收，也有助于脓液排出，同时乌梅有很好的杀虫作用。

病案 13

徐 ×，男，26 岁，普外，入院时间 2013 年 8 期 14 日。

主诉：发热 20 天。

现病史：患者 20 余天前无明显诱因突然开始发热，体温高达 39.9℃，伴头晕、偏头痛、胸闷、全身乏力，不伴寒战、恶心、呕吐、腹泻、咳嗽等症状，就诊于长治市人民医院，入院完善相关检查，诊断为：肝脓肿。给予抗炎对症治疗，并于昨日行肝脓肿穿刺术，未抽出脓液。为进一步诊治以"肝脓肿"收住我院普外科。自发病以来，患者精神差，食欲差，睡眠差，二便正常，体重减轻 5 公斤。

查体

T 38.1℃，P 97 次 / 分，R 19 次 / 分，BP 106/65mmHg。皮肤及巩膜无黄染、出血点，浅表淋巴结未触及肿大。心肺查体未见异常。腹平坦，未见胃肠型及蠕动波，腹软，右上腹压痛、反跳痛，肝脾肋下未触及，未触及包块，无移动性浊音、双下肢无水肿。

理化检查

血常规：白细胞计数（WBC）19.4×10^9/L，中性粒细胞百分比（N%）76.0%，红细胞计数（RBC）3.8×10^{12}/L，血红蛋白（HGB）114g/L，

血小板计数（PLT）127×10^9/L。

肝功：丙氨酸氨基转移酶（ALT）156U/L，天门冬氨酸氨基转移酶（AST）139U/L，血清白蛋白（ALB）38.8g/L，血清总胆红素（TBIL）22.4μmol/L，血清直接胆红素（DBIL）12.8μmol/L，血清间接胆红素（IBIL）9.6μmol/L。

肾功：肌酐（CRE）50μmol/L，血尿素氮（BUN）3.5mmol/L。

凝血检查：血浆凝血酶原时间（PT）13s，活化的部分凝血活酶时间（APTT）39s。

血清淀粉酶（AMS）：192U/L。

尿淀粉酶（UAMR）：124U/L。

影像检查

腹部B超：肝脓肿。

诊断

肝脓肿。

治疗

给予胃肠减压、禁饮食、维持水电解质平衡，维持有效血容量，采用早期全胃肠外营养（TPN）作为营养支持。抗感染、抑制酶活性、抑制胃酸、保肝等治疗。患者体温在38.3℃~38.9℃高热不退。于2013年8月22日行腹腔镜肝脓肿开窗引流术，术后引流管通畅，引流液呈淡红色或淡黄色，给予盐水冲洗，引流液培养，示无菌生长。

会诊理由：经腹腔镜肝脓肿开窗引流术后12日，患者高热不退，于2013年9月4日请中医科会诊协助降体温。

中医四诊：患者右胁肋部不适，发热，午后明显，舌质红，苔白腻，脉滑数。

中医辨证：少阳阳明合病证。

主方：柴胡白虎汤合透脓散加减。

主治：清热透脓。

会诊意见

中药汤剂处方如下：

柴胡 15g 石膏 50g 天花粉 10g 黄芩 10g 粳米 20g 知母 10g 生甘草 5g 荷叶 10g 川芎 6g 当归 10g 穿山甲 10g 皂刺 10g 虎杖 15g 金银花 30g 浙贝母 10g，4 剂，水煎服，每日 1 剂。

治疗效果

服药 1 剂后体温为 37.6℃，服药 4 剂后体温正常，无明显不适，即日引流管通畅，拔管出院。

按语： 本案例为肝脓肿合并高热。患者经历肝脓肿穿刺术未抽出脓液、经腹腔镜肝脓肿开窗引流术后引流液培养为无菌生长，给予抗感染治疗后患者高热不退。经中药清热透脓法治疗后体温正常。在肝脓肿病灶不明显的情况下，肝胆热盛兼气滞血淤同样会导致高热不退，因此，中医辨证施治是解决疑难杂症重要的手段。

病案 14

包 ××，女，67 岁，普外，入院时间 2015 年 3 月 16 日。

主诉：腹胀 4 月，加重 8 天，伴高热黄疸 4 天。

现病史：患者 4 个月前餐后出现上腹腹胀、恶心，未呕吐，伴乏力，自服"三九胃泰"症状缓解，后上述症状反复出现。8 天前上述症状加重，4 天前出现发热，体温最高达 39℃，伴寒战，皮肤及巩膜黄染。就诊于我院普外科，腹部 CT 示：十二指肠乳头状瘤。以"十二指肠占位病变"收住我院普外科。发病以来，患者精神差，食欲差，大便不通，小便黄赤，体重未见明显下降。

查体

T 38.0℃，P 89 次 / 分，R 19 次 / 分，BP 130/70mmHg，神志清，精神疲倦。皮肤及巩膜黄染，浅表淋巴结未触及肿大。心肺查体未见异常。腹稍膨隆，未见胃肠型及蠕动波，中上腹腹壁张力较高，时有压痛，无反跳痛，墨菲氏征阴性，肝脾肋下未触及，未触及包块，无移动性浊音，肠鸣音正常，无下肢水肿。

理化检查

血常规：白细胞计数（WBC）14.3×10^9/L，中性粒细胞百分比（N%）72.0%，红细胞计数（RBC）3.2×10^{12}/L，血红蛋白（HGB）99g/L，血小板计数（PLT）127×10^9/L。

肝功：丙氨酸氨基转移酶（ALT）52U/L，天门冬氨酸氨基转移酶（AST）50U/L，血清白蛋白（ALB）39.4g/L，血清总胆红素（TBIL）166.8μmol/L，血清直接胆红素（DBIL）114.5μmol/L，血清间接胆红素（IBIL）52.3μmol/L。

肾功：肌酐（CRE）78μmol/L，血尿素氮（BUN）5.6mmol/L。

凝血检查：血浆凝血酶原时间（PT）14s，活化的部分凝血活酶时间（APTT）40s。

血清淀粉酶（AMS）：1200U/L。

尿淀粉酶（UAMR）：520U/L。

血清脂肪酶：780U/L。

血糖：10.9mmol/L。

钙（Ca）：1.94mmol/L。

影像检查

腹部CT：十二指肠乳头状瘤。

术后诊断：十二指肠乳头癌、梗阻性黄疸、急性胰腺炎。

治疗：给予胃肠减压、禁饮食。维持水电解质平衡，维持有效血容量，采用早期全胃肠外营养（TPN）作为营养支持。抗感染、抑制胰酶活性、抑制胃酸、保肝等治疗。于2015年3月24日行逆行胰胆管造影ERCP术病检示十二指肠乳头癌。2015年3月30日在全麻下行胰十二指肠联合切除术。2015年4月2日已排气。

会诊理由：于2015年5月20日因胃部不适，伴恶心、呕吐，请中医科协助治疗。

中医四诊：患者胃部不适，嘈杂，呕吐反复发作，口干、咽干，大便干燥，自觉口中无味，舌苔剥脱，舌红，脉细。

中医辨证：胃阴虚。

主方：麦门冬汤加减。

主治：滋养胃阴，降逆止呕。

会诊意见

1. 中药汤剂处方如下：

麦冬 10g 半夏 10g 人参 5g 生甘草 10g 粳米 20g 大枣 10g 竹茹 10g 石斛 10g 香橼 10g 苏梗 10g，4 剂，水煎服，每日 1 剂。

2. 针灸治疗。

选穴：中脘、天枢、足三里、上巨虚、百会、胃俞、脾俞、公孙，留针 20 分钟，每日 1 次。

治疗效果

患者上述症状逐渐减轻，精神、食欲、睡眠等均明显改善，大便通畅。

按语：本案例为十二指肠乳头癌术后呕吐。患者术后出现恶心、呕吐、胃部不适等症状，辨证属胃阴虚证。《金匮要略》："大逆上气，咽喉不利，止逆下气者，麦门冬汤主之。"麦门冬汤对胃阴虚，阴虚火旺出现的胃气上逆恶心、呕吐有降逆止呕的作用。麦门冬性味甘、微苦、微寒，入肺、心、胃经。甘寒质润，养阴生津润燥，善于清养肺胃之阴。患者住院时间较长，中医药参与术后康复，可以缩短住院时间，提高临床疗效。

病案 16

郭 ××，男，60 岁，普外，入院时间 2013 年 1 月 4 日。

主诉：间断性右上腹疼痛伴黄疸 10 余天。

现病史：患者 10 余天前无明显诱因出现右上腹疼痛，不伴有发热、恶心、呕吐、腹泻等症。为进一步诊治就诊于我院普外科，腹部核磁 MRI 示：肝内胆管癌，癌肿已广泛侵入肝内。以"肝内胆管癌"收住我院普外科。发病以来，皮肤黏膜进行性黄染，纳差，周身乏力，体重减轻 3 公斤。

查体

T 36.0℃，P 76 次 / 分，R 20 次 / 分，BP 160/89mmHg，神志清，精神差。全身皮肤黏膜黄染，双侧巩膜黄染，浅表淋巴结未触及肿大。心肺查体未见明显异常。腹平坦，未见胃肠型及蠕动波，未见腹壁静脉曲张，腹软，右上腹压痛明显，无反跳痛，肝脾肋下未触及，未触及包块。

理化检查

肝功：丙氨酸氨基转移酶（ALT）113U/L，天门冬氨酸氨基转移酶（AST）121U/L，血清白蛋白（ALB）40.4g/L，血清总胆红素（TBIL）189μmol/L，血清直接胆红素（DBIL）103μmol/L，血清间接胆红素（IBIL）86.5μmol/L。

肾功：肌酐（CRE）82μmol/L，血尿素氮（BUN）6.5mmol/L。

凝血检查：血浆凝血酶原时间（PT）13s，活化的部分凝血活酶时间（APTT）36s。

血常规：白细胞计数（WBC）15.7×10⁹/L，中性粒细胞百分比（N%）73.6%，红细胞计数（RBC）4.3×10¹²/L，血红蛋白（HGB）128g/L，血小板计数（PLT）143×10⁹/L。

血清淀粉酶（AMS）：833U/L。

尿淀粉酶（UAMR）：95U/L。

肿瘤系列：甲胎蛋白（AFP）385μg/L，癌抗原 19-9（CA19-9）5.2U/ml，癌抗原 125（CA125）3.6U/ml，癌胚抗原（CEA）7.3μg/L。

影像检查

腹部 MRI：肝内胆管癌，癌肿已广泛侵入肝内。

诊断

肝内胆管癌、阻塞性黄疸。

治疗

给予胃肠减压、禁饮食。维持水电解质平衡，维持有效血容量，采用早期全胃肠外营养（TPN）作为营养支持。抗感染、抑制胰酶活性、抑制胃酸、保肝、退黄等治疗。2013 年 1 月 30 日行经皮肝穿刺胆道引流术（PTCD）。2013 年 2 月 25 日全麻下行肝内胆管癌根治术。

第一次会诊理由：于 2013 年 2 月 5 日，请中医科会诊协助退黄治疗。

中医四诊：患者面色黧黑，上腹部不适，大便色黑，白睛黄染，纳差，胃中嘈杂，食入呃逆，舌质红，小便赤涩，脉滑数。

中医辨证：酒疸。

主方：茵陈玉露饮加减。

主治：清热解毒，化湿利小便。

会诊意见

中药汤剂处方如下：

茵陈 15g 玉竹 10g 石斛 10g 天花粉 10g 茯苓 10g 萆薢 10g 葛根 10g 栀子 10g 陈皮 6g 半夏 6g 生薏仁 30g，4 剂，水煎服，每日 1 剂。

第二次会诊理由：服上方后，患者进食尚可，二便正常，仍有上腹部不适，口不渴，舌质红，苔薄白，脉滑数，于 2013 年 2 月 10 日请中医科会诊继续治疗。

会诊意见

继续服用上方 4 剂。

治疗效果

患者 2013 年 2 月 25 日全麻下行肝内胆管癌根治术。术后好转出院。

按语：本案例为肝内胆管癌合并梗阻性黄疸。《金匮要略》："脉沉，渴欲饮水，小便不利，皆发黄。"黄疸产生的原因与湿热有关，当湿热从小便排出体外，则不发生黄疸。酒疸最早记载于该书中，"夫病酒黄疸，必小便不利，其候心中热，足下热，是其证也。""酒疸，心中烦，欲呕者，呕之愈。""酒疸下之，久久为黑疸，目青面黑，心中如啖蒜齑状，大便正黑，皮肤爪甲之不仁，其脉浮弱，虽黑微黄。"指出酒疸的临床表现为小便不利、心中烦、呃逆、面黑、大便黑、虽黑微黄、心中如啖蒜等，与该患者的临床症状几乎吻合。该患者虽黄而晦暗，不是阴黄是酒疸。回顾病史，患者有长期大量饮酒史，与酒疸诊断吻合。《金匮要略》："诸黄家，但利小便"，指出治疗黄疸的基本原则是"利小便"。《医醇賸义》记载茵陈玉露饮用于治疗酒疸，临床表现为平日嗜酒，面目发黄，黄甚则黑，心中嘈杂，小便赤涩。酒疸属于阳黄，但是治疗时不可过苦、过寒、过燥、过利尿等，茵陈玉露饮符合上述治疗原则，是治疗酒疸临床上较为合适的方剂。平素在临床中见到酒疸的机会较少，该病案是一次重要的临诊体验。

病案 16

张××，女，31岁，普外，入院时间 2013 年 1 月 15 日。

主诉：间断性右上腹疼痛 1 年余，加重 5 天。

现病史：患者 1 年前无明显诱因出现间断性右上腹疼痛，无发热、恶心、呕吐、腹泻等症状。口服中药治疗后缓解。5 天前右上腹疼痛加重，自服药物（具体不详）后疼痛不能缓解，并向腰背部放射，伴有恶心、里急后重等症状。就诊于我院普外科，查腹部 B 超示：脂肪肝、胆囊炎、充满型胆结石。以"急性胆囊炎"收住我院普外科。发病以来精神差，食欲差，大便不畅，里急后重，小便正常，体重未见明显减轻。

查体

T 37.0℃，P 60 次 / 分，R 20 次 / 分，BP 120/80mmHg，神志清，

精神欠佳。皮肤黏膜无黄染、出血点。心肺查体未见异常。腹部平坦，未见胃肠型及蠕动波，未见腹壁静脉曲张，腹软，全腹无压痛、反跳痛，肝脾肋下未触及，未触及包块。

理化检查

血常规：白细胞计数（WBC）12.0×10⁹/L，中性粒细胞百分比（N%）75.0%，红细胞计数（RBC）3.8×10¹²/L，血红蛋白（HGB）114g/L，血小板计数（PLT）173×10⁹/L。

肝功：丙氨酸氨基转移酶（ALT）35U/L，天门冬氨酸氨基转移酶（AST）27U/L，血清白蛋白（ALB）47.1g/L，血清总胆红素（TBIL）14.9μmol/L，血清直接胆红素（DBIL）5.2μmol/L，血清间接胆红素（IBIL）9.7μmol/L。

血脂系列：血清总胆固醇（TC）5.08mmol/L，血清甘油三酯（TG）0.79mmol/L，血清高密度脂蛋白（HDL-C）1.12mmol/L，血清低密度脂蛋白（LDL-C）3.05mmol/L。

肾功：肌酐（CRE）60μmol/L，血尿素氮（BUN）4.5mmol/L。

凝血检查：血浆凝血酶原时间（PT）11s，活化的部分凝血活酶时间（APTT）34s。

影像检查

腹部B超：脂肪肝、胆囊炎、充满型胆结石。

诊断

急性胆囊炎、胆结石、脂肪肝。

治疗

于2013年1月17日行腹腔镜下胆囊切除术。给予胃肠减压、禁饮食。维持水电解质平衡，维持有效血容量，采用早期全胃肠外营养（TPN）作为营养支持。抗感染、抑制胰酶活性、抑制胃酸等治疗。

会诊理由：患者术后腹胀，大便不畅，里急后重，伴有恶心。于2013年1月17日请中医科会诊，协助治疗。

中医四诊：患者腹胀，大便不畅，里急后重，伴有恶心，舌质红，苔黄，脉弦。

中医辨证：少阳兼阳明热结轻症。

主方：大柴胡汤加减。

主治：和解少阳，泄热通腑。

会诊意见

中药汤剂处方如下：

柴胡 15g 黄芩 10g 生白芍 10g 半夏 10g 枳实 10g 大黄 5g 生姜 10g 大枣 10g，4 剂。水煎服，每日 1 剂。

治疗效果

服上方后，诸症减轻。

按语：本案例为胆结石胆囊切除术后腹胀。患者虽为胆囊切除，但是少阳阳明合病证未除。《金匮要略》："按之心下满痛，此为实，当下之，宜大柴胡汤。"因此大柴胡汤可以用于胆囊切除术后腹胀。

病案 17

金××，男，63 岁，普外，入院时间 2014 年 4 月 22 日。

主诉：皮肤及巩膜黄染 1 周。

现病史：患者近 1 周发现全身皮肤及巩膜出现黄染，就诊于我院普外科，查腹部 CT 示：胰头占位，胆总管扩张。以"胰头占位"收住我院普外科。发病以来患者精神差，食欲一般，大便不畅，小便正常。既往 2 型糖尿病 20 余年，2010 年眼科手术，2012 年胆囊切除术后。

查体

T 36.7℃，P 72 次 / 分，R 19 次 / 分，BP 130/70mmHg，神志清，精神欠佳。全身皮肤黏膜以及巩膜黄染。心肺查体未见异常。腹部平坦，未见胃肠型及蠕动波，未见腹壁静脉曲张，腹软，全腹无压痛、反跳痛，肝脾肋下未触及，未触及包块，肠鸣音正常，双下肢无水肿。

理化检查

血常规：白细胞计数（WBC）10.5×10^9/L，中性粒细胞百分比（N%）72.0%，红细胞计数（RBC）4.7×10^{12}/L，血红蛋白（HGB）126g/L，血小板计数（PLT）178×10^9/L。

肝功：丙氨酸氨基转移酶（ALT）135U/L，天门冬氨酸氨基转移酶（AST）114U/L，血清白蛋白（ALB）39.7g/L，血清总胆红素（TBIL）88.4μmol/L，血清直接胆红素（DBIL）53.2μmol/L，血清间接胆红素（IBIL）35.2μmol/L，血清碱性磷酸酶（ALP）1628U/L，血清γ-谷氨酰胺转移酶（γ-GT）1032U/L。

肾功：肌酐（CRE）55μmol/L，血尿素氮（BUN）3.7mmol/L。

肿瘤系列：癌胚抗原（CEA）8μg/L，癌抗原19-9（CA19-9）12.5U/ml。

凝血检查：血浆凝血酶原时间（PT）13s，活化的部分凝血活酶时间（APTT）42s。

即刻血糖：13.6mmol/L。

影像检查

腹部CT：胰头占位、胆总管扩张。

术后诊断

胰头中分化腺癌、2型糖尿病、胆囊切除术后。

治疗

于2014年4月27日行全麻下行胰十二指肠联合切除术。

给予胃肠减压、禁饮食。维持水电解质平衡，维持有效血容量，采用早期全胃肠外营养（TPN）作为营养支持。抗感染、抑制胰酶活性、抑制胃酸、保肝、退黄等治疗。

会诊理由：患者术后连续呕吐1周，胃肠减压，每日胃肠减压胃液量约600ml~1300ml。经上消化道造影提示：胃排空障碍。于2014年5月12日，请中医科会诊，协助治疗。

中医四诊：患者呕吐，腹胀，心下硬满，大便正常，舌质红，苔白腻，脉滑。

中医辨证：脾虚痰气上逆。

主方：旋覆花汤合厚朴生姜半夏甘草人参汤加减。

主治：和胃降逆，化痰下气。

会诊意见

中药汤剂处方如下：

厚朴 10g　生姜 10g　半夏 10g　生甘草 10g　人参 10g　旋覆花 10g　代赭石 10g　大枣 10g，4 剂，水煎服，每日 1 剂。

治疗效果

服上方后，诸症减轻。

按语：本案例为胰头癌术后胃排空障碍。患者术后，腹腔解剖结构发生改变、胃肠减压以及空肠内营养支持治疗，导致胃肠向下改变，胃肠道痰气交阻的病机，恢复胃肠向下蠕动的功能。《伤寒论》："发汗后，腹胀满，厚朴生姜半夏甘草人参汤主之。""伤寒发汗，若吐，若下，解后，心下痞硬，噫气不除者，旋覆代赭汤主之。"以上两个方剂合用有助于补益胃气，化痰降气，恢复胃肠动力。

病案 18

崔 ××，男，36 岁，普外，入院时间 2014 年 2 月 16 日。

主诉：上腹疼痛伴发热 5 天。

现病史：患者 5 天前无明显诱因出现持续性上腹部疼痛，呈钝痛，疼痛向肩背部放射，可耐受，伴有发热，体温最高达 40℃。现上述症状无缓解，遂就诊于我院普外科门诊，腹部 B 超提示：肝脓肿，以"肝脓肿"收住我院普外科。发病以来，患者精神差，食欲差，睡眠差，二便正常。既往确诊为 2 型糖尿病 2 年。

查体

T 38.6℃，P 97 次 / 分，R 20 次 / 分，BP 120/70mmHg，神志清，精神欠佳。全身皮肤黏膜以及巩膜无黄染。心率 97 次 / 分，律齐，心脏各瓣膜听诊区未闻及病理性杂音。双肺部听诊呼吸音清，未闻及干湿性啰音。腹部平坦，未见胃肠型及蠕动波，全腹压痛，轻微反跳痛，有肝区叩击痛，肝脾肋下未触及，未触及包块，肠鸣音弱，双下肢无水肿。

理化检查

血常规：白细胞计数（WBC）18.9×10⁹/L，中性粒细胞百分比（N%）78.0%，红细胞计数（RBC）3.5×10¹²/L，血红蛋白（HGB）101g/L，血小板计数（PLT）110×10⁹/L。

肝功：丙氨酸氨基转移酶（ALT）138U/L，天门冬氨酸氨基转移酶（AST）117U/L，血清白蛋白（ALB）39.4g/L，血清总胆红素（TBIL）28.5μmol/L，血清直接胆红素（DBIL）13.2μmol/L，血清间接胆红素（IBIL）15.3μmol/L。

肾功：肌酐（CRE）56μmol/L，血尿素氮（BUN）5.2mmol/L。

凝血检查：血浆凝血酶原时间（PT）14s，活化的部分凝血活酶时间（APTT）51s。

血脂系列：血清总胆固醇（TC）5.36mmol/L，血清甘油三酯（TG）1.5mmol/L，血清高密度脂蛋白（HDL-C）1.07mmol/L，血清低密度脂蛋白（LDL-C）3.08mmol/L。

即刻血糖：10.6mmol/L。

影像检查

腹部 B 超：肝脓肿、胆囊炎。

诊断

肝脓肿、胆囊炎、2 型糖尿病。

治疗

给予胃肠减压、禁饮食。维持水电解质平衡，维持有效血容量，采用早期全胃肠外营养（TPN）作为营养支持。抗感染、抑制胰酶活性、抑制胃酸、保肝等治疗。

会诊理由：治疗 1 周后，患者右上腹部憋胀，进食后加重，于 2014 年 2 月 27 日请中医科会诊，协助治疗。

中医四诊：患者右上腹部痛处不定，憋胀，食后加重，大便次数增多，每次量少、色深，舌淡，苔薄白，脉滑数。

中医辨证：肝胆淤热未清。

主方：小柴胡汤合抵当汤加减。

主治：和解少阳，活血透脓。

会诊意见

中药汤剂处方如下：

柴胡 10g 半夏 10g 黄芩 10g 穿山甲 10g 生地 10g 当归尾 10g 大黄 5g 降香 10g 肉桂 5g 桃仁 10g 芒硝 5g 金银花 20g 蒲公英 20g 虎杖 15g 元胡 10g 川楝子 10g，4 剂，水煎服，每日 1 剂。

治疗效果

服上方后患者诸症减轻。

按语：本案例为肝脓肿合并腹胀。患者经抗感染治疗后体温、血象恢复正常范围，但是肝胆淤热未清，表现为腹胀，大便不畅，大便颜色深等，继续给予通络排脓，使淤热得以清除，疾病向愈。该方可作为治疗肝脓肿的非手术治疗手段。

病案 19

陈 ××，女，50 岁，普外，入院时间 2013 年 9 月 16 日。

主诉：右上腹不适伴发热 1 周余。

现病史：患者 1 周前无明显诱因出现右上腹不适，伴发热，体温最高达 40℃，不伴恶心、呕吐、腹胀、腹泻等症状，就诊于当地医院经抗感染治疗（具体不详）后体温降至正常，于当地医院行相关检查

293

提示肝脓肿可能。就诊于我院普外科，以"肝脓肿"收住我院普外科。患者发病以来，精神差，食欲差，大便不畅，小便正常。

查体

T 36.9℃，P 110次/分，R 18次/分，BP 110/65mmHg，神清语利，查体合作。全身皮肤黏膜无黄染，浅表淋巴结未触及肿大。心肺查体未见异常。腹部平坦，未见胃肠型及蠕动波，腹软，全腹无压痛、反跳痛，有右上腹肝区叩击痛，肝脾肋下未触及，未触及包块，肠鸣音正常，无双下肢水肿。

理化检查

血常规：白细胞计数（WBC）17.8×10⁹/L，中性粒细胞百分比（N%）76.3%，红细胞计数（RBC）3.2×10¹²/L，血红蛋白（HGB）105g/L，血小板计数（PLT）158×10⁹/L。

肝功：丙氨酸氨基转移酶（ALT）122U/L，天门冬氨酸氨基转移酶（AST）107U/L，血清白蛋白（ALB）38.8g/L，血清总胆红素（TBIL）20.5μmol/L，血清直接胆红素（DBIL）9.7μmol/L，血清间接胆红素（IBIL）10.8μmol/L。

肾功：肌酐（CRE）61μmol/L，血尿素氮（BUN）4.8mmol/L。

凝血检查：血浆凝血酶原时间（PT）13s，活化的部分凝血活酶时间（APTT）37s。

影像检查

腹部B超：肝内不均匀回声、肝脓肿。

腹部CT：肝实质内类圆形等低密度影，边界不清，考虑肝脓肿。

诊断

肝脓肿。

治疗

给予胃肠减压、禁饮食。维持水电解质平衡，维持有效血容量，采用早期全胃肠外营养（TPN）作为营养支持。抗感染、抑制胰酶活性、抑制胃酸、保肝等治疗。

会诊理由：经治疗目前患者体温正常，血象基本恢复正常，但仍诉右上腹疼痛，吸气时明显，查体：右上腹压痛不明显（±）。于2013年9月25日请中医科会诊协助治疗。

中医四诊：患者右上腹隐痛，口舌干燥，心中烦，舌红苔少，脉弦细。

中医辨证：肝郁气滞，肝阴亏虚。

主方：一贯煎加减。

主治：养肝柔肝。

会诊意见

中药汤剂处方如下：

沙参10g 麦冬10g 当归10g 川楝子10g 生地10g 枸杞子10g 栀子10g 石斛10g 皂刺10g 穿山甲10g 郁金10g，4剂，水煎服，每日1剂。

治疗效果

服上方后，胁痛减轻。

按语：本案例为肝脓肿后期肝区隐痛。患者经治疗后体温正常，血象基本恢复正常，患者右胁痛不减轻，与热病耗伤肝阴，脓毒内蕴有关。因此，用养肝柔肝配合通络排脓的方法，可以治疗肝脓肿后期肝区隐痛病症。

病案20

石×，女，58岁，普外，入院时间2014年10月10日。

主诉：上腹部不适10余年，加重3天。

现病史：患者10余年前无明显诱因出现上腹部不适，诊断为胆囊结石，未规范治疗。3天前无诱因出现上腹部持续性疼痛，伴恶心、呕吐，呕吐物为胃内容物，不伴发热、黄疸、呕血、黑便、咳嗽等症状。以"慢性胆囊炎急性发作、胆囊结石"收住我院普外科。发病以来，患者精神一般，食欲正常，二便正常。

查体

T 36.9℃，P 81 次 / 分，R 20 次 / 分，BP 106/72mmHg，神志清，精神欠佳。皮肤黏膜无黄染、出血点。心肺查体未见异常。腹平坦，未见胃肠型及蠕动波，上腹部腹壁紧张，有压痛、反跳痛，墨菲氏征阳性，肝脾肋下未触及，未触及包块，无移动性浊音，肠鸣音正常，双下肢无水肿。

理化检查

血常规：白细胞计数（WBC）13.7×10⁹/L，中性粒细胞百分比（N%）73.2%，红细胞计数（RBC）3.6×10¹²/L，血红蛋白（HGB）112g/L，血小板计数（PLT）175×10⁹/L。

肝功：丙氨酸氨基转移酶（ALT）34U/L，天门冬氨酸氨基转移酶（AST）27U/L，血清白蛋白（ALB）43.1g/L，血清总胆红素（TBIL）17.0μmol/L，血清直接胆红素（DBIL）6.5μmol/L，血清间接胆红素（IBIL）10.5μmol/L。

肾功：肌酐（CRE）52μmol/L，血尿素氮（BUN）4.0mmol/L。

凝血检查：血浆凝血酶原时间（PT）11s，活化的部分凝血活酶时间（APTT）35s。

血脂系列：血清总胆固醇（TC）5.49mmol/L，血清甘油三酯（TG）1.32mmol/L，血清高密度脂蛋白（HDL-C）1.01mmol/L，血清低密度脂蛋白（LDL-C）3.78mmol/L。

影像检查

腹部B超：胆囊结石、胆囊炎。

诊断

慢性胆囊炎急性发作、胆囊结石。

治疗

于 2014 年 10 月 24 日 腹腔镜下行胆囊切除术，放置腹腔引流以及 T 管引流。给予胃肠减压、禁饮食。维持水电解质平衡，维持有效血容量，采用早期全胃肠外营养（TPN）作为营养支持。抗感染、抑制胰酶活性、抑制胃酸、保肝等治疗。

会诊理由：于 2014 年 11 月 3 日 患者术后恶心、呕吐、唾液增多等症状加重。请中医科会诊，协助治疗。

中医四诊：患者恶心、呕吐，口中唾液多、纳差、腹胀、乏力，舌质淡红，苔薄白，脉沉弦。

中医辨证：气虚气逆证。

主方：厚朴生姜半夏甘草人参汤加减。

会诊意见

1. 中药汤剂处方如下：

厚朴 15g 半夏 10g 生姜 10g 人参 5g 甘草 5g 旋覆花 10g，4 剂，水煎服，每日 1 剂。

2. 针灸治疗。

选穴：内关、足三里、上巨虚、下巨虚、三阴交、太冲、公孙，留针 20 分钟，隔 5~10 分钟行针 1 次。每日 1 次。

治疗效果

经上述治疗患者无恶心、呕吐。T 管及腹腔引流减少。

按语： 本案例为胆结石术后呕吐。患者术后出现恶心、呕吐、腹胀、口涎自出等症状，与胃虚气逆有关。《伤寒论》："发汗后，腹胀满，厚朴生姜半夏甘草人参汤。"脾胃虚弱无力运化，生湿生痰，使痰气上逆见呕、痰气阻滞见腹胀。厚朴为君药，其性味苦、辛、温，归脾、胃、肺、大肠经。《名医别录》记载："温中益气，消痰下气"，在该配方中起到主要的作用。根据寒热辨证的不同，进行不同的配伍，本病例辨证为虚寒证。

病案 21

吴××，女，60 岁，普外，入院时间 2015 年 1 月 4 日。

主诉：腹部憋胀 2 月。

现病史：患者 2 月前无明显诱因出现腹部憋胀，持续加重，不伴发热、恶心、呕吐、腹泻等症状。就诊于我院普外科门诊，腹部 B 超示：肝内胆管结石。发病以来，精神欠佳，食欲欠佳，睡眠可，二便正常，体重下降 3 公斤。既往 40 年前行胆结石取石保胆术，10 年前行胆囊切除术、胆肠吻合术。

查体

T 36.3℃，P 88 次 / 分，R 19 次 / 分，BP 110/70mmHg，神志清，精神疲乏。皮肤黏膜无黄染、出血点。心肺查体未见异常。腹平坦，未见胃肠型及蠕动波，上腹部腹壁张力较高，有压痛，无反跳痛，墨菲氏征阴性，肝脾肋下未触及，未触及包块，无移动性浊音，肠鸣音正常，无双下肢水肿。

理化检查

血常规：白细胞计数（WBC）9.7×10⁹/L，中性粒细胞百分比（N%）72.0%，红细胞计数（RBC）3.2×10¹²/L，血红蛋白（HGB）99g/L，血小板计数（PLT）153×10⁹/L。

肝功：丙氨酸氨基转移酶（ALT）79U/L，天门冬氨酸氨基转移酶（AST）103U/L，血清白蛋白（ALB）38.2g/L，血清总胆红素（TBIL）25.8μmol/L，血清直接胆红素（DBIL）13.5μmol/L，血清间接胆红素（IBIL）12.3μmol/L。

肾功：肌酐（CRE）70μmol/L，血尿素氮（BUN）6.9mmol/L。

肿瘤系列：癌胚抗原（CEA）11μg/L，癌抗原 19-9（CA19-9）5.2U/ml。

影像检查

腹部B超：肝内结石、十二指肠占位。

术后诊断

十二指肠腺癌、胃下垂、肝内胆管结石、胆肠吻合术后。

治疗

于2015年1月9日全麻下行胰头十二指肠切除术。给予胃肠减压、禁饮食。维持水电解质平衡，维持有效血容量，采用早期全胃肠外营养（TPN）作为营养支持。抗感染、抑制胰酶活性、抑制胃酸、保肝等治疗。

会诊理由（一）：患者已排气，昨日开始进食流食，出现食入即吐，进食后腹痛，于2015年1月16日，请中医科会诊协助治疗。

中医四诊：患者食入即吐，食后腹痛，舌质红、少津，苔白、剥落，大便难，脉弦滑。

中医辨证：胃肠实热证。

主方：大黄甘草汤加减。

会诊意见

中药汤剂处方如下：

大黄10g 生甘草3g，4剂，水煎服，每日1剂，少量频服。

会诊理由（二）：患者呕吐清水痰涎，口干，干噫，心下痞，腹泻肠鸣，舌质淡红，苔白腻，脉弦。于2015年1月23日，请中医科会诊协助治疗。

主方：生姜泻心汤加减。

主治：寒热并用，辛升苦降。

会诊意见

中药汤剂处方如下：

生姜10g 半夏10g 黄芩10g 黄连5g 干姜10g 人参5g 炙甘草10g 大枣10g，4剂，水煎服，每日1剂。

299

会诊理由（三）：患者胃脘嘈杂，偶有疼痛，伴恶心，流涎，背痛，舌淡红，苔剥落，脉弦。于 2015 年 1 月 23 日请中医科会诊协助治疗。

主方：竹叶汤加减。

主治：滋阴润燥，降逆除烦。

会诊意见

中药汤剂处方如下：

竹叶 10g 半夏 10g 炙甘草 10g 生姜 10g 麦门冬 10g 厚朴 10g 黄芩 10g 当归 10g 人参 10g 桂枝 10g 炒麦芽 10g，4 剂，水煎服，每日 1 剂。

治疗效果

经上述治疗，患者诸症减轻。

按语：本案例为十二指肠癌术后呕吐。患者表现为呕吐，经辨证为胃肠实热、寒热错杂、气阴两虚等不同的证型，给予不同的治疗。在大黄甘草汤、生姜泻心汤、竹叶汤的应用中均起到了一定的作用。大黄甘草汤治疗胃热呕吐，食入即吐效果较好，且药味少、药量少，对于频繁呕吐患者较为实用。生姜泻心汤、竹叶汤作为后期调理寒热阴阳所用，均起到一定的作用。本案例大黄甘草汤、生姜泻心汤出自《金匮要略》用方。竹叶汤选自《刘涓子鬼遗方》。

病案 22

王 ××，男，51 岁，普外，入院时间 2015 年 6 月 19 日。

主诉：间断腹痛、腹胀 5 天，伴黄疸 2 天。

现病史：患者 5 天前无明显诱因突然间断出现全腹剧烈疼痛，伴腹胀。近日上述症状加重伴有皮肤及巩膜轻度黄染，就诊于我院普外科，查腹部 CT 示：胰腺占位。以"胰腺占位"收住我院普外科。发病以来，患者精神差，食欲差，二便正常。既往确诊为 2 型糖尿病 5 年余，规律服用降糖药物（具体不详），血糖控制较理想。

查体

T 36.5℃，P 79 次 / 分，R 19 次 / 分，BP 125/70mmHg，神志清，精神欠佳。皮肤黏膜轻度黄染，无出血点，浅表淋巴结未触及肿大。心肺查体未见异常。腹平坦，未见胃肠型及蠕动波，腹软，中上腹压痛，无反跳痛，墨菲氏征阴性，肝脾肋下未触及，未触及包块，麦氏点无压痛，无移动性浊音，肠鸣音正常，双下肢无水肿。

理化检查

血常规：白细胞计数（WBC）8.5×10^9/L，中性粒细胞百分比（N%）70.3%，红细胞计数（RBC）3.8×10^{12}/L，血红蛋白（HGB）118g/L，血小板计数（PLT）177×10^9/L。

肝功：丙氨酸氨基转移酶（ALT）52U/L，天门冬氨酸氨基转移酶（AST）46U/L，血清白蛋白（ALB）42.5g/L，血清总胆红素（TBIL）153.8μmol/L，血清直接胆红素（DBIL）122.5μmol/L，血清间接胆红素（IBIL）31.3μmol/L。

肾功：肌酐（CRE）56μmol/L，血尿素氮（BUN）3.9mmol/L。

凝血检查：血浆凝血酶原时间（PT）13s，活化的部分凝血活酶时间（APTT）38s。

血清淀粉酶（AMS）：1730U/L。

尿淀粉酶（UAMR）：267U/L。

尿常规：尿胆红素 ++，尿胆原 ++。

肿瘤系列：癌抗原 50（CA50）3.5U/ml，癌抗原 19-9（CA19-9）6.3U/ml，癌抗原 125（CA125）3.7U/ml。

影像检查

腹部 CT：胰腺占位。

术后诊断

梗阻性黄疸、胆总管下段癌。

治疗

于 2015 年 7 月 26 日行 ERCP 术，放置 T 管引流。给予胃肠减压、禁饮食。维持水电解质平衡，维持有效血容量，采用早期全胃肠外营养（TPN）作为营养支持。抗感染、抑制胰酶活性、抑制胃酸、保肝、退黄等治疗。

会诊理由：于 2015 年 7 月 26 日术后患者腹痛、腹胀较明显，排便困难。请中医科会诊，协助治疗。

中医四诊：患者巩膜黄染，自诉腹部胀痛，进食后恶心，自觉发热，排便难，大便色黯黑，舌暗红，苔少，脉滑。

中医辨证：湿热内壅。

主治：利水泄腑，清热化湿。

主方：茵陈将军汤。

会诊意见

中药汤剂处方如下：

茵陈 30g 大黄 10g 栀子 10g 枳实 10g 厚朴 10g 黄芩 10g 生甘草 10g 生姜 10g 通草 5g 桃仁 10g，4 剂，水煎服，每日 1 剂。

治疗效果

服上方后诸症减轻。

按语： 胆总管下段癌术后黄疸。患者黄疸伴有阳明腑实证、蓄血症，选择上述组方有很好的治疗作用。多次实践临床有效，可以作为湿热发黄的推荐用方。

病案 24

候 ××，女，78 岁，普外，入院时间 2013 年 6 月 10 日。

主诉：右上腹部间断性疼痛 5 月，加重伴纳差 1 周。

现病史：患者 5 月前无明显诱因出现间断右上腹隐痛，不伴发热、恶心、呕吐、腹泻等症状。近 1 周右上腹持续隐痛加重，伴有食欲减退，就诊于我院普外科，查腹部 B 超示：胆囊内不均质强回声团块影，胆囊壁不均匀增厚，提示：胆囊癌。以"胆囊癌"收住我院普外科。发病以来，患者精神差，乏力，食欲差，大便不畅，小便正常，体重减轻 4 公斤。

查体

T 36.3℃，P 72 次 / 分，R 19 次 / 分，BP 130/70mmHg，神志清，精神欠佳。皮肤黏膜无黄染、出血点，浅表淋巴结未触及肿大。心肺查体未见异常。腹平坦，未见胃肠型及蠕动波，腹软，右上腹压痛，无反跳痛，墨菲氏征（±），肝脾肋下未触及，未触及包块，无移动性浊音，肠鸣音正常，无双下肢水肿。

理化检查

血常规：白细胞计数（WBC）14.7×10⁹/L，中性粒细胞百分比（N%）82.0%，红细胞计数（RBC）3.1×10¹²/L，血红蛋白（HGB）99g/L，血小板计数（PLT）125×10⁹/L。

肝功：丙氨酸氨基转移酶（ALT）33U/L，天门冬氨酸氨基转移酶（AST）26U/L，血清白蛋白（ALB）39.8g/L，血清总胆红素（TBIL）16.8μmol/L，血清直接胆红素（DBIL）6.5μmol/L，血清间接胆红素（IBIL）10.3μmol/L。

肾功：肌酐（CRE）48μmol/L，血尿素氮（BUN）3.7mmol/L。

肿瘤系列：癌胚抗原（CEA）14.0μg/L，癌抗原 19-9（CA19-9）6.3U/ml，癌抗原 125（CA125）73.9U/ml。

血清电解质：钾（K）3.2mmol/L，钙（Ca）1.97mmol/L，钠（Na）118mmol/L。

影像检查

腹部 CT 示：胆囊窝周围邻近组织内大片低密度影，考虑胆囊癌肝受累可能，肝胃韧带内软组织影，考虑肿大淋巴结可能，右侧肾上腺内侧支增粗。胆囊癌，胆囊癌肝转移，腹腔淋巴转移，胆囊结石。

诊断

胆囊癌晚期合并肝转移、腹腔淋巴转移、胆囊结石。

治疗

给予胃肠减压、禁饮食。维持水电解质平衡，维持有效血容量，采用早期全胃肠外营养（TPN）作为营养支持。抗感染、抑制胰酶活性、抑制胃酸、保肝等治疗。2013 年 7 月 22 日行胆囊癌根治术。

会诊理由：患者发热，午夜 12 时热盛，最高温度 39℃。患者血象高，抗感染治疗体温不降。于 2013 年 6 月 16 日，请中医科协助治疗。

中医四诊：患者发热，夜间为盛，潮热，盗汗，肌肉消瘦，唇红面赤，食欲不振，便秘，舌质暗红，苔厚腻，脉细数。

中医辨证：阴虚热盛。

主方：秦艽鳖甲汤加减。

主治：清热除蒸，滋阴养血。

会诊意见

中药汤剂处方如下：

柴胡 30g 鳖甲 30g 地骨皮 30g 秦艽 10g 当归 10g 知母 10g 青蒿 20g 乌梅 10g，4 剂，水煎服，每日 1 剂。

治疗效果

经上方治疗后，患者体温下降，但未恢复正常。

按语：本案例为胆囊癌晚期发热。经辨证属于阴虚发热，元代罗天益《卫生宝鉴》记载秦艽鳖甲汤是治疗透肌退热良方。鳖甲性味咸寒，入肝、脾经。具有滋阴潜阳，软坚散结之功。《神农本草经》首次记载鳖甲主治心腹癥瘕、坚积寒热，《日华子本草》记载对血瘕、宿食、冷块、冷瘕而言。因此，鳖甲对不论寒热的肿瘤辨证均有效。秦艽性味苦、辛、微寒，入胃、肝、胆经。功用透肌解热，清退虚热。《神农本草经》："主寒热邪气，寒湿风痹，肢节痛，下水，利小便。"秦艽有很好的透肌退热的功效。青蒿性味苦、辛、寒，入肝、胆经，且气味芳香，轻清透发，功效善于退虚热。鳖甲、青蒿、秦艽、柴胡相配伍用以午夜尤盛的发热。

病案 25

李××，女，58 岁，普外，入院时间 2015 年 5 月 7 日。

主诉：剑突下憋胀 1 月余，加重 3 天。

现病史：患者 1 月前无明显诱因出现剑突下憋胀。近 3 天加重，向肩部及肩胛下部放射，伴烧心、反酸，不伴有恶心、呕吐、寒战、发热、腹泻等症状。经胃镜检查示：十二指肠降部隆起待查。以"十二指肠占位"收住我院普外科。发病以来，患者精神差，食欲差，大便不通，小便正常。

查体

T 37.5℃，P 83 次 / 分，R 19 次 / 分，BP 120/60mmHg，神志清，精神欠佳。皮肤黏膜无黄染、出血点，浅表淋巴结未触及肿大。心肺查体未见异常。腹部稍膨隆，未见胃肠型及蠕动波，上腹部腹壁张力较高，上腹部有压痛，无反跳痛，肝脾肋下未触及，未触及包块，无移动性浊音，肠鸣音正常。

305

理化检查

血常规：白细胞计数（WBC）16.3×10^9/L，中性粒细胞百分比（N%）78.5%，红细胞计数（RBC）3.6×10^{12}/L，血红蛋白（HGB）105g/L，血小板计数（PLT）133×10^9/L。

肝功：丙氨酸氨基转移酶（ALT）125U/L，天门冬氨酸氨基转移酶（AST）117U/L，血清白蛋白（ALB）42.3g/L，血清总胆红素（TBIL）28.1μmol/L，血清直接胆红素（DBIL）13.5μmol/L，血清间接胆红素（IBIL）14.6μmol/L。

肾功：肌酐（CRE）78μmol/L，血尿素氮（BUN）6.5mmol/L。

血脂系列：血清总胆固醇（TC）5.65mmol/L，血清甘油三酯（TG）

1.66mmol/L。

即刻血糖：8.9mmol/L。

凝血检查：血浆凝血酶原时间（PT）14s，活化的部分凝血活酶时间（APTT）43s。

肿瘤系列：癌胚抗原（CEA）12.7μg/L，癌抗原19-9（CA19-9）5.4U/ml，癌抗原125（CA125）15.6U/ml。

影像检查

胃镜：十二指肠降部隆起待查，十二指肠球部多发息肉，慢性萎缩性胃炎伴胃底多发息肉，贲门炎，食管黏膜白斑病。

磁共振胰胆造影（MRCP）：胆总管下段狭窄并肝外胆管扩张，胆囊管低位汇合，肝右叶近膈下异常信号，考虑囊肿、血管瘤可能，脾大，双侧胸腔少量积液。

术后诊断

十二指肠乳头绒毛状腺癌切除术后、胆囊切除术后。

治疗

2015 年 5 月 26 日在全麻下行十二指肠乳头肿瘤、胆囊切除术、T管引流术、鼻胰管引流术、空肠造瘘术。给予胃肠减压、禁饮食。维持水电解质平衡，维持有效血容量，采用早期全胃肠外营养（TPN）作为营养支持。抗感染、抑制胰酶活性、抑制胃酸、保肝等治疗。

会诊理由：患者上腹部胀满，胃排空障碍，于 2015 年 6 月 10 日，请中医科协助治疗。

中医四诊：脘腹胀痛，大便不畅，舌苔厚腻，脉滑。

中医辨证：气滞湿停。

主方：排气汤。

主治：行气化滞。

会诊意见

1. 中药汤剂处方如下：

木香 10g 厚朴 10g 香附 6g 陈皮 6g 枳壳 6g 乌药 6g 藿香 10g
泽泻 10g，4 剂，水煎服，每日 1 剂。

2. 针灸治疗。

选穴：中脘、天枢、内关、足三里、上巨虚、下巨虚、太冲、公孙。
留针 20 分钟，每隔 5~10 分钟行针 1 次，每日 1 次。

治疗效果

患者腹胀症状减轻。

按语：本案为十二直肠癌术后腹胀。患者没有典型的或寒、或热证，
仅见气机阻滞，湿停等病机，在选方用药时，参考清代医家吴仪洛《成
方切用》记载的排气汤，其主治气机不畅，兼有湿阻气逆之脘腹胀痛，
比较适合本病例。术后胃排空障碍在临床较为常见。

病案 26

谢××，男，38 岁，普外，入院时间 2014 年 12 月 25 日。

主诉：发热伴乏力 20 天。

现病史：患者 20 天前无明显诱因出现周身乏力，体温升高，最高
达 39℃，不伴头痛、恶心、呕吐、腹胀、腹泻、咳嗽等症状，自服清
热消炎药物（具体不详）体温未恢复正常。就诊于我院普外科，腹部
B 超示：肝内占位。以"肝内占位"收住我院普外科。发病以来，患
者精神差，乏力，食欲差，大便不通，小便正常。

查体

T 38.0℃，P 85 次 / 分，R 19 次 / 分，BP 120/70mmHg，神志清，
精神差。心肺查体未见异常。腹部平坦，未见胃肠型及蠕动波，有右
上腹压痛，无反跳痛，有肝区叩击痛，肝肋下未触及，脾肋下 2cm，
无移动性浊音，肠鸣音正常，双下肢无水肿。

理化检查

血常规：白细胞计数（WBC）15.8×10⁹/L，中性粒细胞百分比（N%）

76.3%，红细胞计数（RBC）4.2×10^{12}/L，血红蛋白（HGB）125g/L，血小板计数（PLT）172×10^9/L。

肝功：丙氨酸氨基转移酶（ALT）140U/L，天门冬氨酸氨基转移酶（AST）157U/L，血清白蛋白（ALB）38.6g/L，血清总胆红素（TBIL）25.9μmol/L，血清直接胆红素（DBIL）12.3μmol/L，血清间接胆红素（IBIL）13.6μmol/L。

肾功：肌酐（CRE）57μmol/L，血尿素氮（BUN）4.8mmol/L。

凝血检查：血浆凝血酶原时间（PT）15s，活化的部分凝血活酶时间（APTT）46s。

血清电解质：钾（K）3.4mmol/L，钙（Ca）2.04mmol/L，钠（Na）138mmol/L。

影像检查

腹部B超：肝内包块，肝外胆管轻微扩张，脾大。

腹部CT：肝脓肿，右肾上腺增粗、模糊，肝肾隐窝少量气体影，考虑炎症，脾脏斑块状低密度影。

诊断

肝脓肿。

治疗

给予胃肠减压、禁饮食。维持水电解质平衡，维持有效血容量，采用早期全胃肠外营养（TPN）作为营养支持。抗感染、抑制胰酶活性、抑制胃酸、保肝等治疗。

会诊理由：经保守治疗，目前患者体温、血象恢复正常，但乏力、胁肋部不适症状未明显缓解，于2015年1月7日请中医科会诊，协助治疗。

中医四诊：周身乏力，气短，胁肋部不适，舌质淡红，苔薄白，脉滑。

中医辨证：肝胆淤热，热毒内壅。

主方：小柴胡汤合抵当汤加减。

主治：和解少阳，活血透脓。

会诊意见

中药汤剂处方如下：

柴胡 10g 半夏 10g 黄芩 10g 穿山甲 10g 生地 10g 当归尾 10g 大黄 5g 降香 10g 肉桂 5g 桃仁 10g 芒硝 5g 金银花 20g 蒲公英 20g 虎杖 15g，4 剂，水煎服，每日 1 剂。

治疗效果

服上方后，患者诸症减轻，带药出院。

按语：本案例为肝脓肿。与肝郁化火，气滞血淤，聚而成痈有关。明代李中梓《医宗必读》创立抵当汤，该方剂的君药为穿山甲，对于痈肿初期，或脓成已溃，均为消肿排脓的要药。配伍小柴胡汤和解少阳，引药入肝经。患者经治疗 2 周后，胁部不适，与肝经淤热，气滞血淤有关，当早期积极治疗。上述组方可以作为肝脓肿非手术治疗的方法之一。

第五篇 颈部、乳腺脓肿

颈部、乳腺软组织化脓性炎症发病率逐年增高。中医对出现在颈前、颈后、颈中、颈两侧和乳腺等不同部位的脓肿有着不同的病名表述和不同的治疗原则、方法，也有较西医更为理想的治疗优势。如内服明代陈实功《外科正宗》中的排脓散，同时配合外用《外伤科学》中的生肌散对于治疗颈部脓肿，尤其对治疗乳腺脓肿具有较好的效果。

病案1

张××，男，58岁，普外科，入院时间2014年12月12日。

主诉：颈部肿物4年，加重伴红肿、疼痛6天。

现病史：患者4年前受凉后出现发热、咽痛，伴颈部约黄豆大小的圆形肿物，自服治感冒药物（具体不详）后上述症状消失。但颈部肿物一直存在，并进行性增大。6天前无明显诱因感颈部憋胀不适，伴有红肿、疼痛，就诊于我院普外科，以"颈部脓肿"收住我院普外科。既往确诊为2型糖尿病8年，高血压病5年，高脂血症5年，服药治疗（具体药物不祥），血糖、血压、血脂控制尚可。

查体

T 38.3℃，P 90次/分，R 18次/分，BP 135/75mmHg，神志清楚，精神欠佳。颈前两侧皮肤红肿，可触及约3cm×3cm大小肿物2枚，触痛明显，质软。心肺腹查体未见异常。双下肢无水肿。

理化检查

血常规：白细胞计数（WBC）13.6×10⁹/L，中性粒细胞百分比（N%）75.0%，红细胞计数（RBC）4.7×10¹²/L，血红蛋白（HGB）132g/L，血小板计数（PLT）210×10⁹/L。

肝功：丙氨酸氨基转移酶（ALT）29U/L，天门冬氨酸氨基转移酶（AST）32U/L，血清白蛋白（ALB）41.5g/L，血清总胆红素（TBIL）13.8μmol/L，血清直接胆红素（DBIL）5.0μmol/L，血清间接胆红素（IBIL）8.8μmol/L。

肾功：肌酐（CRE）62μmol/L，血尿素氮（BUN）4.6mmol/L。

凝血检查：血浆凝血酶原时间（PT）11s，活化的部分凝血活酶时间（APTT）34s。

血脂系列：血清总胆固醇（TC）6.33mmol/L，血清甘油三酯（TG）2.50mmol/L。

即刻血糖：12.7mmol/L。

糖化血红蛋白（GHb）：7.2%。

影像检查

头颅CT：多发腔隙性脑梗塞。

颈部超声：颈部脓肿。

诊断

颈部脓肿、2型糖尿病、高血压病、高脂血症、多发腔隙性脑梗塞。

治疗

于2014年12月13日在局麻下行颈部脓肿切开引流术。术后抗感染对症治疗。

会诊理由：患者术后15天，切口不愈合，2015年1月2日请中医科协助治疗。

中医四诊：术后第15天，切口脓液不多，但愈合缓慢，肉芽色淡、周围皮肤色暗、有坏死。精神差，纳差，舌质淡，苔薄白，脉弱。

中医辨证：气血不足。

主方：内托黄芪散加减。

主治：补益气血，扶正脱毒。

会诊意见

1. 中药汤剂处方如下：

穿山甲 10g 当归 10g 陈皮 10g 白术 10g 黄芪 20g 生白芍 10g 皂刺 10g 川芎 10g 槟榔 10g，4 剂，水煎服，每日 1 剂。

2. 自制生肌散，处方如下：

炉甘石 15g 钟乳石 9g 滑石 30g 琥珀 9g 朱砂 3g 冰片 0.3g，研极细末，外敷。

治疗效果

经治疗后伤口愈合，2015 年 1 月 15 日出院。

按语：本案例为颈部脓肿切开引流后不愈合。颈部脓肿中医属外痈。明代申斗垣所著《外科启玄》中命名为蠹疽，又名缺盆疽、锁骨疽。生于胸上项下锁骨内软窝中，缺盆穴处。初期如豆大，逐渐大如李，身发寒热，拘急不舒，与本案例患者的临床表现一致。《医宗金鉴·外科心法要诀》中记载内托黄芪散，用于治疗因气血不足、脓毒内陷的痈疽。生肌散出自《外伤科学》（广州中医学院）一书，用于治疗痈疽溃后，脓水将尽，用以生肌收口。口服内托黄芪散配合生肌散外用对于伤口不愈合有很好的治疗作用。

病案 2

慕××，女，32 岁，普外科，入院时间 2015 年 5 月 20 日。

主诉：右侧乳房肿物 2 年，红肿热痛 5 天。

现病史：患者 2 年前顺产 1 子，产后母乳喂养 6 个月，期间因乳汁不畅，曾多次行乳房按摩催乳，停止母乳喂养后发现右侧乳房内下象限靠近乳晕处肿物 1 枚，质韧，无触痛，当地医院乳腺超声检查提示：乳腺囊肿。近来多食辛辣刺激食物、饮酒，5天前感右侧乳房憋胀，局部肿物较前增大，有触痛，表面皮肤发红，乳头无溢液，于当地诊所输液抗炎治疗，病情无好转。就诊于我院普外科，以"急性乳腺炎"收住我院普外科。发病以来，患者精神欠佳，烦躁，食欲、睡眠差，大便干，小便黄，体重无明显变化。

查体

T 37.8℃，P 82次／分，R 19次／分，BP 110/65mmHg，神志清，精神欠佳。右侧乳房内下象限可触及一大小约5cm×3cm肿物，皮肤发红，皮温高，质软，压痛，有波动感。心肺腹查体未见异常。

理化检查

血常规：白细胞计数（WBC）$8.9×10^9$/L，中性粒细胞百分比（N%）78.5%，红细胞计数（RBC）$3.2×10^{12}$/L，血红蛋白（HGB）107g/L，血小板计数（PLT）$149×10^9$/L。

肝功：丙氨酸氨基转移酶（ALT）39U/L，天门冬氨酸氨基转移酶（AST）45U/L，血清白蛋白（ALB）38.5g/L，血清总胆红素（TBIL）15.2μmol/L，血清直接胆红素（DBIL）5.7μmol/L，血清间接胆红素（IBIL）9.5μmol/L。

肾功：肌酐（CRE）46μmol/L，血尿素氮（BUN）3.5mmol/L。

凝血检查：血浆凝血酶原时间（PT）13s，活化的部分凝血活酶时间（APTT）38s。

影像检查

乳腺超声：右乳脓肿。

诊断：急性右乳脓肿。

治疗：在基础麻醉下做右乳右旁弧线切口，引流咖啡色脓液约300ml，探查脓腔位于乳腺后方，直径约15cm，蔓延整个乳腺，又于左侧旁弧形切口，对口引流，冲洗脓腔，止血，填油砂，现伤口仍有少量分泌物，肉芽不新鲜，少量腐肉组织。术后抗感染、营养支持治疗。

会诊理由：于 2015 年 5 月 26 日请中医科会诊，协助治疗。

中医四诊：患者烦躁易怒，口苦，烦热，大便干燥，食欲差，胸胁胀满，乳腺切口处皮肤发红，皮温较高，舌质红，苔黄，脉弦数。

中医辨证：肝胃淤热。

主方：栝楼牛蒡汤加减。

会诊意见

1. 中药汤剂处方如下：

栝楼 20g　牛蒡子 20g　天花粉 20g　黄芩 10g　栀子 10g　连翘 10g　皂刺 10g　金银花 20g　生甘草 10g　陈皮 10g　青皮 10g　柴胡 10g　桔梗 10g，4 剂，水煎服，每日 1 剂。

2. 自制黄连膏做成油纱条，外敷创面。

治疗效果

经上述治疗，症状好转，于 2015 年 5 月 31 日出院。

按语：本案例为急性右乳脓肿切开引流后伤口不愈合。中医属乳痈，该病名出自《肘后方》，又名"吹乳""妒乳""吹奶"。因此乳痈与催乳不当，长期肝郁化火、肝胃淤热有关。该患者的发病与这两个因素有关，与古人对病因的认识一致。妒乳即嫉妒成性，所欲不遂伤及乳腺而致。乳痈虽为皮肤软组织炎症，但是肝胃淤热、气滞血淤、热毒内生，是产生乳痈的内在原因。因此，内治法在治疗中极其重要。栝楼牛蒡汤出自《医宗金鉴》，是治疗乳痈的主要方剂之一。黄连膏制作油纱条可以深入窦道，具有促进局部血供、抗感染和引流的作用，中医内外结合是治疗急性乳腺脓肿引流后伤口不愈合的较好方法。目前患者对抗生素的敏感性越来越差，伤口感染久不愈合在外科治疗中越来越多出现，临床需要行之有效的治疗方法。另外，嘱广大群众须谨慎催乳。

病案 3

王××，女，29 岁，普外科，入院时间 2013 年 10 月 26 日。

主诉：左乳肿痛 1 月。

现病史：患者 1 月前无明显诱因出现左侧乳房局部红肿，在当地医院进行过理疗，疗效欠佳。今日就诊于我院普外科，以"急性乳腺炎"收住我院普外科。发病以来，患者精神差，食欲差，二便正常。

查体

T 36.8 ℃，P 88 次 / 分，R 18 次 / 分，BP 120/70mmHg，神志清，精神欠佳。左乳 12 点方向距离乳头约 3cm 可触及一大小约 10cm×8cm 包块，质硬，表面光滑，边界清，活动差，压痛阳性，双侧腋下未触及淋巴结肿大。

理化检查

血常规：白细胞计数（WBC）$6.7×10^9$/L，中性粒细胞百分比（N%）72.5%，红细胞计数（RBC）$3.6×10^{12}$/L，血红蛋白（HGB）110g/L，血小板计数（PLT）$153×10^9$/L。

肝功：丙氨酸氨基转移酶（ALT）23U/L，天门冬氨酸氨基转移酶（AST）22U/L，血清白蛋白（ALB）42.7g/L。

肾功：肌酐（CRE）50μmol/L，血尿素氮（BUN）4.2mmol/L。

凝血检查：血浆凝血酶原时间（PT）12s，活化的部分凝血活酶时间（APTT）35s。

影像检查

乳腺 B 超：左乳腺体层紊乱，回声偏低，血流丰富，考虑炎性。提示左乳包块，双侧腋窝淋巴结肿大。

诊断

左侧急性乳腺炎。

治疗

经抗炎、补液、对症等治疗 17 天后，左乳包块逐渐变软，有波动感，考虑脓已成。于 2013 年 11 月 13 日在全麻下行左乳脓肿切开引流术。病检提示：炎性坏死物。

会诊理由：于 2013 年 11 月 20 日 术后 7 天，切口仍有中量稀薄脓液渗出，患者精神、食欲差，请中医会诊协助治疗。

中医四诊：患者左乳切口有稀薄黄白色脓液渗出，切口愈合缓慢，乏力，纳差，多睡，舌质红，苔薄黄腻，脉细数无力。

中医辨证：气虚不足，邪毒内敛。

主方：排脓散加减。

会诊意见

1. 中药汤剂处方如下：

穿山甲 10g 黄芪 20g 当归 10g 金银花 20g 白芷 10g 防风 10g 川芎 10g 栝楼仁 20g 连翘 10g 浙贝母 10g，4 剂，水煎服，每日 1 剂。

2. 自制黄连膏做成油纱条，外敷创面。

治疗效果

经上述治疗，创面供血较前改善。

按语： 本案例为乳腺脓肿切开引流术后伤口久不愈合。患者住院长达 2 月之久，左乳脓肿切开引流术后长达 1 月之久伤口不能愈合，抗感染治疗和清创换药不能达到预期疗效。《灵枢·痈疽》："热胜则肉腐，肉腐则成脓。"指出脓形成的原因与热盛和气血充足有关，脓为气血所化生。因此患者长期渗脓，伤口愈合不好，与患者感染和气血不足有关，宜尽早补益气血有利于伤口的愈合。这在临床上往往不能得到重视。中医认为痈疽分疖肿、脓成、溃脓三个过程。脓成的辨别是判断治疗方法的关键。未成当散结，脓成当排脓，溃脓后当补。《金匮要略》："肠痈……其脉迟紧，脓未成，脉洪数者，脓已成。"《外科精义》："诊诸疮洪数者，里欲有脓结"。因此，脓成与否可以通过脉象来判断。成脓时间延迟和溃脓后久不愈合与余热和气血不足有关，临床当辨证施治。传统中医善于治疗感染性疾患，当下临床值得借鉴。

病案 4

王××，女，73 岁，普外，入院时间 2014 年 1 月 20 日。

主诉：颈部肿物 2 月，皮肤溃疡 1 月。

现病史：患者 2 月前发现右侧颈后部皮下有一大小约 2cm×2cm 类圆形肿物，质韧，无压痛，活动度差，不伴有发热、乏力、头痛、咽痛等症状。1 月前肿物表面皮肤破溃，有脓液流出，就诊于当地医院门诊，给予抗感染、补液等治疗，效果欠佳。就诊于我院普外科，以"颈部肿物溃破"收住我院普外科。发病以来，患者精神差，食欲差，二便正常，体重未见明显减轻。既往确诊为 2 型糖尿病 20 年，血糖控制不佳（具体药物不详）。1996 年因子宫肌瘤切除子宫。

查体

T 36.2℃，P 58 次 / 分，R 15 次 / 分，BP 120/70mmHg，神志清，精神差。颈部对称，运动受限，气管居中，甲状腺无压痛、结节、震颤、血管杂音，颈动脉搏动正常。颈静脉怒张，肝颈静脉回流征阳性。颈后皮肤可见破溃，有少许脓性分泌物渗出，局部无红肿、疼痛，头颈部浅表淋巴结未触及肿大。双下肢无水肿。

理化检查

血常规：白细胞计数（WBC）3.5×10^9/L，中性粒细胞百分比（N%）73.3%，红细胞计数（RBC）3.3×10^{12}/L，血红蛋白（HGB）106g/L，血小板计数（PLT）148×10^9/L。

肝功：丙氨酸氨基转移酶（ALT）27U/L，天门冬氨酸氨基转移酶（AST）22U/L，血清白蛋白（ALB）38.9g/L。

肾功：肌酐（CRE）46μmol/L，血尿素氮（BUN）4.5mmol/L。

凝血检查：血浆凝血酶原时间（PT）13s，活化的部分凝血活酶时

间（APTT）38s。

即刻血糖：13.6 mmol/L。

糖化血红蛋白：6.7%。

诊断

颈部软组织感染、2 型糖尿病、子宫切除术后。

治疗

经脓液引流，清创换药，抗感染，营养支持，控制血糖等治疗。

会诊理由：于 2014 年 1 月 26 日患者因糖尿病伤口愈合缓慢，请中医科会诊，协助治疗。

中医四诊：患者颈后皮肤溃疡，深约 0.5cm×2cm 大小，分泌物少量，肉芽尚可，血供尚可。倦怠乏力，食欲差，口渴，大便干燥，舌质红，少苔，脉细数。

中医辨证：气血不足，邪毒内敛。

主方：托里消毒散加减。

主治：补益气血，脱毒消肿。

会诊意见

中药汤剂处方如下：

人参 10g　川芎 5g　当归 10g　白芍 10g　白术 10g　金银花 20g　茯苓 10g　白芷 10g　皂刺 10g　生甘草 10g　桔梗 10g　黄芪 20g　黄连 10g　竹叶 10g　石膏 20g，4 剂，水煎服，每日 1 剂。

2. 自制黄连膏做成油纱条，外敷创面。

治疗效果

经上述治疗，创面供血较前改善，创面减小。

按语： 本案例为颈后部皮肤溃破久不愈。根据患者的临床表现为中医病名属有头疽。有头疽最早记载在明代汪机著的《外科理例》一书中。托里消毒散首见于《医宗金鉴》，用于治疗气血不足，久溃不愈的疽病。患者为糖尿病患者兼顾糖尿病阴虚的特点配伍黄连、竹叶、石膏等药物，以清退血热，控制血糖。中药内服配合黄连油纱条外用，可以治疗经久不愈的皮肤溃疡。糖尿病合并感染应当把内治法作为重点，否则难以治愈。

病案 5

曹××，男，61 岁，普外，入院时间 2014 年 8 月 5 日。

主诉：颈面部肿胀不适 2 周，加重 1 天。

现病史：患者于 2 周前受凉后自行服用银翘解毒片（4 片，日 2 次）伤风胶囊（3 片，日 1 次）后出现面部肿胀，伴发热，就诊于当地医院，给予抗炎、补液、对症治疗，病情缓解。2 天后再次出现高热伴颈部肿胀压痛明显，就诊于灵石县人民医院，继续对症支持治疗后病情好转。1 天前自觉颈部肿胀加重，就诊于我院普外科，以"颈部肿胀原因待查"收住我院普外科。发病以来，患者精神差，睡眠差，食欲差，大便不畅，小便正常。

查体

T 36.3℃，P 69 次 / 分，R 20 次 / 分，BP 122/67mmHg，神志清，精神欠佳。颈部对称，颈前区明显肿胀，颈部活动受限，无颈静脉怒张。颈前区可触及一巨大质硬肿块，上达颌下，下至胸骨后，左右至双侧胸锁乳突肌，上下界不清，压痛明显，皮温较高。气管居中，颈动脉搏动正常，肝颈静脉回流征阳性。甲状腺正常，无压痛、结节、震颤、血管杂音。

理化检查

甲功系列：游离三碘甲状原氨酸（FT3）7.8pmol/L，游离甲状腺素（FT4）15.6pmol/L，促甲状腺素（TSH）4mU/L。

肝功：丙氨酸氨基转移酶（ALT）72U/L，天门冬氨酸氨基转移酶（AST）56U/L，血清白蛋白（ALB）34.5g/L。

肾功：肌酐（CRE）55μmol/L，血尿素氮（BUN）4.1mmol/L。

凝血检查：血浆凝血酶原时间（PT）13s，活化的部分凝血活酶时间（APTT）35s。

血常规：白细胞计数（WBC）13.5×10^9/L，中性粒细胞百分比（N%）78.6%，红细胞计数（RBC）3.7×10^{12}/L，血红蛋白（HGB）110g/L，血小板计数（PLT）105×10^9/L。

即刻血糖：9.8 mmol/L。

影像检查

颈部 CT：颈前部软组织广泛炎症。

诊断

颈部软组织炎性肿胀。

治疗

给予抗感染、对症治疗。必要时手术治疗。

会诊理由：经抗感染、对症支持治疗，病情无明显改善，于 2014 年 8 月 11 日，请中医科会诊。

中医四诊：患者颈部不适，颈前部触之硬，有触痛，曾于 10 天前出现高热，体温高达 42℃，现体温不高，口不渴，二便正常，舌质红，苔黄腻，脉弦。

中医辨证

热毒壅盛。

主方：普济消毒饮加减。

主治：清热解毒，疏风散邪。

会诊意见

中药汤剂处方如下：

黄芩 10g 黄连 10g 陈皮 10g 玄参 20g 生甘草 10g 连翘 10g 牛蒡子 10g 板蓝根 20g 白僵蚕 10g 升麻 5g 柴胡 10g 桔梗 10g 皂刺 10g 穿山甲 10g 白芷 10g 浙贝母 10g，4 剂，水煎服，每日 1 剂。

治疗效果

服上方后触及肿块明显减小，于 2014 年 8 月 16 日出院。

按语：本案例为颈部软组织炎性肿胀。属中医病名"发颐"，明代李梴的《医学入门》一书中最早记载了这一病名，其中颐为面颊，发病部位在面颊和颈部之间肿胀，与本患者临床表现一致。发颐由伤寒或温病后发汗未尽，余毒壅积而成，初期可见发热恶寒，面肿及耳前后、颈部肿胀，与患者的发病过程一致。《医宗金鉴》记载的普济消毒饮是治疗发颐的专用方剂。中医有治疗颈部肿胀的专用方剂，现代临床工作值得借鉴。

病案 6

张 ××，女，41 岁，普外，入院时间 2015 年 6 月 23 日。

主诉：颈部肿物半月余。

现病史：半月余前患者家人发现患者颈部肿大。今日就诊于我院普外科，以"甲状腺结节"收住我院普外科。发病以来，患者精神差，食欲一般，情绪急躁，大便干燥，小便正常。

查体

T 36.2℃，P 78 次 / 分，R 19 次 / 分，BP 130/70mmHg，神志清，精神可。右侧甲状腺Ⅱ度肿大，可触及一大小约 4cm×3cm 肿物，质韧，边界清楚，活动度可，无压痛。

理化检查

甲功系列：游离三碘甲状原氨酸（FT3）6.5pmol/L，游离甲状腺素（FT4）13.9pmol/L，促甲状素（TSH）13mU/L。

肝功：丙氨酸氨基转移酶（ALT）25U/L，天门冬氨酸氨基转移酶（AST）22U/L，血清白蛋白（ALB）43.7g/L。

肾功：肌酐（CRE）62μmol/L，血尿素氮（BUN）5.0mmol/L。

凝血检查：血浆凝血酶原时间（PT）12s，活化的部分凝血活酶时间（APTT）38s。

血常规：白细胞计数（WBC）5.2×10^9/L，中性粒细胞百分比（N%）67.3%，红细胞计数（RBC）4.0×10^{12}/L，血红蛋白（HGB）120g/L，血小板计数（PLT）138×10^9/L。

影像检查

甲状腺超声：甲状腺实质回声欠均匀，甲状腺双侧叶结节、双侧颈部淋巴结显示肿大。

诊断

结节性甲状腺肿。

治疗

于 2015 年 6 月 30 日全麻下行右侧甲状腺部分切除术。病检：结节性甲状腺肿。

会诊理由：患者术后 1 周，食欲减退，于 2015 年 6 月 30 日请中医会诊协助治疗。

中医四诊：口渴，眼花，口淡无味，食欲差，乏力，舌质淡红，有苔剥脱，脉滑数。

中医辨证：气津两伤，余热未尽。

主方：竹叶石膏汤。

主治：清热生津，益气和胃。

会诊意见

中药汤剂处方如下：

淡竹叶 15g 石膏 30g 麦门冬 10g 半夏 10g 粳米 15g 人参 5g 炙甘草 5g，4 剂，水煎服，每日 1 剂。

治疗效果

服上方后，诸症减轻。

按语： 本案例为结节性甲状腺肿部分切除后。患者术后表现为食欲差，倦怠乏力，口渴，烦热，舌质红，无苔，中医辨证属气阴两虚，给予益气养阴为治。选方《金匮要略》一书中记载的竹叶石膏汤。

病案 7

李××，女，50 岁，普外，入院时间 2014 年 9 月 10 日。

主诉：颈部肿物半月。

现病史：半月前发现颈部较前变粗，就诊于当地医院，化验甲功：T3、T4 正常，促甲状腺素（TSH）轻度增高，抗体轻度增高，甲状腺及颈部超声检查提示：甲状腺双侧叶结节，考虑炎性，有颈部淋巴结肿大。就诊于我院普外科，以"甲状腺结节"收住我院普外科。发病以来，患者精神抑郁，易疲劳，食欲欠佳，胸胁胀满，大便溏，小便正常。

查体

T 36.6℃，P 88 次 / 分，R 20 次 / 分，BP 134/80mmHg，双侧甲状腺Ⅱ度肿大，可触及多个大小不等的肿块，质韧，边界不清，无压痛。其余查体未见异常。

理化检查

甲功系列：游离三碘甲状腺原氨酸（FT3）37.2pmol/L，游离甲状腺素（FT4）11.2pmol/L，促甲状腺素（TSH）15mU/L。

肝功：丙氨酸氨基转移酶（ALT）35U/L，天门冬氨酸氨基转移酶（AST）30U/L，血清白蛋白（ALB）42.5g/L。

肾功：肌酐（CRE）49μmol/L，血尿素氮（BUN）4.5mmol/L。

凝血检查：血浆凝血酶原时间（PT）13s，活化的部分凝血活酶时间（APTT）38s。

血常规：白细胞计数（WBC）$4.9×10^9$/L，中性粒细胞百分比（N%）62.5%，红细胞计数（RBC）$3.3×10^{12}$/L，血红蛋白（HGB）109g/L，血小板计数（PLT）$128×10^9$/L。

影像检查

甲状腺及颈部超声：甲状腺实质回声欠均匀、甲状腺双侧叶多个结节、双侧颈部淋巴结肿大。

颈部 CT：甲状腺双侧叶结节。

诊断

结节性甲状腺肿。

治疗

于 2014 年 9 月 16 日全麻下双侧甲状腺结节切除术。病检：结节性甲状腺肿。

会诊理由：患者术后 2 天，腹部胀满，大便少。请中医会诊协助治疗。

中医四诊：精神抑郁，易于疲劳，食欲欠佳，胸胁胀满，腹胀满，上腹部喜温喜按，大便不畅，舌体疼痛，舌胖大，舌质红，苔白，脉沉。

中医辨证：肝郁脾虚。

主方：逍遥丸加减。

主治：疏肝解郁。

会诊意见

中药汤剂处方如下：

柴胡 15g 茯苓 10g 白术 10g 当归 10g 生白芍 10g 薄荷 5g 干姜 5g 栝楼 20g 枳实 10g，4 剂，水煎服，每日 1 剂。

治疗效果

服上方后，患者腹胀减轻。

按语：本案例为结节性甲状腺肿手术切除术后腹胀，属中医瘿病。瘿形成的原因与正气不足，外邪乘虚侵入，结聚于经络、脏腑，导致气滞、血淤、痰凝等病理变化有关。本病与长期劳累、压力大、情绪异常有关。目前，结节性甲状腺肿多以手术治疗为主。瘿之为病，机体内部的病理变化主要表现在身体局部，瘿已出，病未除。

病案 8

石××，女，24 岁，普外，入院时间 2014 年 9 月 3 日。

主诉：右乳红肿痛 10 天，加重 1 天。

现病史：患者 2 月前于当地医院顺产 1 女，10 天前于右侧乳房外下象限靠近乳晕可触及质硬结块 1 枚，大小约 2cm×2cm，有触痛，皮肤表面发红，皮温略高，考虑为哺乳期，未用药治疗，于家中自行按摩乳房，促进乳汁排出，继续哺乳。1 天前右乳明显红肿，局部有跳痛，结块增大，伴体温升高，就诊于我院，以"急性乳腺炎"收住我院普外科。发病以来，患者精神可，食欲正常，二便正常。

查体

T 38.0℃，P 89 次 / 分，R 19 次 / 分，BP 110/60mmHg，神志清，急性病容。右侧乳房以乳头为中心弥漫性红肿，外下象限靠近乳晕处可触及一大小约 4cm×5cm 结块，质韧，局部有波动感，触痛明显，乳头无溢液，右侧腋窝淋巴结肿大，左侧乳房正常。

理化检查

血常规：白细胞计数（WBC）13.5×10⁹/L，中性粒细胞百分比（N%）78.2%，红细胞计数（RBC）3.6×10¹²/L，血红蛋白（HGB）115g/L，血小板计数（PLT）107×10⁹/L。

肝功：丙氨酸氨基转移酶（ALT）34U/L，天门冬氨酸氨基转移酶（AST）27U/L，血清白蛋白（ALB）40.9g/L。

肾功：肌酐（CRE）48μmol/L，血尿素氮（BUN）4.0mmol/L。

凝血检查：血浆凝血酶原时间（PT）12s，活化的部分凝血活酶时间（APTT）40s。

影像检查

乳腺超声：右乳脓肿。

诊断

急性乳腺炎。

治疗

入院当天于全麻下行右乳脓肿切开引流，术后继续抗感染、补液、换药。

第一次会诊理由：于2014年9月16日，请中医科协助回奶。

中医四诊：患者乏力，右乳憋胀，局部红肿，疼痛减轻，仍能引流出少量黄色脓液，舌淡，苔白，脉沉。

中医辨证：引血下行。

主方：免怀散加减。

会诊意见

中药汤剂处方如下：

菟丝子10g 川牛膝10g 当归10g 白芍10g 赤芍10g 益母草10g 川楝子10g 延胡索10g 柴胡10g 生麦芽60g 炒麦芽60g 枇杷叶10g

4剂，水煎服，每日1剂。

第二次会诊理由：于2014年9月22日服上方，乳汁减少，恶露多，月经来潮，量少，色淡，舌红，少苔，脉滑。

会诊意见

中药汤剂处方如下：

黄芪20g 白术10g 茯苓10g 甘草5g 当归5g 白芍10g 熟地10g 麦冬10g 石斛10g 花粉10g 地骨皮10g 丹皮10g 炒麦芽80g 生麦芽80g 菟丝子10g 五味子10g，4剂，水煎服，每日1剂。

第三次会诊理由：于2014年10月8日右侧乳房胀痛，睡眠差，大便3-4天一次，带下黄白色，舌淡红，少津，脉沉弱。

会诊意见

中药汤剂处方如下：

柴胡10g 川楝子10g 元胡10g 白芷10g 青皮10g 花粉10g 乳香5g 没药5g 茯苓10g 川芎10g 郁金10g 菟丝子10g 熟地10g 白芍10g 麦冬10g 白术10g，4剂，水煎服，每日1剂。

治疗效果

月经已来潮，带药出院。

按语： 本案例为哺乳期急性乳腺炎回乳。患者哺乳期急性乳腺炎经切开引流后，需回乳。女子乳汁为精血化生，在妇人上为乳汁，下为月经。当患者需要回乳时，当引血下行为月经，即可达到回乳的作用。

病案 9

郭 ××，男，54 岁，普外，入院时间 2013 年 12 月 2 日。

主诉：颈后部肿物 1 年余。

现病史：患者 1 年前发现颈后部肿物 1 枚，约花生米大小，无红肿、疼痛、破溃、溢液，未予重视。之后肿物逐渐增大，进程较缓慢，间断治疗（具体不详），效果一般，近来表面自行破溃，有脓液溢出，无明显疼痛。今日就诊于我院普外科，以"颈后部肿物"收住我院普外科。既往确诊为 2 型糖尿病 10 年，血糖控制尚可。

查体

T 36.8℃，P 81 次 / 分，R 20 次 / 分，BP 122/80mmHg，神志清，精神欠佳。颈后部脊柱偏右可见一大小 8cm×8cm 肿物，皮肤表面发红、张力增高，边界欠清，活动度差，有压痛，肿物中心可见瘘口，有脓性液体溢出。余查体未见明显异常。

理化检查

血常规：白细胞计数（WBC）9.9×10⁹/L，中性粒细胞百分比（N%）82.3%，红细胞计数（RBC）3.8×10¹²/L，血红蛋白（HGB）115g/L，血小板计数（PLT）107×10⁹/L。

肝功：丙氨酸氨基转移酶（ALT）33U/L，天门冬氨酸氨基转移酶（AST）39U/L，血清白蛋白（ALB）37.8g/L。

肾功：肌酐（CRE）54μmol/L，血尿素氮（BUN）3.5mmol/L。

凝血检查：血浆凝血酶原时间（PT）14s，活化的部分凝血活酶时

间（APTT）43s。

即刻血糖：10.7 mmol/L。

分泌物培养加药敏：无菌生长。

诊断

颈后皮肤囊肿合并感染、2型糖尿病。

治疗

抗炎，支持治疗，穿刺抽脓，切开引流，换药，监控血糖。

会诊理由：于2013年12月11日脓性渗出减少，请中医科协助治疗。

中医四诊：患者颈后皮肤溃疡，深约0.5cm×2cm大小，分泌物少量，肉芽尚可，血供尚可。倦怠乏力，食欲差，口渴，大便干燥，舌质红，少苔，脉细数。

中医辨证：气血不足，邪毒内敛。

主方：托里消毒散加减。

主治：补益气血，脱毒消肿。

会诊意见

1. 中药汤剂处方如下：

人参5g 川芎5g 当归10g 白芍10g 白术10g 金银花20g 茯苓10g 白芷10g 皂刺10g 生甘草10g 桔梗10g 黄芪10g 黄连10g 竹叶10g 石膏20g，4剂，水煎服，每日1剂。

2. 自制黄连膏做成油纱条，外敷创面。

治疗效果

经上述治疗，创面供血较前改善，创面减小。

按语： 本案例为颈后部皮肤溃破久不愈合。根据患者的临床表现中医病名属有头疽。中药内服配合黄连油纱条外用，可以治疗经久不愈的皮肤溃疡。糖尿病合并感染应当把内治法作为重点，否则难以治愈。

本治疗方法多次临床实践有效。可作为糖尿病合并感染的治疗手段。

病案 10

张××，女，61岁，ICU病房，入院时间2015年10月16日。

主诉：左侧牙龈疼痛1月，左颌下、颈部疼痛、肿胀伴呼吸困难5天。

现病史：患者1月前左侧牙龈疼痛。5天前左侧颌下、颈部肿胀伴疼痛，呼吸困难，就诊于当地医院，考虑颈部、面部多间隙感染，之后就诊于我院急诊，昨日在我院行左侧颈部脓肿切开引流，引流出大量灰白色脓液，恶臭，术后行胸部CT示：纵隔脓肿。以"纵隔脓肿"收住我院ICU病房治疗。

查体

T 37.5℃，P 90次/分，R 25次/分，BP 130/80mmHg，神志尚清，精神差。左侧颈部肿胀，挤压有灰白色脓液流出。心肺腹查体未见明显异常。双下肢无水肿。

理化检查

血常规：白细胞计数（WBC）15.9×10⁹/L，中性粒细胞百分比（N%）85.0%，红细胞计数（RBC）3.6×10¹²/L，血红蛋白（HGB）112g/L，血小板计数（PLT）110×10⁹/L。

肝功：丙氨酸氨基转移酶（ALT）56U/L，天门冬氨酸氨基转移酶（AST）43U/L，血清白蛋白（ALB）41.5g/L。

肾功：肌酐（CRE）53μmol/L，血尿素氮（BUN）4.2mmol/L。

凝血检查：血浆凝血酶原时间（PT）13s，活化的部分凝血活酶时间（APTT）39s。

影像检查

胸部CT：纵隔脓肿。

诊断

颈部、面部多间隙感染，纵隔脓肿。

治疗

抗感染、补液、支持、脓液引流。于 2015 年 11 月 9 日行纵膈引流，左侧胸腔闭式引流，同时胸腔灌洗。

会诊理由：于 2015 年 11 月 9 日因胸腔引流液呈脓性，请中医科协助诊治。

中医四诊：患者倦怠乏力，气短，胸腔引流通畅，有絮状物，舌淡，苔白腻，脉滑。

中医辨证：气血不足，邪毒内敛。

主方：透脓散加减。

主治：扶正透脓。

会诊意见

中药汤剂处方如下：

穿山甲 10g 黄芪 20g 当归 10g 金银花 20g 白芷 10g 防风 10g 川芎 10g 栝楼 20g 皂刺 10g，4 剂，水煎服，每日 1 剂。

治疗效果

服上方后，胸腔引流液絮状物减少。

按语：本案例为纵膈脓肿壁式引流术后。颜面、口腔、颈部的脓肿毒邪炙盛，体虚正不胜邪，毒邪走散，内陷脏腑，毒邪犯肺可见呼吸困难等危险症候，成为"走黄"或"内陷"，内陷于心肺之间纵膈处，发生纵膈脓肿。本患者为中医所述毒邪内陷之症。临床经抗感染、引流、营养支持等治疗，同时配合中药扶正透脓，有利于脓液的排出，促进疾病痊愈。

第六篇　胃癌术后

胃癌术后会出现患者胃容量变小或缺失，进而发生胸闷、反酸、食物返流、营养液滞留、胃肠蠕动功能减弱等问题，从而造成患者，营养缺乏，体质下降。《世医得效方》中的"六磨汤""排气汤"等方剂，对于治疗上述症状有较好的作用。

病案 1

刘××，男，63 岁，普外，入院时间 2013 年 6 月 27 日。

主诉：上腹痛 1 月。

现病史：患者 1 月前无明显诱因出现上腹部隐痛不适，不伴发热、恶心、呕吐、反酸、烧心等症状。为明确诊断就诊于我院门诊，腹部 B 超提示：慢性胆囊炎；上消化道造影示：胃体小弯侧局部黏膜皱襞中断。以"腹痛原因待"查收住我院普外科。发病以来，患者精神欠佳，食欲差，二便正常。既往确诊颈椎增生 10 年，脑供血不足 4 年，高血压病 3 年。

查体

T 36.5℃，P 86 次 / 分，R20 次 / 分，BP 128/75mmHg，神志尚清，精神差。腹软，无压痛、反跳痛、肌紧张，双下肢无水肿。

理化检查

血常规：白细胞计数（WBC）6.9×10⁹/L，中性粒细胞百分比（N%）

56.0%，红细胞计数（RBC）3.9×10^{12}/L，血红蛋白（HGB）132g/L，血小板计数（PLT）176×10^9/L。

肝功：丙氨酸氨基转移酶（ALT）46U/L，天门冬氨酸氨基转移酶（AST）45U/L，血清白蛋白（ALB）42.5g/L。

肾功：肌酐（CRE）55μmol/L，血尿素氮（BUN）5.1mmol/L。

肿瘤系列：癌胚抗原（CEA）12μg/L，癌抗原19-9（CA19-9）6.5U/ml。

影像检查

消化道造影：胃体小弯侧局部黏膜皱襞中断。

胃镜：胃体小弯3处取材。病理诊断：胃中分化腺癌。

腹部CT：慢性胆囊炎。

术后诊断

胃癌根治术、胆囊切除术、颈椎增生、高血压病。

治疗

于2013年7月8日全麻下胃癌根治术、胆囊切除术。给予胃肠减压、禁饮食。维持水电解质平衡，维持有效血容量，采用早期全胃肠外营养（TPN）作为营养支持。抗感染、抑制酶活性、抑制胃酸等治疗。

会诊理由：2013年7月22日术后1周开始出现反酸、烧心、恶心、呕吐，上消造影示：胃蠕动波小，给予胃肠减压，促进胃动力治疗，无明显缓解。请中医科会诊协助治疗.

中医四诊：患者术后2周，纳呆，上腹部不适，烦躁易怒，反酸、烧心、恶心、呕吐，大便不畅，舌红，苔薄白，脉滑。

中医辨证：肝胃郁热。

主方：化肝煎合左金丸加减。

主治：疏肝泄热和胃。

会诊意见

中药汤剂处方如下：

青皮 10g　陈皮 10g　白芍 10g　丹皮 10g　栀子 10g　泽泻 10g　浙贝母 10g　黄连 20g　吴茱萸 5g　佛手 10g　香橼 10g　大黄 5g，4 剂，水煎服，每日 1 剂。

治疗效果

服上方后，诸症缓解。

按语： 本案例为胃癌术后吐酸。吐酸病名始见于《素问·至真要大论》："诸呕吐酸，暴注下迫，皆属于热。"吐酸的病机与热有关。胃癌术后形成肝胃淤热证型，治疗当疏肝泄热和胃，化肝煎出自《景岳全书》，用于治疗肝胃淤热出现的胁痛、胃脘痛、呕吐等症。左金丸出自《丹溪心法》一书，对于胃热、吐酸有很好的治疗作用。

病案 2

张 ×，男，64 岁，普外科，入院时间 2014 年 6 月 23 日。

主诉：上腹部隐痛 1 月。

现病史：患者近 1 月来出现上腹部隐痛，伴有恶心、打嗝、食欲下降，体重突减 7 公斤。就诊于当地医院行胃镜检查示：贲门癌。就诊于我院普外科，以"贲门癌"收住我院普外科。确诊为高血压病 4 年。年轻时曾得过胃溃疡，已治愈。

查体

T 36.5℃，P55 次 / 分，R18 次 / 分，BP 128/75mmHg。心率 55 次 / 分，律齐，心音正常，未闻及病理性杂音。肺部查体未见异常。上腹部剑突下轻压痛，无反跳痛，余查体未见异常。

理化检查

血常规：白细胞计数（WBC）4.7×10^9/L，中性粒细胞百分比（N%）57.5%，血红蛋白（HGB）108g/L，血小板计数（PLT）132×10^9/L。

肝功：丙氨酸氨基转移酶（ALT）23U/L，天门冬氨酸氨基转移酶（AST）22U/L，血清白蛋白（ALB）37.6g/L。

肾功：肌酐（CRE）60μmol/L，血尿素氮（BUN）3.5mmol/L。

凝血检查：血浆凝血酶原时间（PT）12s，活化的部分凝血活酶时间（APTT）37s。

肿瘤系列：癌胚抗原（CEA）22μg/L。

血清电解质：钾（K）3.4 mmol/L，钠（Na）133 mmol/L，钙（Ca）2.14 mmol/L。

影像检查

胃镜检查：胃底胃角可见巨大溃疡性肿物，表面糜烂，蠕动差，病理诊断：贲门腺癌。

诊断

贲门癌、高血压病。

治疗

于2014年7月1日全麻下行全胃切除术。禁饮食，胃肠减压，维持水电解质平衡，维持有效血容量，纠正贫血，采用早期全胃肠外营养（TPN）作为营养支持。抗感染、抑制酶活性、抑制胃酸等治疗。

会诊理由：术后18日，患者腹痛，反复呃逆，于2014年7月18日请中医科会诊协助治疗。

中医四诊：患者腹痛，反复呃逆，舌质红，苔少，口渴，脉数。

中医辨证：阴虚气逆。

主方：竹叶石膏汤合六磨汤加减。

主治：顺气降逆，清热止呃。

会诊意见

中药汤剂处方如下：

沉香10g 木香10g 槟榔10g 乌药10g 枳实10g 大黄10g 竹叶10g 石膏20g 麦冬10g 半夏10g 人参5g 粳米20g 炙甘草10g，4剂，水煎服，每日1剂。

治疗效果

服上方后，诸症减轻。

按语： 本案例为贲门癌胃全切术后呃逆。六腑为胆、胃、大肠、小肠、三焦、膀胱。胃为六腑之一。《灵枢·本脏》："六腑者，所以化水谷行津液者也。"六腑共同参与饮食物的消化吸收和体内水液代谢过程。胃缺失导致饮食物吸收不良和体内水液的不足，出现胃的气阴两虚临床表现。《灵枢·九针论》："六腑气，胆为怒，胃为气哕，大小肠为泄，膀胱不约为遗溺，下焦溢为水。"指出六腑功能失调的特征，胃功能失调表现为哕。胃主收纳腐熟饮食，并下注于肠，胃气以降为主，胃气不降可见胃部胀满、嗳气、呃逆、呕吐等症。胃气向下的动力依赖于食物重力和胃丰富的肌肉组织。胃缺失时食物直接入肠道，肠腔宽阔，肌肉层较薄，向下的动力不足，导致气滞、食积、痰饮阻滞，六腑之气不降而逆于上出现腹胀满、嗳气、呃逆、呕吐等症。因此，给予肠道动力可以缓解上述症状。六磨汤和竹叶石膏汤相结合可以治疗胃缺失后呃逆之症。胃癌术后，胃肠道功能再建，关系到胃癌患者的预后和生存质量。

335

病案 3

张 ××，男，61 岁，普外，入院时间 2015 年 11 月 9 日。

主诉：中上腹疼痛不适 2 年余。

现病史：患者 2 年前无明显诱因间断出现中上腹疼痛，不伴恶心、呕吐。近来患者因中上腹隐痛不适加重，就诊于我院，行胃镜检查，提示：贲门腺上皮重度非典型增生，提示癌变。以"贲门癌"收住我院普外科。发病以来，患者精神尚可，食欲正常，二便正常。

查体

T 36.3℃，P 66 次 / 分，R 18 次 / 分，BP 132/76mmHg，神志清楚，精神状态良好。全身皮下多发结节，腹部平坦，无腹壁浅表静脉曲张，未见胃肠型及蠕动波，腹软，中上腹压痛（±），全腹无反跳痛，肝脾肋下未触及，未触及包块，无移动性浊音，肠鸣音正常，3~5次／分。心肺查体未见异常。双下肢无水肿。

理化检查

肿瘤系列：癌胚抗原（CEA）7μg/L，癌抗原72-4（CA72-4）12.5μg/L。

诊断

贲门腺上皮重度非典型增生。

治疗

于2015年11月19日行胃癌根治术、空肠食管端侧吻合。

禁饮食，胃肠减压，维持水电解质平衡，维持有效血容量，纠正贫血，采用早期全胃肠外营养（TPN）作为营养支持。抗感染、抑制酶活性、抑制胃酸等治疗。

第一次会诊理由：现患者诉进食后烧心、返流、排空缓慢等消化道不良症状。于2015年12月8日请中医会诊，协助诊治。

中医四诊：患者胃癌切除术后，伴胸憋，进食困难，食欲差，舌质红，苔白腻，脉滑。

中医辨证：胃虚气逆。

主方：旋覆代赭汤加减。

主治：益气化痰降逆。

会诊意见

中药汤剂处方如下：

旋覆花10g 代赭石20g 西洋参5g 半夏10g 麦门冬10g 生姜3片 大枣10g 赤芍10g 丹参20g 竹茹10g 茯苓20g 白术20g 枳壳10g 栝楼10g 甘草6g，4剂，水煎服，每日1剂。

第二次会诊理由： 患者服用中药后感到烧心、胃液返流、排空缓慢等消化道不良症状较前缓解，于2015年12月13日请中医继续协助治疗。

中医四诊：患者上述症状减轻，现自觉进食困难，咽部不适，舌质红，苔黄腻，脉虚。

会诊意见

中药汤剂处方如下：

旋覆花 10g 代赭石 20g 西洋参 5g 半夏 10g 麦门冬 10g 生姜 10g 大枣 10g 赤芍 10g 丹参 20g 竹茹 10g 茯苓 20g 白术 10g 全虫 10g 枳壳 10g 栝楼 20g 甘草 6g 乳香 5g 没药 5g 谷芽 10g 麦芽 10g，4 剂，水煎服，每日 1 剂。

治疗效果

患者病情好转，于 2015 年 12 月 16 日出院。

按语：本案例为贲门腺上皮重度非典型增生，食道空肠吻合术术后返流。患者胃缺失，大肠、小肠降气功能不足，见胸憋、进食困难、食欲差等症状。给予旋覆代赭汤加活血消食，可以缓解上述症状。

病案 5

王××，男，71 岁，普外，入院时间 2014 年 11 月 2 日。

主诉：发作性左上肢无力 10 天，加重 1 周。

现病史：患者 10 天前发作性左上肢无力，不伴有言语含糊、头晕及左下肢无力症状，数分钟后可自行缓解。1 周前再次出现上述症状，持续不能缓解，伴言语含糊、头晕、恶心，无呕吐及意识障碍，就诊于我院急诊，行头颅 CT 检查示：脑梗塞。以"脑梗塞"收住我院神经内科，住院期间患者出现右上腹疼痛，伴右肩背放射痛、恶心、呕吐，腹部超声检查示：急性胆囊炎。转入普外，行全麻下剖腹探查、胆囊切除术。术后诊断：脑梗塞、急性胆囊炎、胆囊切除术、胃大部切除术（既往有胃穿孔史）。

会诊理由：患者大便数日不通，于 2015 年 11 月 14 日请中医科协助治疗。

中医四诊：左侧肢体活动不利，口干，大便数日不行，舌红苔黄，脉弦。

中医辨证：少阳阳明合病。

主方：大柴胡汤加减。

主治：泄热通腑。

会诊意见

1. 中药汤剂处方如下：

柴胡 10g 黄芩 10g 半夏 10g 枳实 10g 白芍 15g 大黄 5g 生姜 10g 大枣 10g，4 剂，水煎服，每日 1 剂。

2. 针灸治疗。

选穴：中脘、天枢、下脘、足三里、上巨虚、下巨虚、三阴交、太冲、合谷、曲池、手三里、手五里、肩髃，留针 20 分钟，每日 1 次。

治疗效果

患者大便通畅。

按语： 本案例为脑梗死合并便秘。脑梗死属中医中风，中风患者常合并腑气不通，大便秘结。与中风早期，大脑功能失调，常出现胃肠蠕动减慢，加之脱水药物会导致患者大便秘结有关。本案例中医辨证为少阳阳明合并，以大柴胡汤和解少阳，内泄热结。排出胃肠道淤热、宿食，促进胃肠道动力有助于改善脑梗死的血淤证。生白芍其味苦、酸、微寒，入肝、脾经，能补血敛阴，柔肝止痛，平肝潜阳。中风病机与肝肾阴虚，肝阳上亢有关，因此大柴胡汤对本案例来说，为标本兼治之法。

病案 6

李××，男，71 岁，普外，入院时间 2015 年 9 月 28 日。

主诉：胃切除术后 20 天，进食后呕吐 3 天。

现病史：因"胃癌"，于我院普外科行腹腔镜远端胃切除、淋巴结清扫、胃空肠吻合术。出院后可进流食及软质食物，3天前无明显诱因出现进食后呕吐，呕吐物为胃内容物，不伴有喷射状、发热、腹痛、腹泻、呕血、便血。

查体

T 36.4℃，P 78次/分，R 18次/分，BP 140/80mmHg，神志清，精神欠佳。心肺查体未见异常。腹部平坦，上腹部手术切口周围触诊质韧，全腹无压痛、反跳痛，未见胃肠型及蠕动波，未触及包块，肝脾肋下未触及，肠鸣音2次/分。

理化检查

血常规：白细胞计数（WBC）4.8×10^9/L，中性粒细胞百分比（N%）55.7%，红细胞计数（RBC）3.7×10^{12}/L，血红蛋白（HGB）114g/L，血小板计数（PLT）135×10^9/L。

肝功：丙氨酸氨基转移酶（ALT）33U/L，天门冬氨酸氨基转移酶（AST）28U/L，血清白蛋白（ALB）38.9g/L。

肾功：肌酐（CRE）67μmol/L，血尿素氮（BUN）5.3mmol/L。

凝血检查：血浆凝血酶原时间（PT）11s，活化的部分凝血活酶时间（APTT）34s。

血清电解质：钾（K）3.3mmol/L，钠（Na）131 mmol/L，钙（Ca）2.2 mmol/L。

肿瘤系列：癌胚抗原（CEA）6.7μg/L，癌抗原19-9（CA19-9）2.8U/ml。

影像检查

腹部CT：胃癌术后改变，右上腹腹腔内、胃窦区软组织影增厚。

诊断

胃功能障碍、胃大部切除术后。

治疗

禁饮食，胃肠减压，抑酸，补液、营养支持，维持电解质酸碱平衡。

会诊理由：患者进食后呕吐，诊断为胃瘫，经治疗效果差。于2015 年 10 月 8 日请中医科会诊协助治疗。

中医四诊：目前患者胃肠道蠕动差，伴呕吐，大便稀，量少，小便可，精神可，睡眠可，舌质红，苔厚腻，脉滑。

中医辨证：食滞胃脘。

主方：香砂养胃汤加减。

主治：健脾导致。

会诊意见

1. 中药汤剂处方如下：

香附 10g 砂仁 10g 苍术 10g 厚朴 10g 陈皮 10g 茯苓 20g 人参 5g 木香 10g 白术 10g 白豆蔻 10g 炙甘草 10g 藿香 10g 乌梅 10g 干姜 5g，4 剂，水煎服，每日 1 剂。

2. 针灸治疗。

选穴：中脘、水分、天枢、内关、足三里、上巨虚、下巨虚、公孙、三阴交、太冲，日 1 次，每次留针 30 分钟。

3. 艾灸：中脘、足三里。直接灸，每日 1 次，每次 30 分钟。

治疗效果

服上方后，患者诸症减轻。

按语：本案例为胃大部切除术后、胃功能障碍。属于中医脾胃虚弱，饮食停滞，治疗当补益脾胃，消食导致。本案例选择香砂养胃汤治疗胃功能减弱的胃瘫症。艾灸疗法是一种在人体特定部位通过艾绒火热刺激达到防病治病目的的治疗方法。这种温热疗法可使皮肤组织代谢能力加强，促进炎症、渗出、粘连等病理产物的吸收。具有温经散寒、行气通络、拔毒泄热、扶阳固脱等防病治病的作用。本案例通过艾灸中脘、足三里等穴位，可温阳补虚，温胃散寒，以达到缓解胃部不适的目的。中药内服配合艾灸疗法，可以达到治疗的目的，简便易行，临床值得推广。

病案 7

张××，男，74岁，普外，入院时间 2014 年 11 月 17 日。

主诉：中上腹不适半年，加重 2 周。

现病史：患者半年前开始经常出现中上腹剑突下隐痛，间断服用抑酸、抑制幽门螺旋杆菌的药物，服用中药汤剂治疗，症状无明显缓解。2 周前上述症状持续加重，就诊于我院普外科，行胃镜检查示：贲门占位病变。以"贲门占位"收住我院普外科。发病以来，患者精神差，食欲差，睡眠差，体重减轻明显。既往确诊为 2 型糖尿病 16 年，冠心病 1 年，PCI 术后 1 年。

查体

T 36.2℃，P 69 次／分，R 19 次／分，BP 120/70mmHg，形体消瘦，神志清，精神差。心率 69 次／分，律齐，心音正常，各瓣膜听诊区未闻及病理性杂音。双肺听诊呼吸音清，未闻及干湿性啰音。腹平软，上腹部压痛（±），无反跳痛，肝脾肋下未触及，肠鸣音弱。双下肢无水肿。

341

理化检查

血常规：白细胞计数（WBC）5.6×10^9/L，中性粒细胞百分比（N%）61%，红细胞计数（RBC）4.2×10^{12}/L，血红蛋白（HGB）125g/L，血小板计数（PLT）172×10^9/L。

肝功：丙氨酸氨基转移酶（ALT）20U/L，天门冬氨酸氨基转移酶（AST）25U/L，血清白蛋白（ALB）39.6g/L。

肾功：肌酐（CRE）57μmol/L，血尿素氮（BUN）4.0mmol/L。

凝血检查：血浆凝血酶原时间（PT）13s，活化的部分凝血活酶时

间（APTT）35s。

血清电解质：钾（K）3.8mmol/L，钠（Na）137 mmol/L，钙（Ca）2.3mmol/L。

肿瘤系列：癌胚抗原（CEA）12.5μg/L，癌抗原19-9（CA19-9）3.2U/ml。

即刻血糖：8.9 mmol/L。

影像检查

胃镜：贲门占位，待病检报告。

腹部B超：慢性胆囊炎、右肾囊肿。

术后诊断

胃癌、右肾囊肿、胆结石、冠脉支架植入术后。

治疗

于2015年11月29日全麻下行全胃切除术、食管空肠吻合、胆囊切除、右肾囊肿去顶引流术。禁饮食，胃肠减压，监控血糖，抑酸、保护胃黏膜、补液、营养支持治疗，维持电解质酸碱平衡。

会诊理由：于2015年12月3日术后患者已排气，但一直不排大便，腹满。请中医会诊，协助治疗。

中医四诊：乏力，腹满，嗳气，大便不通，舌红，苔黄腻，脉滑。

中医辨证：少阳阳明合病。

主方：大柴胡汤加减。

主治：泄热通腑。

会诊意见

1. 中药汤剂处方如下：

柴胡10g 黄芩10g 半夏10g 枳实10g 白芍15g 大黄5g 生姜10g 大枣10g，4剂，水煎服，每日1剂。

2. 点穴治疗。

选穴：按摩脾俞、胃俞、肾俞、足三里、丰隆、三阴交、中脘、关元。

每日 1 次，每次 30 分钟。

治疗效果

患者诸症减轻。

按语：本案例为腹腔多器官切除术后胃动力不足。该患者辨证属于少阳阳明合并，给予大柴胡汤以改善肠道功能。点穴疗法是根据不同病种和病情，在患者体表适当的穴位或特定的刺激线上，用手法进行点、按、掐、拍、扣等不同手法的刺激，通过经络的作用使体内的气血通畅，促使机体的机能恢复，以达到治疗和预防疾病的目的。该方法适宜人群广泛，操作简便，对身体无副作用。本案例中通过点穴中脘、足三里、胃俞等穴位，可以促进胃功能的恢复。本案例患者病情较重，治疗效果欠佳，长期使用点穴治疗，有疏通经络、活血化淤、扶正祛邪的作用。可以作为临床难治疾病的辅助治疗。

第七篇　多脏器衰竭

多脏器衰竭是患者机体经受严重疾病、外伤、手术、感染、休克等损害后出现的两个或两个以上器官功能障碍，甚至是功能衰竭综合征。目前呼吸机、人工肝、血液透析、血压维持等现代技术的临床应用，可以使患者度过疾病的危险期。但是治疗后期会出现患者脱机困难、昏迷、患者排痰困难、抗休克药物难撤离等问题。使用《伤寒论》中的四逆汤、《医方考》中的清气化痰汤以及《内外伤辨惑论》的生脉饮，对患者升压、化痰、清热、泻火有很好的治疗效果。

病案 1

高××，女，27 岁，ICU，入院时间 2013 年 3 月 15 日。

主诉：脐部周围疼痛 18 时余。

现病史：患者 18 时前进食后出现持续性肚脐周围绞痛，里急后重，黏液便，发热，体温最高为 39.4℃，心率增快，伴恶心、呕吐，呕吐物为胃内容物。以肠穿孔收住 ICU 抢救治疗。20 日前因低热不退，曾诊断为肺结核。

查体

T 37.4℃，P170 次 / 分，R 19 次 / 分，BP 90/55mmHg，急性病面容，痛苦状，板状腹。全腹压痛、反跳痛、肌紧张，脐周压痛明显，肠鸣音亢进。

理化检查

血常规：白细胞计数（WBC）19.3×10^9/L，中性粒细胞百分比（N%）82.8%，红细胞计数（RBC）3.0×10^{12}/L，血红蛋白（HGB）96g/L，血小板计数（PLT）235×10^9/L。

血沉（ESR）：44mm/h。

粪常规＋潜血：性状：褐色糊状，潜血（＋），红细胞3个/HP，白细胞5个/HP。

肝功：丙氨酸氨基转移酶（ALT）38U/L，天门冬氨酸氨基转移酶（AST）25U/L，血清白蛋白（ALB）39.6g/L，血清总胆红素（TBIL）13.3μmol/L，血清直接胆红素（DBIL）5.7μmol/L，血清间接胆红素（IBIL）7.6μmol/L。

肾功：肌酐（CRE）55μmol/L，血尿素氮（BUN）4.2mmol/L。

凝血检查：血浆凝血酶原时间（PT）15s，活化的部分凝血活酶时间（APTT）46s。

血清电解质：钾（K）3.1mmol/L，钙（Ca）1.97mmol/L，钠（Na）128mmol/L。

血清淀粉酶（AMS）：130U/L。

尿淀粉酶（UAMR）：210U/L。

即刻血糖：13.3mmol。

D-二聚体（D-h）：998.76ng/ml。

结核菌素试验：强阳性。

影像检查

胸部X线片：提示肺结核。

术后诊断

肠结核、肠穿孔、急性弥漫性腹膜炎、感染性休克、肺结核。

治疗

2013年3月15日当日行急诊手术：在全麻下行单孔腹腔镜探查术、

开腹肠切除、肠吻合术、留置腹壁引流管。2013 年 3 月 16 日请太原市结核病医院会诊后建议：5% 葡萄糖注射液 250ml，异烟肼注射液 0.4 单位，静滴，日 1 次。5% 葡萄糖注射液 500ml 配以注射用利福平 0.45 单位，静滴，日 1 次。盐酸左氧氟沙星注射液 0.4，日 1 次。每周复查肝肾功、血常规。给予禁饮食，胃肠减压，维持水电解质平衡，维持有效血容量，抗休克治疗，腹腔灌洗。采用早期全胃肠外营养（TPN）作为营养支持。抗感染、抑制酶活性、抑制胃酸等治疗。

会诊理由：于 2013 年 3 月 29 日，患者目前一般情况可，体温正常，血象正常，食欲可，进食后出现恶心、呕吐、腹痛，请中医科会诊，协助治疗。

中医四诊：患者目前食欲可，进食后出现恶心呕吐，微热，心烦口渴，腹痛，里急后重，黏液便，舌质暗红，苔厚腻，脉滑。

中医辨证：脾胃虚寒。

主方：附子粳米汤加减。

主治：散寒降逆，温中止痛。

会诊意见

中药汤剂处方如下：

附子 10g 半夏 10g 生甘草 10g 大枣 10g 粳米 10g 黄连 10g 阿胶 10g 乌梅 10g，4 剂，水煎服，每日 1 剂。

治疗效果

2013 年 3 月 30 日转专科医院进一步治疗。

按语： 本案例为肠结核穿孔致急性弥漫性腹膜炎。患者发病前即出现腹痛、里急后重、黏液便，结合肺结核的诊断，考虑肠结核的可能存在。基本病机为阴虚和湿热共存。肠结核穿孔后，给予肠切除、肠吻合术、留置腹壁引流管术后，病情得以控制。患者出现腹痛、肠鸣、呕吐等症状，考虑与治疗过程中出现脾胃寒湿内盛有关。治疗当以散寒降逆，温中止痛为主。《金匮要略》："腹中寒气，雷鸣切痛，胸胁逆满，呕吐，附子粳米汤主之。"与患者的临床表现一致，可以选择附子粳米汤作为主要治疗剂。患者既往有肠结核病史，肠黏膜因结核菌导致病变如痢。黄连性味大苦、大寒，入胃、肠、心、肝经，善于清肠胃湿热，又善于泻心胃肝胆的实火。黄连临床上善于治痢。若阴虚发热下痢，与阿胶、乌梅相配。其中，阿胶善于治阴虚血痢，具有滋阴止血止痢作用。《名医别录》中记载乌梅："止下痢，好唾口干。"用于止痢生津止渴。该患者因转院治疗效果不清。作为结核病变，抗结核治疗为主要治疗方法。但是由于治疗周期长，肝肾功能损害严重，有的患者因肝肾功能严重破坏而导致疾病加重，或停止抗结核治疗。传统中医有大量的治疗结核的经验，目前临床已很少使用，借此案例呼吁中西医结合才是治疗结核最好的临床路径。

病案 2

张××，男，49岁，ICU，入院时间2013年9月30日。

主诉：心肺复苏术后7天。

现病史：患者7日前因大怒后出现突然昏倒、不省人事、上肢抽搐、牙关紧闭、二便失禁。请急救车送至西山煤电集团公司职工总医院，见患者叹息样呼吸、瞳孔散大固定、心音消失、大动脉搏动消失。立即持续胸外心脏按压，人工辅助呼吸，约25分钟后心脏开始搏动，予经口气管插管接呼吸机辅助治疗，肾上腺素等药物抢救。期间心电图示：室速，室颤，予2次同步电除颤，4次非同步电除颤。抢救30分钟后心跳、血压恢复，瞳孔较前缩小，无对光反射，伴全身频繁抽搐，予抗癫痫治疗，效果不佳，转入ICU治疗。血压偏低，心率快，予多巴胺及胺碘酮静点后好转。患者意识未恢复，次日行头颅CT：弥漫性脑水肿。予脱水降颅压，抗感染，营养支持，激素冲击，抗凝，抗血小板聚集，抗癫痫等对症治疗。既往有房室传导阻滞，高血压病，2

型糖尿病，高脂血症等疾病，其他情况不详。

查体

T 36.0℃，P76 次 / 分，R22 次 / 分，BP 152/101mmHg，经口气管插管接呼吸机辅助呼吸，经皮血氧饱和度为 100%。中度昏迷，双侧瞳孔等大等圆，约 0.3cm，对光反射存在，压眶时双下肢伸直内旋，双上肢内旋，睫毛反射存在，呛咳反射存在。双肺听诊呼吸音粗，可闻及少量干湿性啰音。心率 76 次 / 分，窦性心律，心脏各瓣膜听诊区未闻及病理性杂音。腹部平坦，肠鸣音正常。

理化检查

血常规：白细胞计数（WBC）11.5×10⁹/L，中性粒细胞百分比（N%）73.0%，红细胞计数（RBC）4.5×10¹²/L，血红蛋白（HGB）132g/L，血小板计数（PLT）144×10⁹/L。

肝功：丙氨酸氨基转移酶（ALT）27U/L，天门冬氨酸氨基转移酶（AST）28U/L，血清白蛋白（ALB）46.2g/L，血清总胆红素（TBIL）15.8μmol/L，血清直接胆红素（DBIL）6.2μmol/L，血清间接胆红素（IBIL）9.6μmol/L。

肾功：肌酐（CRE）60μmol/L，血尿素氮（BUN）6.3mmol/L。

血脂系列：血清总胆固醇（TC）5.90mmol/L，血清甘油三酯（TG）3.20mmol/L。

心肌标志物：肌酸激酶同工酶（CK-MB）7%，肌红蛋白C（TnC）165μg/L，肌钙蛋白I（TnI）3.3μg/L，肌钙蛋白T（TnT）0.8μg/L。

影像检查

头颅CT：弥漫性脑水肿、脑出血。

胸部X线：双肺纹理增粗、双肺底散在小斑片影。

心脏超声：左心室扩大，二、三尖瓣关闭不全。

心电图：室性期前收缩，1度房室传导阻滞，V4-V6导联ST-T下移。

诊断

呼吸心跳骤停、心肺复苏术后、缺血缺氧性脑病、继发癫痫、双侧基底节区出血、肺部感染、急性冠脉综合征、心律失常 室性期前收缩、1 度房室传导阻滞、高脂血症。

治疗

呼吸机辅助呼吸，心电、血氧监护，脱水降颅压，促醒，抗感染，营养支持，抗癫痫等对症治疗。

会诊理由：于 2013 年 10 月 8 日，目前患者仍神志昏迷，经鼻空肠营养管给予肠内营养，胃液较多，频繁呃逆，请中医科会诊，协助治疗。

中医四诊：患者昏迷，痰涎壅盛，抽搐，呕吐，呃逆，脉沉无力。

中医辨证：痰饮壅盛，胸阳不振。

主方：枳实薤白桂枝汤加减。

主治：通阳开结，泄满降逆。

会诊意见

中药汤剂处方如下：

栝楼 20g 薤白 10g 半夏 10g 枳实 10g 厚朴 10g 桂枝 10g 菖蒲 10g 麝香 0.5g 郁金 10g 茯苓 20g 远志 10g，4 剂，水煎服，每日 1 剂。麝香单独鼻饲。

治疗效果

呃逆明显减轻，胃液减少，痰量减少。

按语：本案例为心肺复苏后缺血缺氧性脑病意识丧失。中医病名为厥证，以突然昏倒，不省人事，四肢厥逆为主要临床表现。《类经·厥逆》："厥者，逆也。气逆则乱，故忽为眩脱绝，是名为厥……轻则渐苏，重则即死，最为急候。"古今皆认为此证为急重症候。对于厥证，《素问·生气通天论》："阳气者，大怒则形气绝，而血菀于上，使人薄厥。"

古人对厥证的认识非常早，并且对厥证做了分类。素体为阳亢体质，遇到大怒情绪变化，易发生的厥证为薄厥。本患者素体为高血压、糖尿病阴虚阳亢，遇到大怒情绪异常变化，极易导致休克、脑出血等急症。该患者为《素问·生气通天论》一文中所述的薄厥。患者经抢救，心脏功能恢复，以呼吸机辅助呼吸，意识不清、肢体抽搐、肺部感染等存在。中医四诊所见神昏抽搐，痰盛气粗。中医辨证属于痰迷心窍证，可以鼻饲至宝丹（《太平惠民和剂局方》）以解毒豁痰，醒神开窍。这是中医抢救急症用药，但是临床上已多年不再使用，说明在急症方面中医发挥的作用已微乎其微，古人积累了数千年治疗急症的经验，已无法尝试，深感惋惜。《金匮要略》："胸痹心中痞，留气结在胸，胸满，胁下逆抢心，枳实薤白桂枝汤。"该：论述当痰饮停留于胸胃之间，当以枳实薤白桂枝汤，通阳开结，泄满降逆，使痰涎、水饮降于人体低位。患者痰盛气粗、呃逆、呕吐痰涎、胃液增多，均为痰饮停留于胸胃的表现。半夏性味辛、温，有毒，入脾胃经。半夏为止呕圣药，对于痰多、胸闷、饮停、胃气上逆的呕逆、胃液增多，具有燥湿化痰，降逆止呕的作用。麝香性味辛温，入心、脾经，功能开窍醒神，是中医治疗厥证神志不清的主要药物，多首中药抢救方药中都有麝香，但是由于抢救经验不足，对使用本药物的体会不足。菖蒲性味辛温，入心、胃经，适用于痰浊蒙闭清窍的神昏证，也是中药至宝丹的主要药物。因此，对于痰涎、胃液较多、胃气上逆、呕吐的阳虚水泛证有效。有待于进一步实践，提高中医治疗急重症的能力。

病案 3

吴××，男，64岁，神经外科-ICU，入院时间2013年6月27日。

主诉：发生车祸1小时20分。

现病史：患者于6月27日晚21时骑摩托车与大货车相撞，出现意识不清，约1小时20分后由急救车送至我院急诊科，见患者呼之不应，全身多发伤，双侧瞳孔不等大，对光反射消失，叹息样呼吸，血压 70/40mmHg，脉搏 120 次 / 分，立即给予吸氧、心电血氧监护、补液、脱水降颅压等治疗，积极备血以及术前准备，急诊头颅 CT 示：硬膜下血肿（双颞），中线轻度偏移，怀疑脑疝、脑积水。于 22 时在全麻下行右额颞去骨瓣减压术、硬膜下血肿及挫伤病灶清除术、左额颞去骨瓣术、硬膜下血肿及挫伤病灶清除术。术后转入神经外科 ICU。

查体

T 36.5℃，P110 次 / 分，R24 次 / 分，BP 100/60mmHg，经口气管插管接呼吸机辅助呼吸，经皮血氧饱和度为 95%。神志昏迷，双侧瞳孔不等大，左侧直径约 0.5，右侧约 0.3cm，对光反射消失，双侧巴宾斯基征阳性。心肺腹查体未见明显异常。

理化检查

血常规：白细胞计数（WBC）16.7×10⁹/L，中性粒细胞百分比（N%）78.5%，红细胞计数（RBC）2.8×10¹²/L，血红蛋白（HGB）82g/L，血小板计数（PLT）256×10⁹/L。

肝功：丙氨酸氨基转移酶（ALT）67U/L，天门冬氨酸氨基转移酶（AST）88U/L，血清白蛋白（ALB）41.5g/L，血清总胆红素（TBIL）22.3μmol/L，血清直接胆红素（DBIL）9.6μmol/L，血清间接胆红素（IBIL）12.7μmol/L。

肾功：肌酐（CRE）67μmol/L，血尿素氮（BUN）5.3mmol/L。

血清电解质：钾（K）4.0mmol/L，钙（Ca）2.35mmol/L，钠（Na）138mmol/L。

凝血检查：血浆凝血酶原时间（PT）11s，活化的部分凝血活酶时间（APTT）34s。

影像检查

头颅 CT：硬膜下血肿（双颞），中线轻度偏移。怀疑脑疝、脑积水。

术后诊断

急性闭合性颅脑损伤、硬膜下血肿（双颞）、脑疝、广泛性脑损伤、颅骨骨折、头皮血肿（左颞）、脑积水、颅内感染、肺部感染、胸腔积液（双侧）、多发皮肤擦伤。

治疗

心电、血氧监护，密切观察患者意识，监测颅内压，经口气管插管接呼吸机辅助呼吸。给予抗感染、抑酸、抑酶、降颅内压、脱水、营养支持及对症等治疗。因颅内感染于 2013 年 7 月 12 日在局麻下行左额硬膜下积液引流术。因脑压持续增高于 2013 年 7 月 29 日局麻下行侧脑室置管引流术。因高热不退，背部感染不能控制转入 ICU。于 2013 年 8 月 16 日局麻下行锥颅侧脑室置管引流术。给予抗感染、纠正电解质酸碱平衡紊乱、营养支持治疗。

会诊理由：于 2013 年 8 月 19 日，患者病情持续加重，神志昏迷，在局麻下行气管切开术，结合头颅 CT 检查结果，考虑患者骨窗膨隆原因为颅内脑组织弥漫性感染、坏死、水肿、化脓。请中医科会诊协助治疗。

中医四诊：患者头颅多处留置引流管，引流袋见脓性、血性引流液，外带冰帽，气管切开，接呼吸机辅助呼吸，心电监护，留置尿管，留置空肠减压管。患者体温升高，面红，神志不清，小便量少，色黄赤，大便无，痰多，色黄，不易吸出，脉数。

中医辨证：痰热蒙蔽心窍。

主方：牛黄承气汤。

主治：通腑醒脑。

会诊意见

取安宫牛黄丸 2 粒化开，调大黄末 9g，鼻饲给药，先服一半，根据情况再服。

治疗效果

2013 年 8 月 21 日血压下降，呼吸 18~66 次 / 分，家属签署放弃医学治疗告知书，主动要求出院。

按语： 本案例为颅脑损伤合并脑疝、脑水肿、颅内感染、肺部感染。患者为闭合性颅脑损伤后，经多次颅脑手术并多处颅内置管引流，颅内损伤和颅内感染严重。《金匮要略》："邪闭心包，神昏，舌短，心窍不通，饮不解渴，牛黄承气汤主之。"指出神昏高热的治疗方法。《素问·灵兰秘典论》："大肠者，传导之官，变化出焉，小肠者，受盛之官，化物出焉。"《素问·六节脏象论》："脾、胃、大肠、小肠、三焦、膀胱者，仓廪之本，营之居也；名曰器，能化糟粕，转味而出入者也。"中医认为肺与大肠相表里，心与小肠相表里，诸血脉者皆归属于心，心、脑、小肠同在人体的血管系统。小肠和大肠为营养物的吸收和体内废物排出的主要渠道，心、脑血管的水、淤血、痰湿、脓液、毒物、各种代谢废物，均可从大肠、小肠排出体外，内脏及脑的病理产物也是通过大、小肠排出体外，因此，脑血管意外的病人应当重视保持肠道的通畅。腹腔为器，容纳脾、胃、大肠、小肠、三焦、膀胱者，同时也是内脏糟粕转化排出体外的重要器官。颅内病变治疗的中心不单纯在颅内，也在颅之外。牛黄承气汤即为通腑醒脑的经典方剂，目前临床已广泛应用。安宫牛黄丸出自《温病条辨》，具有清热解毒，豁痰开窍的作用，用于治疗脑血管意外。安宫牛黄丸配合大黄粉是牛黄承气汤的配方。牛黄也是方中的主要药物。牛黄性味苦、甘、凉，入心、胆经。具有开窍醒神的作用，是中医治疗热性脑病的重要药物。目前中医介入急症重症的机会不多，经验很少。

病案 4

郝××，男，71 岁，ICU，入院时间 2015 年 6 月 5 日。

主诉： 腹胀 5 月，停止排气、排便 6 日，无尿 18 小时。

现病史： 患者 5 月前因急性小肠梗阻行肠切除肠吻合术。术后患者间断出现腹部胀满，近 6 日患者腹胀明显，伴有无排便、排气，小便量少，今日患者无小便已 18 小时。发病以来，患者精神差，乏力，烦躁，胸憋，气短。就诊于我院，以急性肾功能衰竭、急性呼吸衰竭、急性肠梗阻等多脏器衰竭收住我院 ICU 治疗。

查体

T 36.2℃，P107次／分，R23次／分，BP 80/50mmHg，神志清，烦躁，不能平卧，急性病容，喘息貌。双肺呼吸音粗，双肺满布喘鸣音。心率107次／分，律不齐，心脏各瓣膜听诊区未闻及病理性杂音。腹部膨隆，脐旁10cm切口瘢痕，未见胃肠型及蠕动波，触之张力较高，无明显压痛、反跳痛，有移动性浊音，肠鸣音未闻及。双下肢无明显水肿。

理化检查

血常规：白细胞计数（WBC）7.3×10^9/L，中性粒细胞百分比（N%）66.5%，红细胞计数（RBC）3.8×10^{12}/L，血红蛋白（HGB）110g/L，血小板计数（PLT）98×10^9/L。

肝功：丙氨酸氨基转移酶（ALT）44U/L，天门冬氨酸氨基转移酶（AST）35U/L，血清白蛋白（ALB）37.2g/L，血清总胆红素（TBIL）12.5μmol/L，血清直接胆红素（DBIL）5.0μmol/L，血清间接胆红素（IBIL）7.5μmol/L。

肾功：肌酐（CRE）225μmol/L，血尿素氮（BUN）30.6mmol/L。

血清电解质：钾（K）6.7mmol/L。

凝血检查：血浆凝血酶原时间（PT）15s，活化的部分凝血活酶时间（APTT）50s。

血气分析：pH 7.34，$PaO_2$55mmHg，$PaCO_2$ 30mmHg，SaO_2 88%，AB 20mmol/L，SB 21mmol/L，BE −2.5mmol/L。

影像检查

心脏彩超：左室舒张功能减低，升主动脉增宽，肺动脉增宽。

腹部B超：胆汁淤积，双肾盂积水，双肾实质回声偏强，左肾囊肿，前列腺增生伴钙化，双侧胸腔积液，腹水。

全腹CT：腹、盆腔积液，后腹膜、肠系膜多发模糊影，考虑渗出，双肾体积增大，双肾积水，左侧间位结肠。

全腹 50 层、胸 35 层 CT 平扫：1. 右肺尖软组织结节影，双肺门及纵膈肿大淋巴结。2. 双肺多发斑片影，考虑炎症。3. 双侧胸膜增厚并左侧叶间质胸膜钙化。4. 双侧胸腔积液，右侧为著，腹盆腔积液，后腹膜、肠系膜多发索条影及小结节影，考虑渗出，腹壁皮下水肿。5. 双肾体积增大，双侧肾盂扩张积水。6. 胆汁淤积，肝右后叶钙化点，脾内钙化点，前列腺钙化灶。

诊断

急性肠梗阻、急性肾衰竭、急性呼吸衰竭、胸腹水形成、凝血功能障碍、休克、肠切除肠吻合术后、肺占位性改变。

治疗

入院后给予持续血液净化治疗，通腹、抗感染、营养支持、增强免疫力等。于 2013 年 6 月 8 日血氧饱和度下降，血压下降，给予气管插管，呼吸机辅助呼吸，抗休克治疗。

第一次会诊理由：患者大便不通，无小便 10 日。于 2013 年 6 月 8 日请中医科会诊协助治疗。

中医四诊：患者大便不畅，小便闭，精神差，怠倦乏力，面色萎黄，舌质淡，苔少，脉沉弱。

中医辨证：蓄水、蓄血症。

主方：五苓散合大黄甘遂汤加减。

主治：化淤逐水。

会诊意见

中药汤剂处方如下：

泽泻 20g 猪苓 20g 茯苓 20g 白术 20g 桂枝 10g 大黄 10g 甘遂 0.5g 阿胶 10g 麻黄 10g 杏仁 10g 柴胡 10g，4 剂，水煎服，每日 1 剂，甘遂另外冲服。

第二次会诊理由：2013 年 6 月 11 日，患者已排便 2 次，共约

300ml，已排小便，小便量少。请中医科会诊，协助治疗。

中医四诊：患者大便通，小便量少，精神差，面色较前改善，舌质淡，苔少，舌面干燥，脉弱。

会诊意见

继续服用上方。

治疗效果

患者二便通。

按语：本案例为急性肾功能衰竭无尿。中医属癃闭，该病名最早见于《素问·五常政大论》，其中小便不通为闭。本病证与肺气不降、三焦不通、膀胱气化不利有关。《金匮要略》："假令瘦人脐下有悸，吐涎沫而癫眩，此为水也，五苓散主之。"提出腹盆腔有水当以化气利水，五苓散是治疗蓄水常用的基本方剂。《金匮要略》："妇人少腹满如敦状，小便微难而不渴，生后者，此为水与血互结在血室也，大黄甘遂汤主之。"提出蓄血治疗方法。患者经多次血液透析后小便不通，说明病变不在气分而在血分，宜大黄甘遂汤。患者用五苓散合大黄甘遂汤后，逐渐有小便排出。大黄性味苦寒，入胃、大肠、脾、心包经，既行气分，又走血分，能攻积导致，泻火解毒，活血祛淤。大黄甘遂汤中大黄取其活血祛淤的作用，配合甘遂使蓄血、蓄水证得以解除。

病案 5

潘××，男，60 岁，ICU，入院时间 2015 年 10 月 12 日。

主诉：间断咳嗽，咳痰伴呼吸困难 8 年，加重 2 月。

现病史：患者 2 月前受凉后咳嗽、咳痰、呼吸困难加重，不能平卧，双下肢水肿，伴精神异常，就诊于当地医院呼吸科，行相关化验及检查，诊断为"慢性阻塞性肺疾病急性加重期，呼吸衰竭"，经抗感染以及对症治疗，效果欠佳。1 天前出现意识障碍，转我院 ICU 治疗。既往：高血压病史 2 年，肺心病病史 7 年。

查体

T 36.5℃，P97 次 / 分，R17~23 次 / 分，BP 100/60mmHg，嗜睡，神志恍惚，烦躁，嘴唇以及肢端发绀。桶状胸，肺部叩诊过清音，听诊呼吸音粗，可闻及干湿性啰音。心率 97 次 / 分，律齐，肺动脉瓣第二心音亢进，三尖瓣区可闻及收缩期杂音。腹部稍膨隆，触之软，无压痛、反跳痛，无移动性浊音，肠鸣音减弱。腱反射减弱，双下肢水肿。

理化检查

血常规：白细胞计数（WBC）7.0×10^9/L，中性粒细胞百分比（N%）73.5%，红细胞计数（RBC）4.9×10^{12}/L，血红蛋白（HGB）135g/L，血小板计数（PLT）210×10^9/L。

肝功：丙氨酸氨基转移酶（ALT）23U/L，天门冬氨酸氨基转移酶（AST）30U/L。

肾功：肌酐（CRE）52μmol/L，血尿素氮（BUN）3.0mmol/L。

凝血检查：血浆凝血酶原时间（PT）15s，活化的部分凝血活酶时间（APTT）50s。

血气分析：pH 7.36，PaO_2 50mmHg，$PaCO_2$ 65mmHg，SaO_2 87%。

357

影像检查

胸部 X 线：双肺野透亮度增加，右下肺动脉干横径为 18mm，肺动脉段明显突出，梨形心。

心脏彩超：右心室肥大、三尖瓣关闭不全。

诊断

慢阻肺急性加重期，2 型呼衰，肺心病。

治疗：勤吸痰，给予鼻导管与面罩持续交替吸氧，氧流量 2~4L/h，心电、血氧监护；给予抗感染，纠正电解质酸碱失衡，抗凝以及营养支持对症等治疗，必要时应用利尿药。

会诊理由：于 2014 年 10 月 14 日双下肢 CTA：腹主动脉及双侧髂总动脉粥样硬化病变，双侧胫后动脉纤细，断续显示双侧胫前动脉及腓动脉于踝部上方中断闭塞。诊断：双下肢血栓闭塞性脉管炎。给予抗凝、扩血管、改善循环对症治疗。请中医科协助治疗。

中医四诊：双下肢皮肤颜色改变，色暗，皮温升高，大便三日未行，意识淡漠，脉滑数。

中医辨证：气滞血瘀，湿毒下注。

主方：解毒济生汤加减。

主治：解毒定痛，活血化瘀。

会诊意见

中药汤剂处方如下：

川芎 10g 当归 10g 黄柏 10g 知母 10g 天花粉 10g 金银花 30g 麦冬 10g 远志 10g 柴胡 10g 黄芩 10g 生甘草 10g 红花 10g 升麻 10g 川牛膝 10g 三七 5g 丹皮 10g，4 剂，水煎服，每日 1 剂。

治疗效果

双下肢颜色变淡。

按语： 本案例为慢阻肺急性加重期双下肢血栓闭塞性脉管炎。慢性阻塞性肺病临床易合并血栓闭塞性脉管炎，中医病名属脱疽。与热毒内壅，肺肾阴亏，阴虚火旺，瘀血内生有关。选方明代陈实功所著《外科正宗》中记载的解毒济生汤，用以清热解毒，活血散瘀。本病早期应用中药治疗，可以得到很好的效果。

病案 6

巩××，男，60 岁，ICU，入院时间 2015 年 10 月 27 日。

主诉：突发意识障碍，伴言语不清、右侧肢体无力 3 天。

现病史：患者 3 天前突发头痛、头晕，伴恶心、呕吐，随后出现言语不清，右侧肢体活动度差，神志不清，入当地医院急诊，头颅 CT 示：基底节区脑出血破入脑室，给予对症治疗，效果不佳，因肾功能异常、高钾（K）、低白蛋血症，病情复杂，转入我院 ICU 进一步诊治。既往 2 型糖尿病及糖尿病足 10 年，糖尿病肾病 2 年，现用皮下注射胰岛素控制血糖，血糖控制情况不详。

查体

T 37.5℃，P86 次 / 分，R20 次 / 分，BP 130/70mmHg，意识不清，双侧瞳孔等大等圆，直径约 3mm。双肺听诊呼吸音粗，未闻及明显干湿性啰音。心率 86 次 / 分，律齐，心脏各瓣膜听诊区未闻及病理性杂音。腹部平坦，触之软，肝脾肋下未触及，肠鸣音正常。双下肢轻度水肿，双足部皮肤干燥脱屑、皮色深、皮温低，右侧肢体肌张力增强，肌力 0 级，右侧巴宾斯基征阳性。

理化检查

血常规：白细胞计数（WBC）8.9×10^9/L，中性粒细胞百分比（N%）73.6%，红细胞计数（RBC）4.8×10^{12}/L，血红蛋白（HGB）126g/L，血小板计数（PLT）155×10^9/L。

尿常规：蛋白质（++），潜血（++）。

肝功：丙氨酸氨基转移酶（ALT）37U/L，天门冬氨酸氨基转移酶（AST）26U/L，血清白蛋白（ALB）29.5g/L。

肾功：肌酐（CRE）189μmol/L，血尿素氮（BUN）15.3mmol/L。

凝血检查：血浆凝血酶原时间（PT）11s，活化的部分凝血活酶时间（APTT）30s。

肾系列：24 小时尿量 950ml，尿蛋白 2.5g/24h。

血脂系列：血清总胆固醇（TC）6.57mmol/L，血清甘油三酯（TG）2.20mmol/L。

即刻血糖：13.0mmol/L。

血清电解质：钾（K）5.8mmol/L，钙（Ca）2.04mmol/L，钠（Na）138mmol/L。

影像检查

头颅 CT：基底节区脑出血破入脑室。

诊断

脑出血、2 型糖尿病、糖尿病足、糖尿病肾病、高钾血症、低蛋白血症。

治疗

鼻导管与面罩交替吸氧，心电、血氧监护，记出入量，禁饮食，胃肠减压，勤吸痰，勤翻身、拍背等。监测并控制血糖、脱水、降颅压、营养脑神经、抗感染、抑酸、抑酶、纠正电解质酸碱失衡、纠正低蛋白血症、营养支持对症等治疗。

会诊理由：于 2015 年 11 月 2 日患者 3 日无大便，小便量少，胃肠减压液较多，呃逆，呕吐，目前右侧肢体肌力 1~2 级，请中医科会诊协助治疗。

中医四诊：大便秘结，小便量少，呃逆，呕吐，右侧肢体活动无力，脉涩。

中医辨证：气滞证。

主方：六磨汤合小半夏汤加减。

主治：行气通腑。

会诊意见

中药汤剂处方如下：

沉香 10g 木香 10g 乌药 10g 槟榔 10g 大黄 10g 枳壳 10g 半夏 10g 生姜 10g 丹参 20g，4 剂，水煎服，每日 1 剂。

2. 针灸治疗。

以头皮针、腹针及普通针刺为主，取中脘、关元、天枢、足三里、上巨虚、下巨虚、三阴交、太冲、悬钟、百会、四神聪、额旁 2 线等穴，留针 30 分钟，每日 1 次。

治疗效果

胃肠减压液较前减少，尿量较前增多，大便约 200ml，为褐色稀便。

按语：本案例为脑出血合并胃肠功能障碍。患者因神经系统病变导致胃肠功能异常，胃腑以通降为顺，胃气上逆见呃逆、胃液增多，胃腑不能通降见积滞内停。患者无典型的承气汤证，且患者合并水肿，无明显的寒热偏盛。因此选择六磨汤和小半夏汤通降腑气，降逆止呕。脑出血合并胃肠功能障碍患者中，调整胃肠道功能非常重要，关系到疾病的预后和转归。

病案 7

郭 ××，女，76 岁，神经外科 –ICU，入院时间 2014 年 12 月 15 日。

主诉：头痛 12 小时。

现病史：患于今日凌晨 3 时无诱因剧烈头痛，伴恶心、呕吐，呕吐物为胃内容物，送至当地医院急诊，行头颅 CT 检查提示：蛛网膜下腔出血。之后伴有意识不清，谵语，转诊于我院神内 ICU 治疗。2002 年胆囊切除术。

查体

T 38.0℃，P80 次 / 分，R19 次 / 分，BP 150/100mmHg，意识不清，谵妄，双侧瞳孔等大等圆，直径约 2mm。颈强直，克氏征阳性，布氏征阳性，神经系统检查未见明显异常。心率 80 次 / 分，律不齐，未闻及病理性杂音。肺部及腹部查体未见异常。肢体无水肿。

理化检查

血常规：白细胞计数（WBC）7.2×10^9/L，中性粒细胞百分比（N%）68.5%，红细胞计数（RBC）4.5×10^{12}/L，血红蛋白（HGB）130g/L，血小板计数（PLT）149×10^9/L。

肝功：丙氨酸氨基转移酶（ALT）45U/L，天门冬氨酸氨基转移酶（AST）38U/L，血清白蛋白（ALB）39.7g/L。

肾功：肌酐（CRE）77μmol/L，血尿素氮（BUN）6.5mmol/L。

凝血检查：血浆凝血酶原时间（PT）14s，活化的部分凝血活酶时

间（APTT）37s。

血脂系列：血清总胆固醇（TC）5.33mmol/L，血清甘油三酯（TG）1.58mmol/L。

即刻血糖：14.0mmol/L。

血清电解质：钾（K）3.7mmol/L，钙（Ca）2.03mmol/L，钠（Na）140mmol/L。

影像检查

头颅CT：脑池和蛛网膜下腔高密度征象，考虑蛛网膜下腔出血；脑积水，脑室扩张。

心电图：Ⅱ度Ⅰ型房室传导阻滞，房性期前收缩，V4-V6导联ST下移，T波倒置。

数字减影脑血管造影（DSA）：颈内动脉海绵窦段多发动脉瘤。

诊断

蛛网膜下腔出血、颅内多发动脉瘤、脑心综合征、脑积水。

治疗

密切监测生命体征、瞳孔、意识以及其他神经系统体征的变化，记出入量；经鼻气管插管接导管温湿化吸氧，吸痰，保持呼吸道通畅；脱水降颅压、镇静、镇痛、物理降温；禁饮食，胃肠减压，抑酸、抑酶，保持大便通畅，营养支持及对症等治疗。复查头颅CT。于2014年12月18日全麻下行左翼点入路多发动脉瘤夹闭术。2014年12月18日出现昏迷。行腰椎穿刺示：颅内压增高，脑脊液清亮，化验提示无颅内感染。因脑积水、脑水肿、颅内压升高，继续脱水降颅压，并呼吸机辅助呼吸。2014年12月21日患者出现咳嗽、咳痰、高热，查体：体温38.5℃，双肺部听诊呼吸音粗，闻及干湿性啰音，考虑肺部感染，留取痰标本、血标本送检培养，给予物理降温，抗感染治疗。2014年12月22日病情较昨好转，体温下降，晨起测体温为37.3℃，神志嗜睡，四肢及面部有凹陷性水肿。2015年1月8日患者嗜睡，间断咳嗽、咳痰，体温波动于 37℃ ~38.2℃，当日行全麻下气管切开术，利于痰液排除。

第一次会诊理由：于 2015 年 1 月 9 日，患者肺部感染难以控制，请中医科会诊协助治疗。

中医四诊：患者嗜睡，咳嗽，咳痰，痰多色白黏，发热，大便不通，舌未探，脉浮滑。

中医辨证：痰热壅肺。

主方：清金化痰汤加减。

主治：清热化痰。

会诊意见

中药汤剂处方如下：

栝楼 20g 黄芩 10g 茯苓 10g 枳实 10g 杏仁 10g 陈皮 10g 胆南星 10g 半夏 10g 知母 10g 川贝母 5g 麦冬 10g 芦根 20g 生薏仁 20g 桃仁 20g 桔梗 20g，4 剂，水煎服，每日 1 剂。

第二次会诊理由：于 2015 年 1 月 27 日行蛛网膜下腔出血手术治疗后，转于 ICU 治疗，呼吸机辅助呼吸，发热，意识差。请中医科会诊协助治疗。

中医四诊：患者神志不清，手撒肢冷，冷汗，双下肢至足不温，足背动脉搏动减弱，嗜睡，痰多，质黏，双手寸口脉浮散。

中医辨证：中风（脱证）。

主治：大剂量参附汤合生脉饮加减。

主治：益气回阳，救阴固脱。

会诊意见

中药汤剂处方如下：

人参 30g 附子 20g 干姜 10g 麦冬 15g 五味子 10g 龙骨 20g 牡蛎 20g 山萸肉 30g，4 剂，水煎服，每日 1 剂。

治疗效果

手足转温，汗出减少。2015 年 2 月 6 日从 ICU 转入普通病房。

按语： 本案例为蛛网膜下腔出血。本案例患者两次会诊均因肺部感染难以控制。脑神经系统病变合并肺部感染临床常见，多因肺部感染是病情加重的重要原因。对肺部感染的治疗非常重要。早期使用中药治疗，有利于痰液排出，控制肺部感染，也有利于早日脱机。蛛网膜下腔出血，中医属中风。本案例观察到中医中风病的病情发展过程，尤其是中风的脱证。脱证见神昏、冷汗、脉浮散、肢冷至肘以下和膝以下，为阴阳两虚，虚极欲脱之势，治疗当急救回阳，固脱救阴。为中医治疗阴精欲竭，阳气暴脱的主要方法。虽然接受两次会诊任务，但是中医治疗脑出血的方法，无实践经历和体会。

病案 8

苏××，男85岁，ICU病房，入院时间2014年12月30日。

主诉：突发头痛、恶心、呕吐，伴肢体偏瘫8小时。

现病史：昨晚无明显诱因突然出现头晕、头痛、恶心、呕吐，呕吐物为胃内容物，随即出现谵妄、左侧肢体偏瘫，于当地医院急行头颅CT检查示：右侧基底节区大面积高密度影，不均匀，脑出血破入脑室，右侧脑室明显偏右，急诊经口气管插管接呼吸机辅助呼吸，行去骨瓣减压术，血肿清除术。术后因患者神志昏迷、高热、呼吸困难、血压低转入我院ICU进一步诊治。

既往：高血压病病史10年，血压最高160/100mmHg，未规律监测血压。2型糖尿病病史15年，血糖控制尚可。2009年健康体检发现腔隙性脑梗塞。

查体

T 38.7℃，P120次/分，R33次/分，BP 80/50mmHg，经皮血氧饱和度为90%，2小时尿量为150ml，神志昏迷，双侧瞳孔等大等圆，直径约3mm。颈强直，克氏征阳性，布氏征阳性，左侧肢体肌张力增高，肌力0级，左侧巴宾斯基征阳性。心率120次/分，窦性心律，未闻及病理性杂音。双肺听诊呼吸音粗，可闻及明显干湿性啰音，吸痰管吸出痰液量多、色黄、较黏稠。腹部平坦，触之软，肝脾肋下未触及，无移动性浊音，肠鸣音亢进。

理化检查

血常规：白细胞计数（WBC）16.2×10^9/L，中性粒细胞百分比（N%）79.6%，红细胞计数（RBC）4.3×10^{12}/L，血红蛋白（HGB）125g/L，血小板计数（PLT）110×10^9/L。

肝功：丙氨酸氨基转移酶（ALT）77U/L，天门冬氨酸氨基转移酶（AST）65U/L，血清白蛋白（ALB）30.5g/L。

肾功：肌酐（CRE）87μmol/L，血尿素氮（BUN）5.9mmol/L。

凝血检查：血浆凝血酶原时间（PT）14s，活化的部分凝血活酶时间（APTT）45s。

血脂系列：血清总胆固醇（TC）6.28mmol/L，血清甘油三酯（TG）3.2mmol/L。

即刻血糖：13.5mmol/L。

尿常规：蛋白（－），潜血（±），白细胞20个/HP，上皮细胞18个/HP，红细胞5个/HP。

粪常规和潜血：褐色稀便，潜血（－）。

粪便球杆比：倒置。

血气分析：pH 7.35，PaO_2 55mmHg，$PaCO_2$ 60mmHg，SaO_2 88%。

影像检查

头颅CT：右侧基底节区大面积高密度影，不均匀，脑出血破入脑室，右侧脑室明显偏右。

胸部CT：双肺散在不规则斑片影、肺纹理增粗、胸腔积液。

诊断

肺部感染、呼吸衰竭、胸腔积液、泌尿系感染、导管相关性血流感染、感染性休克、右侧基底节区脑出血破入脑室、双侧额顶部硬膜下积液、双侧上颌窦及蝶窦炎、抗生素相关性腹泻、高血压病 2 级、2 型糖尿病、腔隙性脑梗塞。

治疗

心电、血氧监测，呼吸机辅助呼吸，物理降温，记出入量，胃肠减压，随时吸痰，口腔护理，皮肤护理。监测瞳孔、意识以及其他神经系统体征。送痰培养、血培养、尿培养指导抗生素应用。给予补液、抗感染、脱水降颅压、营养支持对症等治疗。

会诊理由：于 2015 年 3 月 23 日，患者午后低热，呃逆，请中医科会诊协助治疗。

中医四诊：午后发热，呃逆，大便不畅，痰白质黏，脉弱。

中医辨证：气阴两虚。

主方：竹叶石膏汤加减。

会诊意见

中药汤剂处方如下：

竹叶 10g 石膏 20g 半夏 10g 麦冬 10g 人参 10g 生甘草 10g 粳米 20g 竹茹 10g，4 剂，水煎服，每日 1 剂。

治疗效果：

诸症减轻。

按语：本案例为脑出血后期低热。患者脑出血经治疗后病情得以控制。后期出现低热、呃逆等不适。《伤寒论》："伤寒解后，虚羸少气，气逆欲吐，竹叶石膏汤主之。"该方剂主治热病后期余热不清，气阴两伤出现的低热、呃逆等症状。与本案患者病情一致。

病案 9

张 ××，男，76 岁，ICU，入院时间 2015 年 1 月 17 日，2015 年 3 月 9 日死亡病例。

主诉：间断胸闷、咳嗽、咳痰 2 年余，间断发热 1 月余。

现病史：患者 2 年前胸闷、咳嗽、咳痰，就诊于当地医院诊断为"慢性支气管炎"，常因受凉后加重，经抗感染、对症治疗后缓解。近 1 月上述症状加重，伴有发热，体温最高 39.0℃，于当地医院呼吸科住院治疗，病情一直未明显改善，现因高热、意识不清、呼吸困难转我院 ICU 进一步诊治。既往美尼尔综合征 30 年，左耳听力丧失。高血压病 3 级 2 年，规律口服降压药（具体不详），血压控制较理想。

查体

T 38.5℃，P117 次 / 分，R30 次 / 分，BP 135/89mmHg，神志嗜睡，意识不清，双侧瞳孔等大等圆，直径约 2.5mm。颈软，克氏征阴性，布氏征阴性，双侧巴宾斯基征阴性。心率 117 次 / 分，律齐，心音遥远。双肺听诊呼吸音粗，可闻及明显干湿性啰音。腹部平坦，触之软，肝脾肋下未触及，无移动性浊音，肠鸣音 3 次 / 分。

理化检查

血常规：白细胞计数（WBC）18.7×10^9/L，中性粒细胞百分比（N%）80.5%，红细胞计数（RBC）4.3×10^{12}/L，血红蛋白（HGB）128g/L，血小板计数（PLT）113×10^9/L。

肝功：丙氨酸氨基转移酶（ALT）37U/L，天门冬氨酸氨基转移酶（AST）32U/L，血清白蛋白（ALB）31.6g/L。

肾功：肌酐（CRE）59μmol/L，血尿素氮（BUN）4.5mmol/L。

凝血检查：血浆凝血酶原时间（PT）11s，活化的部分凝血活酶时间（APTT）32s。

即刻血糖：8.9mmol/L。

尿常规：白细胞 32 个 /HP，上皮细胞 25 个 /HP，红细胞 3 个 /HP，蛋白（-），潜血（+）。

血气分析：pH 7.38，$PaO_2$50mmHg，$PaCO_2$ 43mmHg，$SaO_2$95%。

影像检查

心脏超声：缩窄性心包炎，心包增厚，少量心包积液。

胸部 CT：双肺散在不规则斑片影，纹理增粗，胸腔积液。

腹部超声：肝、脾、双肾、膀胱未见异常。

诊断

肺部感染、呼吸衰竭、泌尿系感染、多浆膜腔积液、缩窄性心包炎、高血压病 3 级。

治疗

心电、血氧监护，经鼻气管插管接呼吸机辅助呼吸，禁饮食，留置胃肠减压管，更换尿管，记出入量，物理降温，随时吸痰，口腔护理，皮肤护理，监测瞳孔、意识；送痰培养、血培养、尿培养指导抗生素应用；给予补液、抗感染、营养支持对症、营养脑神经等治疗。必要时胸腔穿刺抽液、闭式引流。

会诊理由：于 2015 年 1 月 20 日患者体温仍高，痰多，呼吸频率快，大便 2~3 日 1 行、量少，请中医科会诊，协助治疗。

中医四诊：患者形体消瘦，营养不良，发热，体温 38.5℃，痰多色黄质黏，大便不通，舌质淡，苔白厚，脉弦。

中医辨证：痰热壅肺。

主方：清金化痰汤合麻杏石甘汤加减。

主治：清热化痰。

会诊意见

中药汤剂处方如下：

栝楼 20g 黄芩 10g 茯苓 10g 枳实 10g 杏仁 10g 陈皮 10g 胆南星 10g 半夏 10g 知母 10g 川贝母 5g 麦冬 10g 芦根 20g 生薏仁 20g 桃仁 20g 桔梗 20g 麻黄 10g 石膏 30g，4 剂，水煎服，每日 1 剂。

治疗效果

体温正常。

按语：本案例为呼吸衰竭合并高热。本案例患者呼吸机辅助呼吸，高热，肺部感染难以控制，脱机困难。早期使用中药治疗，有利于痰液排出，控制肺部感染，也有利于早日脱机。《伤寒论》："发汗后，不可更行桂枝汤，汗出而喘，无大热者，麻黄杏仁甘草石膏汤。"对于肺部感染合并高热，麻黄杏仁甘草石膏汤是最为合适的方剂，取其清宣肺热的作用。清金化痰汤合麻杏石甘汤适合本患者的治疗。有利于控制感染，早日脱机。

病案 10

杨××，男，47岁，ICU病房，入院时间2015年2月24日。

主诉：创伤后意识不清5小时。

现病史：5小时前车祸后意识不清、烦躁、心慌，伴二便失禁，呕吐两次，呕吐物为胃内容物，于当地急诊行头颅CT检查示：左侧硬膜下血肿、颅骨骨折。血压进行性下降，耳、鼻有清亮液体流出，随之出现昏迷，血压测不出，大动脉搏动消失，呼吸停止，立即开始胸外心脏按压，经口气管插管接呼吸机辅助呼吸，心电监护示：室颤，给予2次同步电除颤，给予肾上腺素等抢救药物，约20分钟后患者心跳、呼吸恢复，给予补液，急查血红蛋白为50g/L，输浓缩红细胞4u后测血色素为61g/Lg，考虑外伤致腹腔脏器破裂，继续配血，积极术前准备，于全麻下行剖腹探查、脾脏切除、肝脏裂伤填补止血术后，转ICU继续治疗。

查体

T38.2℃，经口气管插管接呼吸机辅助呼吸，吸氧浓度60%，经皮血氧饱和度为90%。心电监护示：心率112次/分，窦性心律，呼吸27次/分，血压80/45mmHg。神志昏迷，双侧瞳孔等大等圆，直径约4mm。全身多处软组织损伤，头皮裂伤，角膜损伤，全身皮肤及巩膜黄染。双肺满布湿啰音。腹部手术切口无菌敷料覆盖，外层腹带包扎，可见少量渗血，3根腹腔引流管通畅，引流液为血性。2小时尿量为 70ml。

理化检查

血常规：白细胞计数（WBC）20.5×10⁹/L，中性粒细胞百分比（N%）87.4%，红细胞计数（RBC）3.2×10¹²/L，血红蛋白（HGB）69g/L，血小板计数（PLT）82×10⁹/L。

肝功：丙氨酸氨基转移酶（ALT）127U/L，天门冬氨酸氨基转移酶（AST）118U/L，血清白蛋白（ALB）32.3g/L，血清总胆红素（TBIL）237.8μmol/L，血清直接胆红素（DBIL）115.0μmol/L，血清间接胆红素（IBIL）122.8μmol/L。

肾功：肌酐（CRE）113μmol/L，血尿素氮（BUN）8.5mmol/L。

凝血检查：血浆凝血酶原时间（PT）15s，活化的部分凝血活酶时间（APTT）48s。

血气分析：pH 7.37，PaO_2 75mmHg，$PaCO_2$ 42mmHg，SaO_2 96%。

血清淀粉酶（AMS）：2270U/L。

尿淀粉酶（UAMR）：520U/L。

血清电解质：钾（K）5.8mmol/L，钙（Ca）1.97mmol/L，钠（Na）128 mmol/L。

影像检查

头颅 CT：左侧硬膜下血肿、颅骨骨折。

胸部 CT：双肺弥漫性斑点状高密度影。

腹部 B 超：腹腔少量积液。

诊断

多发伤、失血性休克、呼吸心脏骤停、心肺复苏后、急性开放性颅脑损伤、脑挫裂伤、颅底骨折伴耳、鼻漏、颅内感染、视神经损伤、暴露性角膜炎、头皮裂伤、急性胸部闭合性损伤。

治疗

密切监测生命体征、意识、瞳孔，呼吸机辅助呼吸，记出入量，禁饮食，胃肠减压，冰帽、冰毯物理降温；抗感染、补液、补充输血制品、脱水、降颅压、抑酸、抑酶、保肝、纠正电解质酸碱平衡紊乱、营养支持对症等治疗；伤口换药，保持腹腔引流管通畅。神经外科会诊后建议：脱水降颅压，防治脑水肿；对于耳、鼻脑脊液漏禁止堵塞及冲洗，避免造成颅内感染，应用抗生素；暂不主张手术修补。

会诊理由：于2015年2月28日，患者神昏，高热，痰多，排痰不利，脉滑。

中医辨证：痰热壅肺。

主方：清金化痰汤合麻杏石甘汤加减。

主治：清热化痰。

会诊意见

中药汤剂处方如下：

栝楼10g 黄芩10g 茯苓20g 枳实10g 杏仁10g 陈皮10g 胆南星10g 半夏10g 知母10g 川贝母5g 麦冬10g 芦根20g 生薏仁20g 桃仁20g 桔梗20g 麻黄10g 石膏20g，4剂，水煎服，每日1剂。

治疗效果

体温下降，痰量减少。

371

按语： 本案例为多处创伤。包括颅脑损伤、胸腔闭合损伤、腹腔多脏器损伤等。经多种大量抗感染药物的应用，感染不能控制，尤其是肺部感染，甚至是脱机困难，是请求会诊的主要原因。应用中医辨证治疗经常会起到很好的疗效，已有多个案例证实。因此系统、规范中医介入危重症的治疗，有利于提高临床疗效，缩短住院时间，减少住院费用。继续努力反复实践，提高中医处理危重症的能力。

病案11

耿××，男，40岁，ICU，入院时间2015年5月17日。

主诉：发热4天，恶心、呕吐伴腹泻2天。

现病史：患者 4 天前无明显诱因出现寒战高热，体温高达为 38.5℃，伴有咽痛，自服退烧药物（具体不详）后体温有所下降，但仍高于正常值。近 2 天出现恶心、呕吐，呕吐物为胃内容物、腹痛、腹泻，大便 7~8 次 / 天，褐色稀便，粪便中有黏液，不伴有脓血便。患者肢体疲软、烦躁、心慌，体重减轻 1.5 公斤。因出现意识不清，呕吐物为淡黄色黏液、咖啡色物质，由我院急诊入 ICU 治疗。

查体

T 38.8℃，P117 次 / 分，R35 次 / 分，BP 76/43mmHg，意识不清，烦躁，皮肤干燥，无明显黄染及出血点。双肺满布细湿啰音。心率 117 次 / 分，律不齐，未闻及病理性杂音。腹部膨隆，全腹腹肌紧张，叩诊无移动性浊音，肠鸣音亢进。双下肢轻度水肿。

理化检查

血常规：白细胞计数（WBC）18.9×10⁹/L，中性粒细胞百分比（N%）83.7%，红细胞计数（RBC）3.8×10¹²/L，血红蛋白（HGB）115g/L，血小板计数（PLT）95×10⁹/L。

肝功：丙氨酸氨基转移酶（ALT）330U/L，天门冬氨酸氨基转移酶（AST）279U/L，血清白蛋白（ALB）28.6g/L，血清总胆红素（TBIL）28.0μmol/L，血清直接胆红素（DBIL）11.5μmol/L，血清直接胆红素（IBIL）16.5μmol/L。

肾功：肌酐（CRE）59μmol/L，血尿素氮（BUN）4.2mmol/L。

凝血检查：血浆凝血酶原时间（PT）16s，活化的部分凝血活酶时间（APTT）50s。

血气分析：pH 7.30，PaO_2 82mmHg，$PaCO_2$ 33mmHg，SaO_2 92%。

血清淀粉酶（AMS）：1250U/L。

尿淀粉酶（UAMR）：177U/L。

血清电解质：钾（K）3.1mmol/L，钙（Ca）2.03mmol/L，钠（Na）142mmol/L。

心肌酶：肌酸激酶同工酶（CK-MB）55U/L，肌钙蛋白 I 3.2μg/L，肌钙蛋白 T 1.3μg/L，B 型钠尿肽 235 pg/ml。

影像检查

心脏彩超：左心室收缩动能减低，LVEF 35%。

诊断

严重脓毒症、感染性休克、多脏器功能衰竭、急性肝衰竭、凝血功能障碍、上消化道出血、电解质平衡紊乱、代谢性酸中毒、急性肺损伤、脓毒性心肌炎、末梢神经炎、周围神经炎。

治疗

监测生命体征、瞳孔、意识，经口气管插管接呼吸机辅助呼吸，禁饮食，胃肠减压，记出入量，呼吸道护理、皮肤护理；抗感染、补液、抑酸、抑酶、保肝、止血、纠正水电解质酸碱平衡紊乱、营养支持及对症等治疗。

会诊理由：患者病情已得到控制。患者出现双足足趾疼痛难忍，已予止痛药物，效果欠佳，于 2015 年 6 月 15 日请中医科会诊协助诊治。

中医四诊：患者手指麻木，双足趾麻木、疼痛，皮温不高，舌红，苔黄腻，脉沉弱无力。

中医辨证：血痹。

主方：当归汤加味。

主治：养血散寒，温通经脉。

会诊意见

中药汤剂处方如下：

当归 20g 赤芍 10g 独活 10g 防风 10g 茯苓 20g 黄芩 5g 秦艽 10g 杏仁 10g 生甘草 10g 肉桂 5g 桂枝 10g 细辛 3g 通草 10g 三七 5g 全蝎 5g，4 剂，水煎服，每日 1 剂。

治疗效果

症状缓解。

按语： 本案例为败血症后期末梢神经炎。患者疾病后期出现远端肢体剧烈疼痛，一般止痛药物无法缓解。中医病名属于血痹。血痹最早记载于《灵枢·九针》，主诉气血虚弱，邪入血分，出现的身体不仁，肢体疼痛等症状。《伤寒论》："手足厥寒，脉细欲绝者，当归四逆汤主之。"《金匮要略·血痹虚劳病篇》"血痹阴阳俱微，寸口关上微，尺中小紧，外证身体不仁，如风痹状，黄芪桂枝五物汤主之。"对血痹从病机和主方上都有明确的记载。本案例患者因脓毒血症致气血不足，血分受邪，而致血痹。血痹病患者可见剧烈疼痛症状，临床止痛药物无效。目前，多种治疗均经过血液系统，血分受邪情况较为多见，因此行之有效的治疗方法在临床工作中显得尤其重要。本案例选择《证治准绳》中的当归汤进行治疗，临床有效。

病案 13

周×，男，35 岁，ICU，入院时间 2015 年 7 月 28 日。

主诉：饮酒后意识障碍、双下肢无力 4 天，少尿 3 天。

现病史：患者 4 天前大量饮酒后出现意识障碍，不慎坠床，自觉双下肢无力、活动障碍，4 小时后被家人发现，立即送至当地医院，经治疗（具体不详）无改善，3 天前自觉右下肢及右臂肿痛加重，逐渐出现少尿、无尿，24 小时尿量 60ml，入我院急诊，查肝酶、肌酐、血尿素氮明显升高、钾（K）高、钠（Na）低，以"肝功能衰竭、肾功能衰竭、电解质紊乱、多脏器衰竭"转入我院 ICU 治疗。

查体

T 37.1℃，P75 次 / 分，R24 次 / 分，BP 144/91mmHg，神志恍惚，不能正常交流，谵妄。颈软，无抵抗，右下肢肌力 1~2 级，左下肢 5 级，双侧巴氏征（－），右侧膝反射活跃，左侧膝反射未引出。右下肢及右臂红肿。心肺查体未见异常。腹部膨隆，触之软，无压痛、反跳痛，无移动性浊音，肠鸣音弱。

理化检查

血常规：白细胞计数（WBC）10.5×10^9/L，中性粒细胞百分比（N%）71.3%，红细胞计数（RBC）4.3×10^{12}/L，血红蛋白（HGB）127g/L，血小板计数（PLT）115×10^9/L。

肝功：丙氨酸氨基转移酶（ALT）373U/L，天门冬氨酸氨基转移酶（AST）1383U/L，血清白蛋白（ALB）43.5g/L，血清总胆红素（TBIL）23.7μmol/L，血清直接胆红素（DBIL）10.8μmol/L，血清间接胆红素（IBIL）12.9μmol/L。

肾功：肌酐（CRE）738μmol/L，血尿素氮（BUN）28mmol/L。

血氨：83μmol/L。

凝血检查：血浆凝血酶原时间（PT）10s，活化的部分凝血活酶时间（APTT）28s。

血清电解质：钾（K）6.0mmol/L，钙（Ca）2.33mmol/L，钠（Na）113mmol/L。

血气分析：pH 7.31，PaO$_2$ 90mmHg，PaCO$_2$ 30mmHg，SaO$_2$ 95%。

血脂系列：血清总胆固醇（TC）6.57mmol/L，血清甘油三酯（TG）3.32mmol/L。

375

影像检查

腹部超声：中等量腹水。

诊断：酒精中毒、酒精中毒性腹水、酒精肝、急性肾功能不全、电解质紊乱、代谢性酸中毒。

治疗：血液透析，保肝，营养支持对症等治疗。

会诊理由：因右侧腰背及臀部，右侧下肢红肿明显，于2015年8月3日，请中医科会诊协助治疗。

会诊意见

如意金黄散用茶水调敷，敷于患处，隔日1次。

治疗效果

症状减轻。

按语：本案例为酒精中毒致皮肤擦伤。患者因饮酒过度出现意识障碍，倒地致右侧腰背、臀部、下肢红肿。给予如意金黄散外敷有消炎止痛的作用。

病案 14

白××，女，53岁，ICU，入院时间 2015 年 11 月 20 日。

主诉：腰背疼痛 5 日余，加重伴寒战、高热 3 天。

现病史：患者 5 日前无明显诱因出现腰部酸痛，不伴有发热、恶心、呕吐等不适。腰部酸痛与活动无关，当地医院考虑腰椎疾病，按摩可减轻。3 日前傍晚突发右侧肾区剧烈疼痛，持续不能缓解，伴高热、寒战、头晕、恶心、呕吐及全身出汗，体温高达 41℃，就诊于当地医院，B 超示：肾积水。次日行肾盂静脉造影提示：右肾结石、左肾马蹄肾，经治疗（具体不详）效果不佳。昨日入我院急诊，因病情危重，转入我院 ICU 治疗。

查体

T 37.3℃，P107 次 / 分，R25 次 / 分，BP 70/42mmHg，神志清，消瘦，全身多处淤斑。肺呼吸音粗，未闻及干湿性啰音。心率 107 次 / 分，律齐，未闻及病理性杂音。腹部平坦，无压痛、反跳痛，肝脾肋下未触及，右肾区叩击痛阳性。双下肢无水肿。

理化检查

血常规：白细胞计数（WBC）2.7×10^9/L，中性粒细胞百分比（N%）78.9%，红细胞计数（RBC）3.3×10^{12}/L，血红蛋白（HGB）108g/L，血小板计数（PLT）70×10^9/L。

肝功：丙氨酸氨基转移酶（ALT）33U/L，天门冬氨酸氨基转移酶（AST）27U/L，血清白蛋白（ALB）39.5g/L，血清总胆红素（TBIL）

15.3μmol/L，血清直接胆红素（DBIL）5.5μmol/L，血清直接胆红素（IBIL）9.8μmol/L。

肾功：肌酐（CRE）195μmol/L，血尿素氮（BUN）25.4mmol/L。

凝血检查：血浆凝血酶原时间（PT）16s，活化的部分凝血活酶时间（APTT）53s。

血清电解质：钾（K）5.8mmol/L，钙（Ca）2.17mmol/L，钠（Na）137mmol/L。

尿常规：尿色黄、浑浊，白细胞15个/HP，红细胞8个/HP，白细胞管型（＋），蛋白质（－），潜血＋。

影像检查

腹部B超：右肾皮质、髓质境界不清，有回声偏低区域，右肾积水，右肾高回声团块影，左肾马蹄肾。

诊断

肾盂肾炎、感染性休克。

治疗

抗感染、补液、利尿、纠正电解质酸解平衡紊乱、营养支持等治疗。

会诊理由：患者心率140次/分，血压在血管活性药物维持下仍低于正常值，现血压为70/40mmHg，升压药难撤，于2015年11月25日请中医科会诊协助治疗。

中医四诊：患者面色萎黄，神疲乏力，口渴，汗出，进食量少，语声低微，舌质淡白，脉大。

中医辨证：气阴两虚。

主方：生脉饮加减。

主治：益气养阴。

会诊意见

中药汤剂处方如下：

人参5g　麦冬10g　五味子10g　山萸肉30g　龙骨10g　牡蛎10g，

4剂，水煎服，每日1剂。

治疗效果

服上方后，又进4剂。于2015年11月10日血压升高，去甲肾上腺素已减量。

按语：本案例为感染性休克，血压难以维持。休克在中医范畴属脱证。生脉饮记载于李东垣《内外伤辨惑论》一书，具有益气生津，敛阴止汗之功，目前已广泛用于休克治疗，具有保护、强心、升压的作用。休克血压维持需多巴胺等血管活性药物，临床需大量使用，药物减量或停用会导致血压继续下降，难以维持。中药升压可以发挥优势。已多次临床应用，行之有效。

病案15

王××，女，48岁，ICU，入院时间2013年9月6日。

主诉：间断恶心、呕吐5天，发热伴意识障碍3天。

现病史：患者于2013年9月2日下午无明显诱因出现恶心，呕吐1次，呕吐物为胃内容物，体温37℃，未行任何治疗。于2013年9月3日再次出现恶心、呕吐，呕吐物为胃内容物，体温38℃~39℃，伴语言不能、左侧上肢、右侧下肢无力，就诊于当地医院。行颅脑CT示：未见明显异常，后转入我院急诊。2013年9月5日出现呼吸困难，血氧饱和度下降，给予气管插管接呼吸机辅助呼吸。今日患者乙脑IgM抗体回报阳性，诊断为"流行性乙型脑炎（重度）"，入我院ICU治疗。

查体

T 37.0℃，P78次/分，R24次/分，BP 147/83mmHg，神志中度昏迷，面容痛苦。经口气管插管接呼吸机辅助呼吸，颈抵抗，双侧瞳孔等大等圆，直径约0.25cm，对光反射灵敏。双肺呼吸音粗，未闻及干湿性啰音。心率78次/分，律齐，各瓣膜听诊区未闻及病理性杂音。腹平软，肠鸣音正常。双下肢肌张力增高，双侧巴氏征阳性。

理化检查

血常规：白细胞计数（WBC）17.5×10^9/L，中性粒细胞百分比（N%）88%，红细胞计数（RBC）5.94×10^{12}/L，血红蛋白（HGB）159g/L，血小板计数（PLT）117×10^9/L。

肝功：丙氨酸氨基转移酶（ALT）64U/L，天门冬氨酸氨基转移酶（AST）53U/L，血清白蛋白（ALB）41.5g/L，血清总胆红素（TBIL）30μmol/L，血清直接胆红素（DBIL）11.5μmol/L，血清间接胆红素（IBIL）18.5μmol/L。

肾功：肌酐（CRE）59μmol/L，血尿素氮（BUN）4.7mmol/L。

凝血检查：血浆凝血酶原时间（PT）13.2s，活化的部分凝血活酶时间（APTT）22.7s，国际标准化比值（INR）1.02，血浆纤维蛋白原（FIB）7.4g/L。

血清电解质：钾（K）3.4mmol/L，钠（Na）148mmol/L，氯（Cl）101mmol/L。

血气分析：pH 7.43，PaCO$_2$ 43 mmHg，PaO$_2$ 62 mmHg，HCO$_3$ 28 mmol/L，SaO$_2$ 92%。

乙脑抗体：阳性。

影像检查

头颅 CT：未见明显异常。

诊断

流行性乙型脑炎（重型）、急性呼吸衰竭、高血压病。

治疗

呼吸机辅助呼吸，镇静镇痛，呼吸道护理。抗病毒、抗感染、脱水降颅压、促醒、营养支持对症等治疗。

第一次会诊理由：目前患者神志处于昏睡状态，体温较前下降为37.7℃，呼吸机辅助呼吸，呼吸频率24次/分，同时合并肺部感染，尿路感染。于2013年10月10日请中医科会诊，欲解决患者呼吸肌无力，神志状态及增强免疫力等问题。

中医四诊：患者昏睡，发热，痰多，肢体无力，二便正常，脉滑数。

中医辨证：木火刑金。

主方：银翘散合清气化痰汤加减。

主治：平肝息风，清金化痰。

会诊意见

中药汤剂处方如下：

连翘15g 郁金10g 菖蒲10g 羚羊角粉1g 石膏20g 知母10g 浙贝母10g 银花20g 赤芍10g 丹皮10g 清半夏10g 胆南星10g 僵蚕10g 麝香0.5g 青黛1g 川芎15g，4剂，水煎服，每日1剂。

第二次诊理由：2013年10月16日患者症状较前明显改善，可唤醒，但无法配合指令，体温正常，心率快缓解，可自主呼吸，但潮气量低，仍不可脱机。痰培养提示双重感染，已加抗真菌药物。请中医科会诊，继续协助治疗。

会诊意见

中药汤剂处方如下：

连翘10g 郁金10g 菖蒲10g 羚羊角粉1.2g 浙贝母10g 银花20g 青黛1g 栀子10g 赤芍10g 丹皮10g 清半夏10g 胆南星10g 麝香0.5g 黄芩10g 僵蚕10g 薄荷10g 荆芥10g，4剂，水煎服，每日1剂。

治疗效果

患者症状较前明显改善。

按语：本案例为重型流行性乙型脑炎后期康复。患者后期表现为意识障碍、呼吸无力、肢体无力、脱机困难等问题。乙型脑炎导致肌肉无力属于中医的痿证。痿症以肢体筋脉弛缓、软弱无力，日久不能随意运动而导致肌肉萎缩。对于痿症，《素问·痿论》指出"肺热叶焦"是痿证的主要病理，是热性病导致的肺热伤津、不能濡养筋脉所致。

清肺润燥，养阴生津是治疗的首要问题。流行性乙型脑炎属于中医温热病范畴，本患者处于温病的热入营血，《温热经纬》："大凡看法，卫之后方言气，营之后方言血。在卫汗之可也，到气才可清气，入营尤可透热转气，如犀角、玄参、羚羊角等物。入血就恐耗血动血，直须凉血散血，如生地、丹皮、阿胶、赤芍等物。"以上是拟定处方的原则。羚羊角性味咸寒，入肝、心经。具有清热解毒，平肝息风的作用。青黛性味咸寒，入肝、肺经。具有清热解毒，凉血的作用。用于温热毒邪伏于血分，导致脏腑功能失调，肢体萎弱不用的病症。羚羊角和青黛对于流行性乙型脑炎病毒有解毒作用。流行性乙型脑炎属中医温热病范畴，后期治疗参考痿证。

病案 16

康××，女，29岁，ICU，入院时间2013年8月20日。

主诉：产后6日，发热伴意识障碍2日。

现病史：患者2013年8月14日在离石区医院正常分娩，2013月8月15日自诉有组织物自阴道脱出，大小为2cm×2cm×4cm，就诊于当地医院给予还纳。2013年8月18日中午出现发热，体温高达41℃，给予柴胡注射液、安定、利巴韦林各1支，体温无明显下降，后患者出现呕吐，呕吐物为胃内容物，随后出现意识障碍，体温升高至42℃，就诊于吕梁市人民医院，给予抗感染、降温等对症处理，效差。患者意识障碍加重，血小板下降明显，呼吸衰竭，给予经口气管插管接呼吸机辅助呼吸，转入我院ICU治疗。

查体

T 36.5℃，P132次/分，R32次/分，BP 131/87mmHg，神志昏迷，经口气管插管接呼吸机辅助呼吸，模式为SIMV+PS，吸入氧浓度（FiO_2）为50%，经皮血氧饱和度为93%，血压以垂体后叶素及去甲肾上腺素维持，双侧瞳孔等大等圆，直径约0.2cm，对光反射消失，全身多处散在淤点。双肺呼吸音粗,右肺可闻及湿啰音。心率 132 次 / 分,律齐,未闻及病理性杂音。腹平软,肝脾肋下未触及。双下肢不肿。双侧病理征未引出。

理化检查

血常规:白细胞计数(WBC)19.6×10⁹/L,中性粒细胞百分比(N%)89%,红细胞计数(RBC)4.75×10¹²/L,血红蛋白(HGB)143g/L,血小板计数(PLT)54×10⁹/L。

肝功:丙氨酸氨基转移酶(ALT)154U/L,天门冬氨酸氨基转移酶(AST)138U/L,血清白蛋白(ALB)43.6g/L,血清总胆红素(TBIL)31.4μmol/L,血清直接胆红素(DBIL)17.5μmol/L,血清直接胆红素(IBIL)13.9μmol/L。

肾功:肌酐(CRE)78μmol/L,血尿素氮(BUN)12.3mmol/L。

凝血检查:血浆凝血酶原时间(PT)17s,活化的部分凝血活酶时间(APTT)52s,国际标准化比值(INR)1.50,血浆纤维蛋白原(FIB)8.2g/L。

血清电解质:钾(K)4.8mmol/L,钙(Ca)1.96mmol/L,钠(Na)142mmol/L,氯(Cl)105mmol/L。

血气分析:pH 7.40,PaCO₂ 36 mmHg,PaO₂ 87 mmHg,SaO₂ 93%。

影像检查

头颅 CT:弥漫性脑水肿。

诊断

产后感染、感染性休克、弥漫性脑水肿。

治疗

抗感染,补液,脱水降颅压,解痉,营养脑神经,保肝,改善凝血功能,纠正电解质酸碱平衡紊乱,营养支持等治疗。

会诊理由:于 2013 年 9 月 6 日呼吸衰竭,血压维持,患者高热、神昏、抽搐，请中医科会诊协助治疗。

中医四诊：高热、抽搐，神昏，烦躁，发斑，脉细数。

中医辨证：热入营血。

主方：羚角钩藤汤合化斑汤加减。

主治：清热凉血，解毒息风。

会诊意见

1. 中药汤剂处方如下：

羚羊角 1g　川贝母 10g　钩藤 10g　竹茹 10g　生地 10g　赤芍 10g　丹皮 10g　石膏 30g　知母 10g　连翘 10g　金银花 20g　僵蚕 10g　麝香 0.5g　麦冬 10g　玄参 10g　竹叶 10g　茯神 10g，4 剂，水煎服，每日 1 剂。羚羊角、麝香另外冲服。

2. 针灸治疗。

选穴：水沟、内关、太冲、三阴交、百会、四神聪、神门。留针 15 分钟，每隔 5 分钟行针 1 次。3 天为 1 疗程。

治疗效果

体温下降，抽搐逐渐消失。

383

按语：本案例为产后感染致感染性休克。患者产后因感染毒邪致见高热、神昏、发斑、抽搐症状。属中医痉证。在妇科属中医产后痉病和产后发热。根据疾病的演变过程属温病的热入营血所致神昏、发斑、高热、抽搐。《温病条辨》："太阴温病，不可发汗，发汗而汗不出者，必发斑疹。汗出过多者，必神昏谵语。发斑者，化斑汤主之。"本条文所描述发病过程与患者的发病过程一致。患者多次使用柴胡注射液、安定、利巴韦林各 1 支等发汗药物，之后出现颅内压增高、意识障碍、休克等现象。此案例说明经典著作对疾病的描述非常准确，值得我们现代医生学习。不可放弃中医对危重症的治疗。从这一病案反思，我们现代的医生做的还是很不够，需要继续向医学界的前辈学习。

病案 17

任 ×，男，28 岁，ICU，入院时间 2013 年 11 月 13 日。

主诉：多发创伤，伴意识不清 8 小时。

现病史：患者 8 小时前急性损伤致头部及全身多处损伤，呕吐数次，为胃内容物，非喷射性，就诊于太钢医院，给予伤口包扎、抗破伤风、抗感染等对症治疗后转入我院。因病情危重入我院 ICU 治疗。

查体

T 37.4℃，P78 次 / 分，R20 次 / 分，BP 124/71mmHg，神志浅昏迷，烦躁明显，双侧瞳孔等大等圆，直径约 0.25cm，对光反射（＋）。颈托固定，上肢可活动，左示指、中指、环指压痛（－）。在下肢约 4cm 皮肤裂纹，骨折端外露，左足皮肤黑紫、足背外侧压痛（＋），右小趾压痛（＋），GCS 评分 9 分，TS 评分 14 分。

理化检查

血常规：白细胞计数（WBC）13.5×10⁹/L，中性粒细胞百分比（N%）78.2%，红细胞计数（RBC）3.5×10¹²/L，血红蛋白（HGB）107g/L，血小板计数（PLT）120×10⁹/L。

肝功：丙氨酸氨基转移酶（ALT）56U/L，天门冬氨酸氨基转移酶（AST）48U/L，血清白蛋白（ALB）41.5g/L，血清总胆红素（TBIL）32.3μmol/L，血清直接胆红素（DBIL）12.6μmol/L，血清直接胆红素（IBIL）19.7μmol/L。

肾功：肌酐（CRE）97μmol/L，血尿素氮（BUN）8.5mmol/L。

凝血检查：血浆凝血酶原时间（PT）14s，活化的部分凝血活酶时间（APTT）40s。

血清电解质：钾（K）5.5mmol/L，钙（Ca）2.27mmol/L，钠（Na）138mmol/L，氯（Cl）107mmol/L。

血气分析：pH 7.41，PaCO₂ 32 mmHg，PaO₂ 67 mmHg，SaO₂

91%。

影像检查

头颅 CT：脑挫裂伤、左颞硬膜外血肿。

胸腹部 CT：未见明显异常。

诊断

多发伤、急性闭合性颅脑损伤、多发性骨折。

治疗

给予脱水降颅压、止血、抗炎、镇痛、吸氧、营养脑神经等治疗。于 2013 年 11 月 16 日患者意识障碍加重，深昏迷，体温高达 39.5℃，呼吸困难，经皮血氧饱和度下降，血压进行性下降，病情危重，给予大剂量甲泼尼龙冲击治疗,继续脱水降颅压,多巴胺静脉泵入维持血压,经口气管插管接呼吸机辅助呼吸。考虑患者出现脓毒症,脓毒性休克。留取血标本行血培养、药敏试验指导抗生素应用，腰椎穿刺测颅压、脑脊液化验，密切监测生命体征、瞳孔、意识。骨折端暂不回纳，保持无菌。

第一次会诊理由：2013 年 12 月 17 日 患者仍神志昏迷，瞳孔等圆固定，直径约 5cm，无对光反射，脑干反射消失，深浅反射消失。请中医会诊协助治疗。

会诊意见

针刺治疗。通过选穴强刺激，以达到开窍醒神的作用。针刺取百会、四神聪、水沟、内关、太冲、三阴交，强刺激，连续治疗 3 天。

治疗效果

2013 年 12 月 20 日治疗期间患者体温有所下降，意识状态无改善。

第二次会诊理由：2013 年 12 月 29 日 患者全身花斑，升压药上升至极量，血压仍低，深昏迷，请包括中医科全院多科室大会诊。

当天夜间 21 时 03 分患者血压测不到，心电呈不规则波形，立即开始抢救，给予胸外按压，静脉推注肾上腺素 3u，死亡。

按语： 本案例为创伤后致多脏器衰竭致死亡。患者多脏器衰竭，呼吸机辅助呼吸，升压药物维持血压，抗生素控制感染，大量的激素冲击治疗。现代科学的进步为临床医学提供了科学的方法，但是由于生命现象的复杂性，科学有时也无能为力，死亡难以逆转。

病案18

郭××，女，52岁，ICU，入院时间2015年3月13日。

主诉：发热、呕吐、腹泻2日，伴意识障碍1日。

现病史：患者2天前进食香蕉并受凉后出现呕吐、腹泻，伴呼吸困难、发热，自服感康后体温未下降，1天前逐渐出现意识障碍、呼之不应、血压低，于当地医院接受补液治疗。因病情加重送至我院急诊，经补液、抗感染、升压、维持水电解质酸碱平衡等对症治疗后意识较前好转。急诊化验肾功：血肌酐升高。心脏B超示：左室收缩及舒张功能减低，射血分数39%，血压持续偏低，需血管活性药物维持，转ICU继续诊治。

查体

T 37.5℃，P107次/分，R28次/分，BP 65/35mmHg，神志嗜睡，双侧瞳孔等大等圆，直径约0.3cm，对光反射存在。全身皮肤黏膜无黄染、出血点。双肺听诊呼吸音粗，可闻及少量湿啰音。心率107次/分，律齐，未闻及病理性杂音。全腹膨隆，腹肌紧张，上腹部压痛阳性，肠鸣音亢进。

理化检查

血常规：白细胞计数（WBC）17.7×10⁹/L，中性粒细胞百分比（N%）84.5%，红细胞计数（RBC）3.3×10¹²/L，血红蛋白（HGB）101g/L，血小板计数（PLT）127×10⁹/L。

肝功：丙氨酸氨基转移酶（ALT）95U/L，天门冬氨酸氨基转移酶（AST）103U/L，血清白蛋白（ALB）31.2g/L，血清总胆红素（TBIL）

30.8μmol/L，血清直接胆红素（DBIL）11.5μmol/L，血清直接胆红素（IBIL）19.3μmol/L。

肾功：肌酐（CRE）252μmol/L，血尿素氮（BUN）27.3mmol/L。

凝血检查：血浆凝血酶原时间（PT）10s，活化的部分凝血活酶时间（APTT）28s。

血清电解质：钾（K）6.3mmol/L，钙（Ca）2.15mmol/L，钠（Na）148mmol/L，氯（Cl）110mmol/L。

血气分析：pH 7.37，$PaCO_2$ 38 mmHg，PaO_2 53 mmHg，SaO_2 82%。

心肌酶：肌酸激酶同工酶（CK-MB）10%，肌钙蛋白 I 3.5μg/L，肌钙蛋白 T 1.6μg/L，B 型钠尿肽 247 pg/ml。

便常规加潜血：黏液便，带血丝，潜血阳性。

影像检查

心脏超声：左室收缩及舒张功能减低，射血分数 39%。

诊断

脓毒症、脓毒性心肌病、脓毒性休克、急性肠炎、MODS、急性循环衰竭、急性肾衰竭。

治疗

经口气管插管接呼吸机辅助呼吸，呼吸道护理，心电、血氧监护。禁饮食，胃肠减压、抗感染、补液、血管活性药物、营养心肌、营养脑神经、抑酸、抑酶、保肝、维持水电解质酸碱平衡、营养支等治疗。

会诊理由：于 2015 年 3 月 18 日，患者经治疗后神志清楚，体温正常，但血压仍低，请中医科会诊协助治疗。

中医四诊：患者面红，气短，乏力，口渴，手足不温，大便成形，日 1 次，自诉偶有腹痛，舌质红，无苔，脉细数。

中医辨证：格阳证。

主治：破阴回阳，通达内外。

主方：通脉四逆汤合生脉饮加减。

会诊意见

中药汤剂处方如下：

西洋参 5g 附子 20g 干姜 20g 炙甘草 10g 麦冬 15g 五味子 10g，

4 剂，水煎服，每日 1 剂。

治疗效果

血压升高，血管活性药物减量。

按语： 本案例为脓毒性休克，血压难以维持。患者因急性肠炎致脓毒性休克，经对症治疗后患者血压仍难以维持。《伤寒论》："少阴病，下利清谷，里寒外热，手足厥逆，脉微欲绝，身反不恶寒，其人面赤，或腹痛，或干呕，或咽痛，或利止脉不出者，通脉四逆汤主之。"脉不出，为血压低的表现。利止脉不出，符合本患者腹泻止，血压低的临床表现，为阴盛格阳证，表现为阴盛于内，格阳于外，阴盛于内见脉微欲厥，格阳于外则面红。附子性味辛、甘、性大热，入心、肾、脾经。具有回阳救逆的作用，可升高血压、强心复脉。大剂量的附子配伍干姜、炙甘草具有更强的升压功效，并且对阳气欲脱的阴盛格阳证有很好的治疗作用。

病案 19

刘××，女，58 岁，ICU，入院时间 2013 年 8 月 5 日。

主诉：突发意识障碍 3 天。

现病史：3 天前亲属发现患者意识障碍，呼之不应，喉中有痰鸣，手足不温，无明显抽搐、呕吐、腹泻、二便失禁等症。当天下午 3 点入我院急诊，测血糖 0.4mmol/L，血压偏低，呼吸困难，给予经口气管插管接呼吸机辅助呼吸，升压、升糖等支持对症治疗，因病情危重转入 ICU 治疗。

查体

T 37.1℃，P107次/分，R32次/分，BP 126/81mmHg，神志昏迷，去大脑强直状态，腱反射亢进，双侧巴氏征阳性，刺痛能引出上肢屈曲，双侧瞳孔等大等圆，直径约0.6cm，对光反射消失，角膜反射存在。经口气管插管接呼吸机辅助呼吸，经皮血氧饱和度为95%，双肺听诊呼吸音粗，可闻及痰鸣音。心率107次/分，律齐，未闻及病理性杂音。

理化检查

血常规：白细胞计数（WBC）12.5×10⁹/L，中性粒细胞百分比（N%）77.8%，红细胞计数（RBC）3.8×10¹²/L，血红蛋白（HGB）115g/L，血小板计数（PLT）138×10⁹/L。

肝功：丙氨酸氨基转移酶（ALT）32U/L，天门冬氨酸氨基转移酶（AST）28U/L，血清白蛋白（ALB）28.5g/L，血清总胆红素（TBIL）15.6μmol/L，血清直接胆红素（DBIL）5.3μmol/L，血清间接胆红素（IBIL）10.3μmol/L。

肾功：肌酐（CRE）59μmol/L，血尿素氮（BUN）4.6mmol/L。

血糖：1.5mmol/L。

凝血检查：血浆凝血酶原时间（PT）12s，活化的部分凝血活酶时间（APTT）37s。

血清电解质：钾（K）3.2mmol/L，钙（Ca）2.04mmol/L，钠（Na）138mmol/L，氯（Cl）105mmol/L。

血气分析：pH 7.35，$PaCO_2$ 60 mmHg，PaO_2 57 mmHg，SaO_2 85%。

影像检查

头颅CT：弥漫性脑水肿表现。

诊断

低血糖昏迷、缺血缺氧性脑病、呼吸衰竭、肺部感染、弥漫性脑水肿。

治疗

监测生命体征、瞳孔、意识，呼吸机辅助呼吸，纠正低血糖，纠正低蛋白血症，脱水降颅压，抗癫痫，营养脑神经，促醒，抗感染，维持水电解质酸碱平衡，营养支持及对症等治疗。

会诊理由：2013 年 8 月 16 日患者呈睁眼昏迷，近 2 日体温升高，肠鸣音尚可，但未排便，给予灌肠、通腹，效果差，请中医科会诊。

中医四诊：高热，神昏，大便不通，脉滑。

中医辨证：痰热蒙蔽心窍。

主方：牛黄承气汤。

主治：通腑醒脑。

会诊意见

1. 取安宫牛黄丸 1 粒化开，调大黄末 9g，鼻饲给药，先服一半，根据情况再服。

2. 针灸治疗。

选穴：中脘、天枢、大横、足三里、上巨虚、下巨虚、三阴交、太冲、公孙、头皮针取额旁 2 线，日 1 次，每次留针 30 分钟。

治疗效果

患者双侧瞳孔不等大，左侧直径约 0.3cm，右侧 0.4cm，对光反射仍消失，肠鸣音消失。

按语：本案例为低血糖昏迷。患者不明原因出现血糖值极低，至今感到费解。患者多次测血糖 2.8mmol/L，曾出现血糖值为 0.4mmol/L。患者正值中年，无基础疾病。反复思考可能属于中医的痰厥证。患者体形偏胖，平素脾胃受伤，聚痰生湿，痰浊内阻，气机不利，偶遇恼怒气逆，痰随气升，蒙蔽清窍所致昏厥。有待进一步思考。

病案 20

高 ××，男，72 岁，ICU，入院时间 2014 年 2 月 9 日。

主诉：咳嗽、咳痰、气短伴发热1月余。

现病史：患者因"咳嗽，咳痰不利，气短1周"于2014年1月14日入吕梁市人民医院，因二氧化碳潴留、嗜睡、心率快、呼吸快，予无创呼吸机辅助呼吸，效果差，改为经口气管插管接呼吸机辅助呼吸，给予抗感染、平喘、营养支持等治疗，上述症状有所缓解，但仍间断发热，体温最高38.7℃。抗生素应用为哌拉西林舒巴坦、亚胺培南西司他丁钠、氟康唑等。现患者因肺部感染加重转入我院ICU进一步诊治。既往高血压病史20余年，规律口服降压药物（具体不详），血压控制较理想。慢性支气管炎病史10年，慢性阻塞性肺疾病2年。发生心肌梗塞后1年。

查体

T 36.9℃，P 102次/分，R 23次/分，BP 175/86mmHg，神志嗜睡，体型消瘦，双耳听力下降。经口气管插管接呼吸机辅助呼吸，吸入氧浓度为40%，经皮血氧饱和度为88%，气道内可吸出黄色黏痰。桶状胸，双肺听诊呼吸音低，右肺底可闻及少量湿啰音。心率102次/分，律齐，未闻及明显病理性杂音。舟状腹，无压痛、反跳痛，肝脾肋下未触及，肠鸣音弱。胃管减压出暗红色血性液。

理化检查

血常规：白细胞计数（WBC）$5.7×10^9$/L，中性粒细胞百分比（N%）82%，红细胞计数（RBC）$3.2×10^{12}$/L，血红蛋白（HGB）104g/L，血小板计数（PLT）$92×10^9$/L。

肝功：丙氨酸氨基转移酶（ALT）79U/L，天门冬氨酸氨基转移酶（AST）75U/L，血清白蛋白（ALB）37.6g/L，血清总胆红素（TBIL）20.5μmol/L，血清直接胆红素（DBIL）8.7μmol/L，血清间接胆红素（IBIL）11.8μmol/L。

肾功：肌酐（CRE）56μmol/L，血尿素氮（BUN）3.8mmol/L。

凝血检查：血浆凝血酶原时间（PT）15s，活化的部分凝血活酶时间（APTT）44s。

血气分析：pH 7.36，PaCO$_2$ 65 mmHg，PaO$_2$ 50 mmHg，SaO$_2$ 83%。

心肌酶：肌酸激酶同工酶（CK-MB）20U/L。

影像检查

胸部 CT：双肺散在不规则高密度斑片影，肺纹理增粗。

诊断

肺部感染、呼吸衰竭、气管切开术后、高血压病、陈旧性心肌梗塞、慢性阻塞性肺病。

治疗

密切监测生命体征、意识、瞳孔，呼吸机辅助呼吸，随时吸痰，勤翻身、拍背，气切口护理。根据痰培养及药敏试验结果应用抗生素，补液，控制血压，维持水电解质酸碱平衡，营养支持。2014 年 2 月 21 日神志清楚，体温基本正常，病情好转，但脱机困难。于今日拔出胃管，改为经口进食。

第一次会诊理由：于 2014 年 2 月 23 日，目前患者长期卧床，肺部感染，自诉无力、腹胀，3 天无大便，请中医科会诊协助治疗。

中医四诊：患者咳嗽，咳黄黏痰、量多，乏力，口干欲饮，无口苦，纳差，腹胀，便秘，尿黄，舌有淤斑，苔白腻，脉弦滑有力。

中医辨证：痰热阻肺。

治法：清热化痰。

主方：清金化痰汤加减。

会诊意见

中药汤剂处方如下：

栝楼 20g 黄芩 10g 茯苓 10g 枳实 10g 杏仁 10g 陈皮 10g 胆南星 10g 半夏 10g 知母 10g 川贝母 5g 麦冬 10g 芦根 20g 生薏仁 20g 桃仁 20g 桔梗 20g，4 剂，水煎服，每日 1 剂。

第二次会诊理由：2014 年 3 月 5 日诸症减轻，继续请会诊。

会诊意见

继续服用上方。

治疗效果

患者已脱机，于 2014 年 3 月 12 日好转出院。

按语：本案例为慢性阻塞性肺病，呼吸机辅助呼吸，脱机困难。目前，气管切开，呼吸机辅助呼吸等技术为临床危重病症的治疗提供了重要的方法，但是插管创伤等带来了多重感染机会。耐药菌生成、脱机拔管难等现象困扰着临床的治疗，使治疗成本增多，收效甚微，值得临床反思。

病案 21

梁××，男，68 岁，ICU，入院时间 2015 年 8 月 13 日。

主诉：咳嗽、咳痰、发热伴呼吸困难 20 余天。

现病史：患者 1 月前无明显诱因出现腹痛、腹泻，口服颠茄片 2 片，无缓解，就诊于当地医院，考虑"肠梗阻"，给予胃肠减压、补液、灌肠等治疗，症状缓解不明显，2 天后于稷山县人民医院行全麻下剖腹探查、粘连性肠梗阻松解术。术后第 2 天出现咳嗽、咳痰、发热伴呼吸困难，转入我院 ICU 继续诊治。既往 2011 年胃癌根治术，术后间断肠梗阻。对磺胺类药物过敏。

查体

T 37.5℃，P110 次 / 分，R35 次 / 分，BP 74/46mmHg，神志嗜睡，体型消瘦。经口气管插管接呼吸机辅助呼吸，吸入氧浓度为 35%，经皮血氧饱和度为 90%，喉中痰鸣，可吸出黄色黏痰。双肺听诊呼吸音低，双肺底可闻及湿性啰音。心率 110 次 / 分，律齐，未闻及明显病理性杂音。舟状腹，腹壁上长约 10cm 手术切口瘢痕，未见胃肠型及蠕动波，上腹部压痛，无反跳痛，肝脾肋下未触及，肠鸣音弱。双下肢无水肿。

理化检查

血清电解质：钾（K）4.0mmol/L，钠（Na）125mmol/L，钙（Ca）1.96mmol/L。

血常规：白细胞计数（WBC）3.7×10^9/L，中性粒细胞百分比（N%）78.5%，红细胞计数（RBC）3.3×10^{12}/L，血红蛋白（HGB）105g/L，血小板计数（PLT）96×10^9/L。

肝功：丙氨酸氨基转移酶（ALT）106U/L，天门冬氨酸氨基转移酶（AST）98U/L，血清白蛋白（ALB）38.1g/L，血清总胆红素（TBIL）27.5μmol/L，血清直接胆红素（DBIL）11.4μmol/L，血清间接胆红素（IBIL）16.1μmol/L。

肾功：肌酐（CRE）82μmol/L，血尿素氮（BUN）9.3mmol/L。

凝血检查：血浆凝血酶原时间（PT）15s，活化的部分凝血活酶时间（APTT）43s。

血气分析：pH 7.37，$PaCO_2$ 68 mmHg，PaO_2 52 mmHg，SaO_2 82%。

影像检查

胸部CT：双肺间质性改变。

诊断

重症肺炎、间质性肺疾病、肺纤维化、呼吸衰竭、败血症、感染性休克、粘连性肠梗阻松解术后、胃癌全胃切除术后、电解质紊乱、低钠血症、低钙血症、贫血。

治疗

呼吸机辅助呼吸，抗炎，抗感染，稀释痰液，吸痰，应用激素，补液，应用血管活性药物纠正低血压，纠正电解质酸碱平衡紊乱，胃肠减压，营养支持等治疗。

会诊理由：于2015年8月31日患者呼吸困难，请中医会诊，协助治疗。

中医四诊：患者体温正常，呼吸困难，呼吸加快，口干，大便减少，上腹部压痛阳性。

中医辨证：喘证（虚喘）。

主方：生脉散加减。

主治：益气养阴。

会诊意见

中药汤剂处方如下：

北沙参 10g 麦冬 10g 石斛 10g 玄参 10g 栝楼 15g 石膏 25g 知母 10g 杏仁 10g 枳实 5g 黄芩 10g 五味子 5g，4 剂，水煎服，每日 1 剂。待呼吸频率降至 25 次 / 分，可考虑予冬虫夏草 2g、西洋参 10g 煎液灌服。

治疗效果

2015 年 9 月 3 日患者呼吸频率明显下降，且较平稳，精神状态较前稍好转，体温正常，神志清楚。

按语： 本案例为重症肺炎后期呼吸困难。患者表现为呼吸频率较快，喘促不宁。中医属喘证。《灵枢·本脏》"肺高则上气，肩息咳。"指出肺病可见喘。《景岳全书·喘促》："实喘者有邪，邪气实；虚喘者无邪，元气虚也。"本案例患者为虚喘。《类证治裁》："喘由外感者治肺，由内伤者治肾。"本案例为内伤致喘。因此应补肾纳气以治喘。冬虫夏草性味甘温，入肺、肾经，益肺补肾，治疗虚喘。西洋参性味苦、甘、凉，入肺、胃经，具有补肺降火，养胃生津作用。西洋参可以制约冬虫夏草的温热之性，达到补而不生内热的作用。

病案 22

武 ××，男，60 岁，ICU，入院时间 2014 年 2 月 18 日。

主诉：鼻腔流涕 15 天，乏力 4 天，胸憋、气紧 3 天。

现病史：患者于 15 天前受凉后出现鼻塞流涕，发热，恶心，呕吐，腹泻等症状，自行服用头孢类抗生素等对症治疗，病情略好转。2014

年 2 月 14 日患者再次出现鼻塞流涕，伴乏力，就诊于汾西煤矿医院，胸部 CT 示：双上肺可见网络状样高密度影改变，给予舒普深抗感染治疗，病情无明显好转，次日出现胸闷、胸憋、气紧，以面罩吸氧，同时考虑 ANCA（抗中性粒细胞胞浆抗体相关性小血管炎），加用甲强龙 200ug/d，静点丙球 7.5g/d 及特治星等治疗，病情无明显好转。于 2014 年 2 月 17 日晚上出现血氧饱和度难以维持，给予气管插管接呼吸机辅助呼吸，经皮血氧饱和度 93%，调整呼吸机参数，效果不理想，病情加重，氧饱和度差，转我院 ICU 治疗。

查体

T 36.4℃，P85 次 / 分，R 34 次 / 分，BP 113/58mmHg，神志昏迷，给予经口气管插管接呼吸机辅助呼吸，吸入氧浓度 100%，经皮血氧饱和度 85%。胸部可见大量米粒大小样皮损，听诊呼吸音粗，可闻及少量散在湿性啰音。全身水肿明显。心脏及腹部查体未见异常。

理化检查

血气分析：pH 7.35，$PaCO_2$ 67 mmHg，PaO_2 177.07mmHg，SaO_2 83%，BE −10.4。

血常规：白细胞计数（WBC）19.10×10^9/L，中性粒细胞百分比（N%）97%，血红蛋白（HGB）80g/L，血小板计数（PLT）128×10^9/L。

肝功：丙氨酸氨基转移酶（ALT）61U/L，天门冬氨酸氨基转移酶（AST）53U/L，血清白蛋白（ALB）39.7g/L。

肾功：肌酐（CRE）485μmol/L，血尿素氮（BUN）46.4mmol/L。

凝血检查：血浆凝血酶原时间（PT）13s，活化的部分凝血活酶时间（APTT）40s。

抗中性粒细胞胞浆抗体（ANCA）：阳性。

影像检查

胸部 CT：双上肺可呈网络状样高密度影。

诊断

重度肺炎、呼吸衰竭、肾功能衰竭、ANCA 相关性小血管炎。

治疗

呼吸机辅助呼吸，甲强龙 400mg 冲击治疗，抗感染，改善贫血，床旁血滤。

会诊理由：于 2014 年 2 月 21 日无尿，神志昏迷，请中医会诊协助治疗。

中医四诊：神昏，无尿，胸部有红斑，脉弦数有力。

会诊意见

针刺治疗。

选穴：百会、四神聪、水沟、内关、太冲、三阴交等，留针 30 分钟，每日 1 次。

治疗效果

无治疗效果回报。

按语：本案例为重症肺炎、相关性小血管炎。本案例辨证困难，无从下手，记录下来，供日后反思。

病案 23

段 ××，男，66 岁，ICU，入院时间 2014 年 7 月 23 日。

主诉：吞咽障碍、言语不清 20 天。

现病史：患者于 2014 年 7 月 4 日上午无明显诱因出现头晕，视物双影，自服藿香正气水后症状未见明显好转。2014 年 7 月 6 日出现声音嘶哑，吞咽困难，考虑脑梗塞，入我院急诊，给予改善脑循环、营养神经等治疗，后转入神经内科。2014 年 7 月 20 日进食后呛咳，立即给予气道吸引，夜间患者出现咳嗽，伴体温升高，听诊双肺有散在湿啰音，考虑为"吸入性肺炎"，留取痰标本送检，给予抗感染治疗，因病情加重转入 ICU 治疗。既往高血压病史 10 余年，规律服用降压药（具体不详），未规律监测血压。4年前出现心肌梗塞，治疗后好转出院。

查体

T 38.9℃，P107次／分，R30次／分，BP 100/50mmHg，神志清楚，声音嘶哑。双肺部听诊呼吸音粗，可闻及散在干湿啰音。心率107次／分，律齐，未闻及病理性杂音。腹软，无压痛、反跳痛，肝脾肋下未触及，肠鸣音弱。双下肢无水肿。

理化检查

血常规：白细胞计数（WBC）$3.7×10^9$/L，中性粒细胞百分比（N%）85%，血红蛋白（HGB）106g/L，血小板计数（PLT）$177×10^9$/L。

肝功：丙氨酸氨基转移酶（ALT）38U/L，天门冬氨酸氨基转移酶（AST）33U/L，血清白蛋白（ALB）37.5g/L。

肾功：肌酐（CRE）55μmol/L，血尿素氮（BUN）3.9mmol/L。

凝血检查：血浆凝血酶原时间（PT）12s，活化的部分凝血活酶时间（APTT）40s。

血清电解质：钾（K）3.5mmol/L，钠（Na）138mmol/L，钙（Ca）2.27mmol/L。

血气分析：pH 7.37，$PaCO_2$ 32 mmHg，PaO_2 50mmHg，SaO_2 85%。

心肌酶：肌酸激酶同工酶（CK-MB）23U/L。

影像检查

头颅MRI：右侧小脑、延髓梗塞。

胸部CT：双肺弥漫性斑片高密度影。

心脏超声：左心室下壁收缩功能减弱。

诊断

吸入性肺炎、肺部感染、脑梗塞，吞咽功能障碍、平衡功能障碍、高血压病2级、陈旧性心肌梗塞。

治疗

吸氧，抗感染，补液，监控血压，改善脑循环，营养神经，局部物理因子治疗，各种功能障碍训练。

会诊理由：于 2014 年 8 月 6 日，患者吞咽障碍，嗜睡，大便数日不行，请中医会诊协助治疗。

中医四诊：患者吞咽障碍，嗜睡，大便数日不行，腹满，时发热，脉滑数。

中医辨证：气滞食停。

主方：六磨汤加减。

会诊意见

中药汤剂处方如下：

沉香 10g 木香 10g 乌药 10g 槟榔 10g 大黄 10g 枳壳 10g 半夏 10g 生姜 10g 丹参 20g 茵陈 20g，4 剂，水煎服，每日 1 剂。

治疗效果

2014 年 8 月 8 日开启肠内营养，患者无腹胀、腹泻等不耐受情况。

按语：本案例为脑梗塞合并胃肠功能障碍。患者因神经系统病变导致胃肠功能异常。胃腑以通降为顺，胃腑不能通降则见气滞积滞内停。此案例选择六磨汤通降腑气。脑梗塞合并胃肠功能障碍患者中，调整胃肠道功能非常重要，关系到疾病的预后和转归。

病案 24

贾××，女，32 岁，ICU，入院时间 2014 年 3 月 5 日。

主诉：间断发热 22 天，流产术后 2 天，加重 1 天。

现病史：患者于 2014 年 3 月 5 日夜间发热，咳嗽，体温最高 39℃，就诊于当地医院，给予抗炎对症等治疗，于 2014 年 2 月 24 日病情好转出院，出院时仍有间断发热，体温 37.5℃。2014 年 3 月 2 日夜间出现阵发性腹痛，阴道出血，凌晨发现脐带脱出，考虑难免流产入我院产科，两个胎儿娩出后胎盘未娩出，给予人工剥离胎盘，探查到胎盘粘连未能完全娩出，2014年3月5日患者体温40.1℃，转入ICU治疗。婚育史：28岁结婚，5年未育，一侧输卵管不通，另一侧不畅，2013年4月20日取卵，5月20日、6月30日移植两次失败，于2013年10月7日移植成功，孕三个月后出现间断阴道出血。

查体

T 39.5℃，P123次/分，R28次/分，BP 100/53mmHg，神志嗜睡，给予经口气管插管接呼吸机辅助呼吸，吸入氧浓度40%，经皮血氧饱和度98%。双肺听诊呼吸音粗，可闻及少量散在湿性啰音。心脏查体未见明显异常。腹部膨隆，阴道有咖啡色液体流出。双下肢无水肿。

理化检查

血常规：白细胞计数（WBC）20.3×10^9/L，中性粒细胞百分比（N%）90%，红细胞计数（RBC）3.0×10^{12}/L，血红蛋白（HGB）95g/L，血小板计数（PLT）87×10^9/L。

肝功：丙氨酸氨基转移酶（ALT）106U/L，天门冬氨酸氨基转移酶（AST）97U/L，血清白蛋白（ALB）35.6g/L，血清总胆红素（TBIL）26.1μmol/L，血清直接胆红素（DBIL）9.7μmol/L，血清间接胆红素（IBIL）16.4μmol/L。

肾功：肌酐（CRE）125μmol/L，血尿素氮（BUN）20.5mmol/L。

凝血检查：血浆凝血酶原时间（PT）16s，活化的部分凝血活酶时间（APTT）52s。

血清电解质：钾（K）5.0mmol/L，钠（Na）127mmol/L，钙（Ca）1.89mmol/L。

诊断

产后感染、胎盘粘连、感染性休克、贫血。

治疗

尽快行清宫术，抗感染，补液，必要时应用血管活性药物抗休克，抑酸、抑酶、保肝，纠正电解质酸碱平衡紊乱，营养支持对症等治疗。于 2014 年 3 月 5 日 B 超引导下行清宫术，术后返病房。

第一次会诊理由：于 2014 年 3 月 7 日患者清宫术后，发热，恶露不净，请中医会诊协助治疗。

中医四诊：患者神志清，发热，恶露不净，舌红绛，脉滑数。

中医辨证：热入营血。

主方：犀角地黄汤加减。

会诊意见

中药汤剂处方如下：

丹皮 10g 赤芍 10g 知母 10g 水牛角 10g 女贞子 10g 连翘 10g 枳壳 10g 白芍 10g 乌药 10g 旱莲草 10g 川牛膝 5g 银花 20g 蒲公英 20g 甘草 6g 琥珀 1g，4 剂，水煎服，每日 1 剂。

治疗效果

2014 年 3 月 7 日病情好转，转出 ICU。

第二次会诊理由：于 2014 年 3 月 12 日行二次清宫。于 2014 年 3 月 14 日请中医科会诊协助治疗。

中医四诊：患者午后低热，无汗，口苦，纳可，二便正常，舌红，有淤斑，苔黄燥，脉弦滑。

中医辨证：阴虚血淤。

主方：青蒿鳖甲汤合桃红四物汤加减。

主治：养阴清热，活血化淤。

会诊意见

中药汤剂处方如下：

桃仁 10g 红花 10g 当归 10g 川芎 10g 赤芍 10g 生地 10g 败酱草 20g 青蒿 20g 鳖甲 10g 知母 10g，4 剂，每日 1 剂，水煎服。

治疗效果

2014 年 3 月 20 日好转出院。

按语： 本案例为产后感染。目前复杂妊娠增多，导致产科并发症增多，产妇分娩的风险逐年增加。产科危重症占重症患者的比例逐年增高，随着多次人流、过多宫腔操作、二胎政策，异常分娩将增加，分娩的难度和风险增加，产科危重症已引起医疗界重视。中医认为产后有三个特点，一是亡血伤津，二是淤血内阻，三是易感邪毒。本患者上述 3 个问题同时存在。以温热邪毒入营血为主，首选犀角地黄汤以治疗产后高热不退。再以青蒿鳖甲汤合桃红四物汤治疗阴血不足、淤血内停的低热。治疗效果较好。因此，产科疾患应当尽早回归中医治疗。

病案 25

霍 ××，男，84 岁，ICU，入院时间 2014 年 3 月 20 日。

主诉：发热伴气紧 3 天。

现病史：患者 3 天前出现气紧、发热，入太原市中心医院，治疗后病情好转出院。现症状加重，体温为 38.5℃，遂来我院急诊，因病情重转入 ICU。既往高血压病 30 年，规律口服降压药，血压控制较理想。

慢性支气管炎病史 10 年，慢性阻塞性肺疾病 2 年。

查体

T 36.0℃，P82 次 / 分，R35 次 / 分，BP 128/69mmHg，神志嗜睡，鼻导管吸氧 6L/h，经皮血氧饱和度 85%，双肺听诊呼吸音粗，可闻及明显干啰音。心脏及腹部查体未见明显异常。肢体无水肿。

理化检查

血常规：白细胞计数（WBC）9.8×10⁹/L，中性粒细胞百分比（N%）80%，血红蛋白（HGB）78g/L，血小板计数（PLT）135×10⁹/L。

肝功：丙氨酸氨基转移酶（ALT）35U/L，天门冬氨酸氨基转移酶（AST）27U/L，血清白蛋白（ALB）29g/L。

肾功：肌酐（CRE）56μmol/L，血尿素氮（BUN）4.8mmol/L。

凝血检查：血浆凝血酶原时间（PT）12s，活化的部分凝血活酶时间（APTT）35s。

血清电解质：钾（K）3.7mmol/L，钙（Ca）2.30mmol/L，钠（Na）126mmol/L。

血气分析：pH 7.42，$PaCO_2$ 65 mmHg，PaO_2 53mmHg，SaO_2 85%。

影像检查

胸部 CT 示：双肺炎症、双肺支扩。

诊断

呼吸衰竭、感染性休克、慢性阻塞性肺病、高血压病。

治疗

心电、血氧监护，吸氧，抗炎，抗感染，补液，维持水电解质酸碱平衡，肠内营养支持。

第一次会诊理由：2014 年 5 月 22 日患者既往有便秘，近期患者腹胀，大便量少，请中医科会诊协助协助治疗。

中医四诊：患者痰多稀白，口涎自出，腹胀，大便不畅、量少，舌质淡红，水滑苔，脉滑。

中医辨证：痰饮证。

主方：苓甘五味姜辛汤合六磨汤。

会诊意见

中药汤剂处方如下：

沉香 10g 木香 10g 乌药 10g 槟榔 10g 大黄 10g 五味子 10g 茯苓 10g 生甘草 10g 干姜 5g，4 剂，水煎服，每日 1 剂。

第二次会诊理由：于 2014 年 5 月 26 日患者痰量较前减少，请中医科会诊协助治疗。

1. 继续上方治疗。

2. 针灸治疗。

选穴：头皮针、腹针针刺、体针针刺、取支沟、中脘、天枢、大横、足三里、上巨虚、下巨虚，三焦俞、大肠俞等穴，日1次，每次留针30分钟。

第三次会诊理由：2014年6月30日患者今日大便量少，持续胃肠减压，胃内容物较多，且有腹胀，请中医会诊协助治疗。

中医四诊：患者腹胀，大便量少，进食后腹胀明显，舌质淡红，少苔，脉滑。

中医辨证：脾虚气滞。

主方：厚朴生姜半夏甘草人参汤。

主治：补气行滞。

会诊意见

中药汤剂处方如下：

厚朴10g 生姜10g 清半夏10g 栝楼20g 干姜3g 黄连5g 枳实10g 人参10g 旋覆花10g 焦山楂10g 砂仁10g 生甘草6g 神曲10g，4剂，水煎服，每日1剂。

治疗效果

诸症减轻，2014年7月14日出院。

按语： 本案例为慢性阻塞性肺病，胃肠功能障碍。患者年事已高，吸收药物的能力减弱，口服汤药的效果较差，故选择针灸、艾灸等其他的中医治疗方法。

病案26

陈××，男，67岁，ICU，入院时间2014年4月3日。

主诉：乏力、纳差、间断意识障碍3年，加重伴发热、咽痛5天。

现病史：患者3年前因乏力、纳差、间断意识障碍入我院急诊，化验示：低钠（Na）、低血糖、皮质醇节律低下，诊断为"肾上腺皮质功能低下"，给予口服泼尼松7.5mg，日1次。5天前因发热、咽痛就诊于当地医院，后出现休克转入我院急诊，予补充血容量，抗炎，补充糖皮质激素，症状有所改善。目前患者血压偏低，精神、食欲差，大便4~5天1行，小便正常，转入ICU继续诊治。

查体

T 37.2℃，P80次/分，R20次/分，BP80/50mmHg，神志清楚，鼻导管吸氧6L/h，经皮血氧饱和度96%。心肺腹查体未见明显异常。肢体无水肿。

理化检查

血常规：白细胞计数（WBC）7.8×10^9/L，中性粒细胞百分比（N%）73%，血红蛋白（HGB）95g/L，血小板计数（PLT）110×10^9/L。

肝功：丙氨酸氨基转移酶（ALT）35U/L，天门冬氨酸氨基转移酶（AST）28U/L，血清白蛋白（ALB）43.2g/L。

肾功：肌酐（CRE）57μmol/L，血尿素氮（BUN）6.2mmol/L。

凝血检查：血浆凝血酶原时间（PT）11s，活化的部分凝血活酶时间（APTT）37s。

血清电解质：钾（K）5.7 mmol/L，钠（Na）126 mmol/L，氯（Cl）99 mmol/L，钙（Ca）2.30 mmol/L。

诊断

腺垂体功能减退症。

治疗

激素冲击，抗感染，补液，应用血管活性药物，纠正低血糖，纠正电解质紊乱。

会诊理由：2014年4月11日 患者血压仍需血管活性药物维持，请中医会诊协助治疗。

中医四诊：神清，乏力，纳差，舌质淡红，苔白腻，脉沉细。

中医辨证：气阴两虚。

主方：生脉饮加减。

主治：益气养阴。

会诊意见

中药汤剂处方如下：

党参 10g 麦冬 10g 栝楼 15g 杏仁 10g 枳实 5g 五味子 5g 白术 10g 茯苓 10g，4 剂，水煎服，每日 1 剂。

治疗效果

2014 年 4 月 12 日症状好转，至出院一直口服中药治疗。

按语： 本案例为腺垂体功能减退症，血压不能维持。生脉饮有很好的升高血压的作用，临床多次实践有效。

病案 27

张 ××，男，76 岁，ICU，入院时间 2014 年 4 月 30 日。

主诉：头颅外伤 15 天，发热 10 天，呼吸困难 1 天。

现病史：患者 2014 年 4 月 16 日 20 时回家开门时突然摔倒，头部着地，当时意识清楚，上唇出血较多，立即于我院行清创缝合术，期间恶心、呕吐 2 次，意识逐渐模糊，伴头痛。头颅 CT 示：广泛性脑挫伤，硬膜下血肿。22 时入神外病房，意识障碍加重，考虑脑疝，于 4 月 17 日凌晨 1 点行颅内血肿清除术、去颅骨瓣减压术，术后予抗感染、脱水降颅压、促醒、营养脑神经等治疗，并行气管切开术，因间断发热，予头孢他啶及左氧氟沙星，效果欠佳。23 日体温高达 38.5℃，胸部影像学检查示：肺部感染。调整抗生素，体温控制不理想。28 日加万古霉素及氟康唑，体温仍较高，最高达 39℃，呼吸困难，呼吸频率 40 次 / 分，血氧饱和度 88%，病情危重，转入 ICU 治疗。

查体

T 37.6℃，P 85 次 / 分，R 30 次 / 分，BP 120/72mmHg，神志昏迷，颈抵抗阳性，双瞳孔不等大，左侧 0.2cm，右侧 0.3cm，对光反射灵敏。双肺呼吸音粗，可闻及明显干湿性啰音及痰鸣音。心脏及腹部查体未见明显异常。双手及双足可见明显水肿，双侧巴氏征阳性。

理化检查

血常规：白细胞计数（WBC）17.0×10⁹/L，中性粒细胞百分比（N%）84%，血红蛋白（HGB）90g/L，血小板计数（PLT）88×10⁹/L。

肝功：丙氨酸氨基转移酶（ALT）85U/L，天门冬氨酸氨基转移酶（AST）96U/L，血清白蛋白（ALB）28.9g/L。

肾功：肌酐（CRE）60μmol/L，血尿素氮（BUN）10.5mmol/L。

凝血检查：血浆凝血酶原时间（PT）14s，活化的部分凝血活酶时间（APTT）45s。

血清电解质：钾（K）3.5 mmol/L，钠（Na）137 mmol/L，氯（Cl）103 mmol/L，钙（Ca）1.97 mmol/L。

血气分析：pH 7.36，$PaCO_2$ 30mmHg，PaO_2 55mmHg，SaO_2 83%。

影像检查

胸部 CT：肺部感染。

诊断

颅内血肿清除术后、去颅骨瓣减压术后、肺部感染、呼吸衰竭。

治疗

留取标本分别行痰培养、血培养和药敏试验检查，腰椎穿刺，脑脊液送检明确有无颅内感染。呼吸道护理、气管切口护理、抗感染、营养支持、对症处理。

会诊理由：2014 年 5 月 19 日患者仍间断高热，肺部感染加重，请中医科会诊协助治疗。

中医四诊：患者痰多，痰黏难排出，时发热，大便 2 天 1 次，须灌肠，脉滑数。

中医辨证：痰热壅肺证。

主方：清金化痰汤加减。

会诊意见

中药汤剂处方如下：

栝楼 20g 黄芩 10g 茯苓 10g 枳实 10g 杏仁 10g 陈皮 10g 胆南星 10g 半夏 10g 知母 10g 川贝母 5g 麦冬 10g 芦根 20g 生薏仁 20g 桃仁 20g 桔梗 20g 炙麻黄 10g 石膏 20g 黄芩 10g 葶苈子 10g，4 剂，水煎服，每日 1 剂。

治疗效果

2014 年 5 月 22 日复查胸部 CT 肺部感染明显好转，近来无体温升高。

第二次会诊理由：2014 年 5 月 29 日患者出现腹泻，请中医科会诊。

中医四诊：腹泻，舌红，苔黄厚腻，脉滑数。

中医辨证：湿热下注。

主方：葛根芩连汤加减。

主治：清热祛湿。

会诊意见

1. 中药汤剂处方如下：

葛根 20g 黄连 10g 黄芩 10g 生甘草 10g 白头翁 20g 木香 10g，4 剂，水煎服，每日 1 剂。

2. 针灸治疗。

选穴：额旁 2 线，中脘、下脘、天枢、足三里、上巨虚、下巨虚、公孙，日 1 次，每次留针 30 分钟。

治疗效果

于 2014 年 5 月 30 日患者病情明显改善，无腹泻，于 2014 年 6 月 10 日出院。

按语：本案例为脑出血术后肺部感染和腹泻。对于脑出血术后肺部感染多次使用中药效果良好。长期大量抗生素应用容易出现菌群失调性肠炎，使用中药治疗效果良好，可以减少对抗生素的依赖，减少抗生素的使用时间和用量，有效地控制抗生素的滥用。

病案 28

刘 ××，男，57 岁，神外，入院时间 2014 年 5 月 7 日。

主诉：突发左侧肢体无力 2 天。

现病史：患者 2 天前干农活时突然自觉左侧肢体无力，就诊于当地医院，急查头颅 CT：考虑脑出血，予住院保守治疗。今晨患者出现神志不清，伴发热，再次查头颅 CT 示：血量较前增多。转入我院神经外科进一步诊治。既往高血压病 6 年，血压最高 180/120mmHg，未规律服用降压药。

查体

T 38.5℃，P117 次 / 分，R30 次 / 分，BP165/103mmHg，神志朦胧，查体欠合作，左侧瞳孔约 0.3cm，右侧约 0.25cm，对光反射（++），双目各向活动自如，未见眼震，左侧肢体肌力 0 级，右侧 4~5 级，肌张力正常，浅深反射均存在，左侧巴氏征阳性。

理化检查

血常规：白细胞计数（WBC）11.3×10^9/L，中性粒细胞百分比（N%）79.5%，血红蛋白（HGB）105g/L，血小板计数（PLT）107×10^9/L。

肝功：丙氨酸氨基转移酶（ALT）56U/L，天门冬氨酸氨基转移酶（AST）40U/L，血清白蛋白（ALB）38.6g/L。

肾功：肌酐（CRE）72μmol/L，血尿素氮（BUN）6.5mmol/L。

凝血检查：血浆凝血酶原时间（PT）13s，活化的部分凝血活酶时间（APTT）40s。

血清电解质：钾（K）4.0 mmol/L，钠（Na）139 mmol/L，氯（Cl）105 mmol/L，钙（Ca）2.01 mmol/L。

血气分析：pH 7.36，$PaCO_2$ 38mmHg，PaO_2 72mmHg，SaO_2 95%。

影像检查

头颅 CT：右侧基底节区出血。

诊断

右侧基底节区出血、高血压病 3 级、气管切开术后、颅内感染、肺部感染。

治疗

2014 年 5 月 7 日全麻下行右侧基底节区脑出血钻孔引流术。术后抗感染、监控血压、气管切开接呼吸机辅助呼吸、脱水降颅压、营养支持治疗。

会诊理由：于 2014 年 5 月 27 日患者频发呃逆，请中医科会诊，协助治疗。

中医四诊：神志模糊，嗜睡，呃逆，胃液多、墨绿色，痰多，舌未见，脉弦滑。

中医辨证：胃虚痰阻气逆。

主方：旋覆代赭汤。

主治：降逆止呃。

会诊意见

1. 中药汤剂处方如下：

旋覆花 10g 代赭石 10g 半夏 10g 党参 10g 白术 10g 陈皮 10g 炙枇杷叶 10g 砂仁 10g 茯苓 12g 川黄连 12g 甘草 6g 生姜 10g，4 剂，水煎服，每日 1 剂。

2. 针灸治疗。

选穴如下：攒竹、膻中、内关、中脘、下脘、天枢、关元、足三里、上巨虚、下巨虚、三阴交、公孙、太冲等穴，日 1 次，每次留针 30 分钟。

治疗效果

2014 年 5 月 29 日患者呃逆消失，胃肠减压液及痰液明显减少。

按语： 本案例为脑出血钻孔引流术后胃肠功能障碍。通过口服中药汤剂和配合针灸治疗可以有效地改善胃肠道功能。已有多个案例验证疗效。临床值得推广。

病案 29

游××，男，45岁，ICU，入院时间2014年1月10日。

主诉：乏力7天，呼吸、心率减慢1天。

现病史：近2个月患者体重下降10公斤，2014年1月3日自觉全身乏力，1月8日症状加重，1月9日出现呼吸减慢、心率下降，血压下降，入我院急诊，给予经口气管插管接呼吸机辅助呼吸，行心肺复苏，胃肠减压，因病情危重转入ICU。

查体

T 35.5℃，P53次/分，R13次/分，BP70/40mmHg，神志昏迷，双侧瞳孔等大等圆，直径约3mm，对光反射灵敏，四肢轻度水肿。双肺听诊呼吸音低，未闻及明显干湿性啰音。心率53次/分，律齐，未闻及病理性杂音。神经系统检查病理征未引出。

理化检查

411

血常规：白细胞计数（WBC）$5.0×10^9$/L，中性粒细胞百分比（N%）53.6%，血红蛋白（HGB）128g/L，血小板计数（PLT）$153×10^9$/L。

凝血检查：血浆凝血酶原时间（PT）11s，活化的部分凝血活酶时间（APTT）32s。

血清电解质：钾（K）3.0 mmol/L，钠（Na）149 mmol/L，氯（Cl）112 mmol/L，钙（Ca）1.97 mmol/L。

肝功：丙氨酸氨基转移酶（ALT）32U/L，天门冬氨酸氨基转移酶（AST）30U/L，血清白蛋白（ALB）27.5g/L。

肾功：肌酐（CRE）149μmol/L，血尿素氮（BUN）20.5mmol/L。

尿常规：酮体（－），尿糖（＋＋＋＋）。

血气分析：pH 7.35，PaCO$_2$ 42mmHg，PaO$_2$ 80mmHg，SaO$_2$ 93%。

即刻血糖：33.6 mmol/L。

影像检查

头颅 CT：弥漫性脑水肿。

诊断

糖尿病、高渗性昏迷、水电解质酸碱平衡紊乱、低蛋白血症、急性肾功能不全、心肺复苏后、睡眠呼吸暂停低通气综合症、缺血缺氧性脑病、胃肠功能障碍。

治疗

给予呼吸循环支持，大量补液，应用胰岛素降血糖，纠正电解质酸碱平衡紊乱，补充人血白蛋白纠正低蛋白血症，营养支持及对症治疗。

会诊理由：2014 年 1 月 26 日患者神志嗜睡，胃液多，近 3 天大便次数多，为稀溏便。

中医四诊：患者心下痞，痰涎较多，大便次数多，每次量少、稀薄，脉滑。

中医辨证：脾虚湿盛。

主方：四君子汤合旋覆代赭汤加减。

会诊意见

竹茹 10g 清半夏 10g 生姜 10g 旋覆花 10g 代赭石 10g 芦根 20g 厚朴 10g 杏仁 10g 党参 10g 白术 10g 连翘 10g 茯苓 10g 焦槟榔 10g 炒莱菔子 10g ，4 剂，水煎服，每日 1 剂。

治疗效果

患者服药后胃动力明显改善，胃肠减压无胃液，腹泻好转。2014 年 2 月 8 日患者神志转清，但四肢肌力差，可配合眨眼，伸舌等，可简单对答。

第二次会诊理由：2014 年 2 月 8 日，患者目前存在的问题是胃瘫、胃液多，请中医科会诊协助治疗，中医四诊：患者心下痞闷，痰多色白，胃液多，脉滑。

中医辨证：脾虚湿盛。

主方：半夏泻心汤合旋覆代赭汤。

清半夏 10g 厚朴 10g 生姜 3 片 党参 10g 竹茹 10g 陈皮 10g 旋覆花 10g 代赭石 10g 白术 10g 黄连 5g 黄芩 5g 干姜 3g 砂仁 10g 炒莱菔子 10g 升麻 5g 姜黄 10g，4 剂，水煎服，每日 1 剂。

治疗效果

诸症减轻。

按语： 本案例为糖尿病高渗昏迷后期胃肠道功能障碍。通过补益脾胃，使脾胃功能增强，水湿得以运化，胃液得以减少。临床多次验证效果满意。

病案 30

杨××，男，39 岁，ICU，入院时间 2013 年 12 月 20 日。

主诉：高处坠落 15 天，发现血尿 4 天。

现病史：患者于 2013 年 12 月 5 日从 2 米高的平台坠落后出现左足疼痛、肿胀，不能站立，入当地医院急诊，CT 示：左跟骨粉碎性骨折，于骨科住院治疗。16 日行左跟骨骨折切开复位内固定术。患者术后当天出现尿血及左下肢肿痛，经对症治疗后血尿消失。19 日再次出现血尿及左下肢肿痛，次日左下肢肿痛加重，体温升高达 39℃，转入我院 ICU。

查体

T 39.3℃，P105 次 / 分，R23 次 / 分，BP147/89mmHg，神志清，烦躁。心肺腹查体未见明显异常。左下肢红肿、皮温高，左足部手术切口轻度红肿，无渗液。

理化检查

血常规：白细胞计数（WBC）7.8×10^9/L，中性粒细胞百分比（N%）

80%，血红蛋白（HGB）125g/L，血小板计数（PLT）106×10⁹/L。

肝功：丙氨酸氨基转移酶（ALT）72U/L，天门冬氨酸氨基转移酶（AST）138U/L，血清白蛋白（ALB）41.5g/L，血清总胆红素（TBIL）25.7μmol/L，血清直接胆红素（DBIL）10.5μmol/L，血清间接胆红素（IBIL）15.2μmol/L。

肾功：肌酐（CRE）289μmol/L，血尿素氮（BUN）30.2mmol/L。

血清电解质：钾（K）6.6mmol/L，钠（Na）137mmol/L，氯（Cl）105mmol/L，钙（Ca）2.34mmol/L。

凝血检查：血浆凝血酶原时间（PT）14s，活化的部分凝血活酶时间（APTT）44s。

血气分析：pH 7.38，PaCO₂ 32mmHg，PaO₂ 77mmHg，SaO₂ 92%。

影像检查

胸部CT：双侧胸腔积液。

心脏超声：三尖瓣轻度关闭不全。

诊断

左跟骨骨折术后、挤压综合征、急性肾功能衰竭、双侧胸腔积液、三尖瓣轻度关闭不全。

治疗

抗炎，床旁血滤，营养支持，对症治疗。

会诊理由：于2013年12月30日患者纳差，腹胀，影像学检查提示：胸腔、腹腔、心包腔积液，化验示：低蛋白血症。请中医会诊，协助治疗。

中医四诊：面色萎黄，腹胀，大便不畅，胁胀满，胸憋，气短，苔黄腻，脉滑数。

中医辨证：湿热充斥三焦。

主方：柴胡达原饮加减。

主治：和解少阳，理气除湿。

会诊意见

中药汤剂处方如下：

柴胡 10g　枳壳 10g　厚朴 10g　青皮 10g　黄芩 10g　槟榔 10g　桔梗 10g　草果 10g　炙甘草 10g　荷叶 10g　知母 10g　白芍 10g　半夏 10g，4 剂，水煎服，每日 1 剂。

治疗效果

症状缓解。

按语： 本案例为外伤术后肾衰竭。患者脾肾两虚，水湿内生，郁而化热，湿热弥散三焦，治以柴胡达原饮和解少阳，通利三焦，理气化湿。

第八篇　皮肤溃疡、伤口感染

术后伤口感染是外科手术常见的并发症。近年来，随着抗生素的大量使用，使得患者的耐药性增强，术后伤口难以愈合的问题时有发生。皮肤溃疡常见于糖尿病足、动脉炎、静脉炎等。目前，现代医学没有较好的治疗办法。我国中医经典《伤寒论》《金匮要略》等对治疗上述疾病有许多重要论述和独特见解，其所载"当归四逆汤""黄芪桂枝五物汤"等方剂，有较好的温通血脉、散寒止痛之功。

病案 1

张××，男 59 岁，神内科，入院时间 2015 年 5 月 20 日。

主诉：间断抽搐 1 月余，加重 15 天。

现病史：患者 1 月前开始因恐慌、失眠、被害幻想，每隔 2~3 日抽搐 1 次，为四肢不自主抖动，持续数分钟后自行缓解，恢复如常人。15 天前症状加重，变为全身抖动，发作时伴意识丧失、口吐白沫，持续数分钟后自行缓解，发作过后自觉头晕。就诊于我院神经内科，经脑电图检查示：局部脑组织异常放电，考虑癫痫。以"癫痫"收住我院神经内科。入院后第 3 日患者病情加重，出现全身抽搐，神志模糊，口吐白沫，喉中痰鸣，立即给予地西泮肌注。后因痰黏腻、不易咳出导致窒息，吸痰后紧急行经口气管插管接呼吸机辅助呼吸。后给予雾化、稀释痰液，呼吸道护理，抗感染，脱水降颅压，营养脑神经等治疗。

会诊理由：患者现呼吸机辅助呼吸，痰多，黏稠，色黄，面红，喉间有痰鸣，骶尾骨 5cm×5cm 大小的压疮，有少量腐肉及少量渗出。于 2015 年 5 月 28 日，请中医科会诊协助治疗。

中医四诊：患者现呼吸机辅助呼吸，痰多，黏稠，色黄，面红，大便干燥，喉间有痰鸣，脱机困难。骶尾骨 5cm×5cm 大小的压疮，有少量腐肉及少量渗出。

中医辨证：痰热壅肺。

主方：麻杏石甘汤合并清金化痰汤加减。

主治：宣肺泄热，化痰降气。

会诊意见

1. 中药汤剂处方如下：

麻黄 10g 杏仁 10g 石膏 30g 生甘草 10g 黄芩 10g 栀子 10g 桔梗 10g 麦冬 10g 桑白皮 10g 浙贝母 10g 知母 10g 栝楼 20g 橘红 10g 茯苓 20g 葶苈子 10g 芦根 20g，4 剂，水煎服，每日 1 剂。

2. 清创后给予生肌散外用。隔日换药 1 次。

治疗效果

经上述治疗，痰减少，易吸出，皮肤溃疡面积减小。

417

按语：本案例为呼吸机辅助呼吸后脱机困难和皮肤压疮形成。呼吸机是各种危重病救治中必不可少的器械。脱机困难的对策之一是保持呼吸道通畅，但由于气道分泌物多，自主排痰困难，是临床难以解决的困难之一。通过中医辨证给予口服中药汤剂，有助于稀释痰液，促进痰液排出，逐渐恢复自主呼吸，协助解决脱机困难问题。患者卧床时间较长，局部血液循环较差，易于形成压疮。通过中药外用可以疮面坏死组织的排出，改善局部血液循环，促进肉芽组织的生长。因此口服中药汤剂有利于痰液排出，外用中药制剂有助于疮面的愈合。

病案 2

李××，男，45 岁，ICU，入院时间 2014 年 9 月 20 日。

主诉： 左足拇趾疼痛伴趾端变色 3 月余，无尿 20 天。

现病史： 患者于 3 月前发现左足拇趾疼痛，后出现趾端变色，拇趾内侧破溃有脓性分泌物，就诊于当地医院，诊断为糖尿病足，予头孢呋辛抗感染，营养神经，改善微循环，降糖对症治疗，效果差。双下肢血管彩超示：双下肢动脉粥样硬化伴双侧股总动脉、股浅动脉、腘静脉、足背动脉多发斑块形成。于 2014 年 9 月 2 日以"糖尿病足"收住我院骨科。继续原方案治疗，并给予清创换药。于 2014 年 9 月 7 日因少尿，肌酐升高明显，诊断为"急性肾功能衰竭"转入 ICU。给予气管插管接呼吸机辅助呼吸，并行床旁血滤治疗，效果一般。于 2014 年 9 月 7 日出现休克，给予多巴胺联合去甲肾上腺素升压，2014 年 9 月 19 日出现高热，体温高达 39℃。既往确诊为糖尿病史 20 余年，去年开始注射胰岛素，血糖控制不佳。

查体

心电监护示：心率 100~110 次 / 分，律不齐，呼吸 25~30 次 / 分，血压 100/58mmHg。经口气管插管接呼吸机辅助呼吸，吸入氧浓度 35%，经皮血氧饱和度 90%。体温 38.7℃。神志嗜睡。双肺听诊呼吸音粗，满肺湿啰音。第一心音强弱不等，心律不齐，未闻及病理性杂音。腹部查体未见异常。双下肢无明显水肿。左足拇趾端变色，拇趾内侧破溃有脓性分泌物。

理化检查

血常规：白细胞计数（WBC）14.5×10⁹/L，中性粒细胞百分比（N%）78%，血红蛋白（HGB）101g/L，血小板计数（PLT）90×10⁹/L。

肝功：丙氨酸氨基转移酶（ALT）79U/L，天门冬氨酸氨基转移酶（AST）57U/L，血清白蛋白（ALB）40.5g/L，血清总胆红素（TBIL）

20.8μmol/L，血清直接胆红素（DBIL）10.3μmol/L，血清间接胆红素（IBIL）10.5μmol/L。

肾功：肌酐（CRE）189.2μmol/L，血尿素氮（BUN）25.5mmol/L。

血清电解质：钾（K）5.9mmol/L，钠（Na）127mmol/L，氯（Cl）101mmol/L，钙（Ca）1.96mmol/L。

凝血检查：血浆凝血酶原时间（PT）16s，活化的部分凝血活酶时间（APTT）48s。

血气分析：pH 7.30，$PaCO_2$ 44mmHg，PaO_2 65mmHg，SaO_2 92%，HCO3-19mmol/L。

尿常规：潜血（－），尿糖（＋＋＋＋），蛋白（＋）。

即刻血糖：13.5mmol/L。

影像检查

心电图：心房纤颤。

心脏超声：左心室收缩功能减弱，左室射血分数33%。

胸部X线：两肺广泛斑片浸润影。

双下肢血管超声：双下肢动脉粥样硬化伴双侧股总动脉、股浅动脉、腘静脉、足背动脉多发斑块形成，提示动脉粥样硬化。

419

诊断

感染性休克、肺部感染、呼吸衰竭、急性肾衰、心律失常、心房纤颤、心肌梗塞、心脏衰竭、糖尿病足坏疽合并感染，多脏器衰竭。

治疗

继续呼吸机辅助呼吸、血管活性药物维持血压，继续床旁血滤，根据血培养及左足分泌物培养加药敏试验结果指导抗生素应用、抑酸、抑酶、营养胃肠黏膜，纠正水电解质酸碱平衡紊乱，营养支持，营养心肌、利尿、扩张血管等治疗。

会诊理由：因患者住院时间长，脱机困难，因长期卧床，骶尾部皮肤变色等情况，于2014年10月17日，请中医科会诊协助治疗。

中医四诊：患者经呼吸机辅助呼吸，床旁血滤，升压药物维持血压，患者病情未见明显好转。痰多，成脓性，不易吸出，神志不清，大便无，小便量可，脉弱。

中医辨证：痰热壅肺。

主方：越婢加术汤合清金化痰汤加减。

主治：宣肺利水，清热化痰。

会诊意见

1. 中药汤剂处方如下：

黄芩 10g　栀子 10g　桔梗 10g　麦冬 10g　桑白皮 10g　浙贝母 10g　知母 10g　栝楼 20g　橘红 10g　茯苓 20g　葶苈子 10g　芦根 20g　麻黄 10g　石膏 20g　白术 20g　生姜 10g　大枣 10g　泽泻 20g　猪苓 20g，4剂，水煎服，每日 1 剂。

2. 自制黄连膏，黄连 15g 当归尾 25g 生地黄 50g 姜黄 15g，用油炸，浸纱条，敷于创面上，每日 1 次。

治疗效果

经上述治疗，患者痰量减少，尿量增加。

按语： 本案例为糖尿病坏疽致多脏器衰竭。糖尿病的中医病名为消渴。因消渴日久出现血脉痹症，肢体末端因淤血阻络，新血不生，溃破而成坏疽。坏疽失治易发疔疮走黄。糖尿病坏疽致多脏器衰竭属中医疔疮走黄。该病症多因正气内虚，热毒炽盛或患疔疮失于调治，疔毒入血，内攻脏腑而致，伴有神昏、高热、水肿、呼吸困难等症状，以上描述与本患者基本一致。目前临床对于肺衰竭、肾衰竭、心衰竭均具有很好的对症治疗方案，但是有的患者病情还是难以控制。治疗的关键在于呼吸道和胃肠道功能的恢复。虽然目前呼吸机辅助呼吸，有利于机体对氧的需求，但是肺功能恢复较为困难。脱机问题是临床治疗的难点。《素问·经脉别论》："饮入于胃，游溢精气，上输于脾，脾气散精，上归于肺，通调水道，下输膀胱。"肺气由消化道吸收的营养物质和吸入的氧气构成，肺的主要生理功能为宣发和肃降，因此运用中药补益肺气，有利于排痰，防止肺水肿，恢复肺的宣发肃降功能以及胃肠道的功能，才能解决脱机的问题。

病案 3

张××，女，39 岁，ICU，入院时间 2015 年 11 月 10 日。

主诉：多饮，多尿，消瘦 2 年，全身水肿 2 月。

现病史：患者 2 年前因多饮、多尿、消瘦、乏力等症状就诊于当地医院，诊断为 1 型糖尿病，应用皮下注射胰岛素控制血糖。近 1 年来患者间断出现小便频、小便涩痛等症状，经治疗后症状可以缓解。近 2 月来出现双下肢浮肿、颜面浮肿并加重。就诊于我院因"1 型糖尿病、糖尿病肾病、代谢性酸中毒、休克、重度贫血"等疾病收住我院 ICU 抢救治疗。因休克进行心肺复苏后，给予监控血糖、抗休克、呼吸机支持、血滤、纠正电解质酸碱平衡紊乱、纠正贫血、纠正低蛋白血症等对症治疗。现患者意识模糊，因长期卧床，出现骶尾部大小约 5cm×5cm 的压疮，表面糜烂，请中医科会诊协助治疗。

会诊意见

自制黄连膏，浸纱条，敷于创面上，每日 1 次。

治疗效果

创面面积减小。

按语：本案例为 1 型糖尿病致多脏器衰竭合并压疮。患者病情危重，经多项辅助技术支持生命，局部压疮与血液循环较差和局部感染有关。黄连膏具有抗感染、改善血运、保护创面的作用。但是，内治对于创面的愈合起决定性作用。

421

病案4

杨××，女，40岁，普外科，入院时间2014年6月30日。

主诉：双下肢发冷伴双足反复溃疡12年。

现病史：患者12年前出现双下肢发冷，逐渐致双足颜色变黑、溃破，伴有剧烈疼痛。间断治疗多次，病情时好时坏。就诊于我院普外科，以"双下肢血栓闭塞性脉管炎"收住我院普外科。

查体

双下肢无水肿，双小腿皮温较低，皮色淡，左足拇趾溃烂，局部有黏稠分泌物，左足第二趾红肿，皮色淤紫，右足小趾外侧有瘢痕，双侧足背动脉搏动微弱。

影像检查

双下肢动脉彩超：双下肢动脉硬化，右侧下肢胫后动脉轻－中度狭窄、多发斑块形成（混合斑），足背动脉轻－中度狭窄；左下肢胫后动脉中度狭窄、血栓形成（完全闭塞），腓动脉多发斑块形成（混合斑），足背动脉中度狭窄。

双下肢CTA：腹主动脉及双侧髂总动脉粥样硬化病变，双侧胫后动脉纤细，断续显示双侧胫前动脉及腓动脉于踝部上方中断闭塞。

诊断

双下肢血栓闭塞性脉管炎。

治疗

给予抗凝、扩血管、改善循环对症治疗。

会诊理由：于2014年7月5日患者左足拇趾溃疡，请中医协助治疗。

中医四诊：患者双下肢发冷，足趾溃破，颜色暗黑，局部疼痛剧烈，有腐肉、溃脓，舌质红，苔黄白腻，脉涩。

中医辨证：气滞血淤，湿毒下注。

主方：解毒济生汤加减。

主治：解毒定痛，活血化淤。

会诊意见

1. 中药汤剂处方如下：

川芎 10g 当归 10g 黄柏 10g 知母 10g 天花粉 10g 金银花 30g 麦冬 10g 远志 10g 柴胡 10g 黄芩 10g 生甘草 10g 红花 10g 升麻 10g 川牛膝 10g 三七 5g，4 剂，水煎服，每日 1 剂。

2. 大黄甘草膏：将大黄、生甘草熬膏，敷于局部，有解毒去腐敛疮的作用。

3. 腐肉去除后给予生肌散外用。隔日换药 1 次。

治疗效果

经上述治疗后，疼痛明显减轻。

按语： 本案例为双下肢血栓闭塞性脉管炎。血栓性闭塞性脉管炎和闭塞性动脉粥样硬化属中医脱疽病名。脱疽病名最早记载于南齐龚庆宣著的《刘涓子鬼遗方》中，多因郁火毒邪蕴于脏腑，阴亏不能制火而发，或寒湿毒邪下注，营卫不和，气滞血淤而成。本患者为阴虚火毒下注，气滞血淤所致。选方明代陈实功所著的《外科正宗》中记载的解毒济生汤，用以清热解毒，活血散淤。大黄甘草膏记载于《外科精要方》，具有解毒祛腐敛疮的作用，以大黄甘草膏先去腐肉，再用生肌散促进创面生长。中医对于治疗双下肢血栓闭塞性脉管炎有数千年历史的记载，应当发挥优势，提高临床疗效。

病案 5

胡 ××，女，70 岁，普外，入院时间 2015 年 10 月 21 日。

主诉：持续情绪低落、兴趣减退、心烦 2 月。

现病史：患者 2 月前因情绪低落，兴趣减退，心烦，就诊于我院精神卫生科，诊断为抑郁证，接受抗抑郁药物治疗。住院期间无明显诱因出现左小腿红肿疼痛，下肢血管超声检查提示：左下肢腘静脉血栓形成（完全闭塞），诊断为左下肢血栓性静脉炎，转入血管外科治疗。

第一次会诊理由：于 2015 年 10 月 26 日因抑郁证和下肢静脉炎请中医科会诊。

中医四诊：患者左下肢红肿，情绪低落，烦躁易怒，夜卧不安，舌质红，苔黄腻，脉数。

中医辨证：脉痹（热痹）。

主方：五痹汤加减。

主治：清热除湿通络。

会诊意见

1. 中药汤剂处方如下：

姜黄 10g　羌活 10g　白术 10g　防己 10g　桂枝 10g　红花 10g　茯神 10g　远志 10g　麦冬 10g　金银花 30g　野菊花 20g　丹皮 10g　赤芍 10g　丹参 10g，4 剂，水煎服，每日 1 剂。

2. 自制如意金黄散。

天花粉 50g　黄柏 25g　大黄 25g　姜黄 25g　白芷 25g　厚朴 10g　陈皮 10g　甘草 10g　苍术 10g　天南星 10g，研极细末，茶水调敷患处，每日 1 次。

第二次会诊理由：于 2015 年 10 月 30 日，左下肢红肿消失。继续请中医科会诊。

中医四诊：患者纳呆，入睡难，大便难，舌质红，苔白厚腻，脉滑。

中医辨证：肝郁脾虚。

主方：丹栀逍遥丸加减。

主治：疏肝解郁。

会诊意见

中药汤剂处方如下：

僵蚕 10g　蝉衣 10g　大黄 10g　姜黄 10g　升麻 5g　柴胡 20g　丹皮 10g　栀子 10g　当归 10g　白芍 10g　白术 10g　厚朴 10g　夏枯草 20g　茯苓

20g 谷芽 20g 麦芽 20g 甘草 6g，4 剂，水煎服，每日 1 剂。

第三次会诊理由：于 2015 年 11 月 6 日，继续请中医科会诊。

中医四诊：腹满，呃逆，咽部异物感，睡眠较前改善，舌质红，苔白腻，脉滑。

会诊意见

中药汤剂处方如下：

僵蚕 10g 蝉衣 10g 大黄 10g 栝楼 20g 柴胡 10g 丹皮 10g 栀子 10g 姜黄 10g 枳实 10g 当归 10g 白芍 10g 白术 10g 厚朴 10g 竹茹 10g 茯苓 10g 甘草 10g 炒莱菔子 20g，4 剂，水煎服，每日 1 剂。

治疗效果

经上述治疗后，患者诸症减轻。

按语： 本案例为血栓性静脉炎，中医属脉痹。《素问·痹论》最早提出五痹，脉痹为五痹之一。对于脉痹发生的原因《张氏医通》："脉痹者，即热痹也。脏腑移热，复遇外邪客搏经络，留而不去，其证肌肉热极，皮肤如鼠走，唇口反裂，皮肤色变。"本患者情绪抑郁，肝郁化热，移热于脉，复遇静脉输液外邪客于脉，而成为脉痹。《素问·痹论》也提出了以五脏为主的五痹，即心痹、肝痹、肾痹、肺痹、脾痹。其中，肝痹表现为夜卧则惊，多饮，小便数。脾痹表现为四肢懈惰，咳嗽呕恶。对于五脏痹症中肝痹、脾痹的表述与患者抑郁证的描述相一致。因此，在治疗抑郁证时，当疏肝解郁，调和肝脾。血栓性静脉炎治疗中的风险为血栓脱落导致急性肺栓塞。因此，本着急病急治，缓病缓治的原则，首先应治疗脉痹。治疗脉痹的原则是避免血栓移动，局部消散吸收。给予口服五痹汤以改善血循环，清热解毒，促进炎症局部吸收。外用如意金黄膏（《外科正宗》）以促进静脉炎吸收。另外，如意金黄膏对输液导致的静脉炎也有很好的治疗作用。

425

病案6

高 ××，女，70岁，普外科，入院时间2013年7月9日。

主诉：右上腹间断性疼痛10余年，加重1月余。

现病史：患者10年前出现右上腹间断性疼痛，当时诊断为胆结石。期间疼痛时有发生，时轻时重。近1月来加重并向右肩背放射，伴汗出、恶心、呕吐，呕吐物为胃内容物，自服金黄利胆胶囊，疼痛未能缓解。

查体

T 36.3℃，P 67次/分，R 20次/分，BP 122/67mmHg，神志清，精神欠佳，皮肤黏膜及巩膜无黄染、出血点。心率67次/分，律齐，心音正常，心脏各瓣膜听诊区未闻及病理性杂音。双肺听诊呼吸音清，未闻及干湿性啰音。腹软，未见胃肠型及蠕动波，无腹壁静脉曲张，右上腹压痛阳性，无反跳痛，墨菲氏征阳性，余腹部无压痛、反跳痛，未触及包块，肝脾肋下未触及，肠鸣音4次/分。双下肢无水肿。

理化检查

血常规：白细胞计数（WBC）4.3×10^9/L，中性粒细胞百分比（N%）67%，血红蛋白（HGB）105g/L，血小板计数（PLT）153×10^9/L。

肝功：丙氨酸氨基转移酶（ALT）36U/L，天门冬氨酸氨基转移酶（AST）23U/L，血清白蛋白（ALB）38.6g/L，血清总胆红素（TBIL）13.5μmol/L，血清直接胆红素（DBIL）5.6μmol/L，血清间接胆红素（IBIL）7.9μmol/L。

肾功：肌酐（CRE）52μmol/L，血尿素氮（BUN）4.0mmol/L。

血清电解质：钾（K）3.5mmol/L，钠（Na）137mmol/L，氯（Cl）105mmol/L，钙（Ca）2.35mmol/L。

凝血检查：血浆凝血酶原时间（PT）13s，活化的部分凝血活酶时间（APTT）40s。

血脂系列：血清总胆固醇（TC）6.25mmol/L，血清甘油三酯（TG）

3.20mmol/L，血清高密度脂蛋白（HDL-C）0.87mmol/L，血清低密度脂蛋白（LDL-C）3.80mmol/L。

血清淀粉酶（AMS）：980U/L。

影像检查

心电图示：ST-T（v4-v6）异常。

磁共振胰胆管成像示：胆总管下端结石、慢性胆囊炎、胆囊结石。

诊断

慢性胆囊炎、胆结石。

治疗

于 2013 年 7 月 22 日行腹腔镜胆囊切除术。术后患者血象增高，肝酶异常。给予禁饮食，胃肠减压，维持水电解质平衡，维持有效血容量，采用早期全胃肠外营养（TPN）作为营养支持。抗感染、抑制酶活性、抑制胃酸等治疗。

会诊理由：患者术后出现全腹压痛、咳嗽、咳痰，换药见切口上部红肿，伴组织液化，予开窗引流换药处理，日 2 次，痰培养：铜绿假单胞菌，给予头孢他啶抗感染治疗。于 2013 年 8 月 5 日请中医科会诊，协助治疗。

中医四诊：腹痛，伤口红肿，脓性分泌物，咳嗽，咳痰，舌质红，苔黄腻，脉数。

中医辨证：气滞血淤，热毒内蕴。

主方：排脓散加减。

主治：益气活血，透热排脓。

会诊意见

1. 中药汤剂处方如下：

穿山甲 10g 黄芩 10g 当归 10g 金银花 30g 知母 10g 白芷 10g 防风 10g 川芎 10g 栝楼 10g 黄芪 20g，4 剂，水煎服，每日 1 剂。

2. 自制黄连膏油纱条引流外敷。

治疗效果

患者诸症减轻，伤口肉芽生长好。

按语：本案例为胆囊切除术后伤口感染。患者术后伤口感染与腹腔内感染有关。因此，内治法益气活血、透热排脓，配合黄连膏有利于腹腔引流通畅，热毒已去，伤口即可愈合。因此，内外治结合是治疗术后伤口感染的主要方法。

病案7

张××，女，60岁，普外，入院时间2013年9月2日。

主诉：间断右上腹憋胀，伴恶心10月。

现病史：患者8年前因"慢性胆囊炎、胆囊结石、肝内胆管结石"于当地医院普外科行胆囊切除、胆总管探查T管引流术。术后20天左右拔出T管。患者10月前间断出现右上腹憋胀，多在饱餐后出现，伴恶心，体重下降10公斤。就诊于我院普外科，以"肝内胆管结石"收住我院普外科。

查体

T 36.6℃，P 76次/分，R 18次/分，BP 117/70mmHg，神志清，精神欠佳，形体消瘦，皮肤黏膜及巩膜无黄染、出血点，浅表淋巴结未触及肿大。腹平软，未见胃肠型及蠕动波，右上腹压痛阳性，无反跳痛，肝脾肋下未触及，肝区无叩击痛，无移动性浊音，肠鸣音正常。其余查体未见异常。

理化检查

血常规：白细胞计数（WBC）4.7×10^9/L，中性粒细胞百分比（N%）70.5%，血红蛋白（HGB）94g/L，血小板计数（PLT）138×10^9/L。

肝功：丙氨酸氨基转移酶（ALT）25U/L，天门冬氨酸氨基转移酶（AST）21U/L，血清白蛋白（ALB）37.3g/L，血清总胆红素（TBIL）23.5μmol/L，血清直接胆红素（DBIL）12.6μmol/L，血清间接胆红素（IBIL）10.9μmol/L。

肾功：肌酐（CRE）48μmol/L，血尿素氮（BUN）3.5mmol/L。

血清电解质：钾（K）3.5mmol/L，钠（Na）136mmol/L，氯（Cl）102mmol/L，钙（Ca）2.20mmol/L。

凝血检查：血浆凝血酶原时间（PT）12s，活化的部分凝血活酶时间（APTT）37s。

血清淀粉酶（AMS）：105U/L。

尿淀粉酶（UAMR）：130U/L。

影像检查

腹部B超：肝内胆管结石，胆囊切除术后。

腹部CT：胆囊切除术后；肝、脾、双肾、胰腺未见异常。

诊断

肝内胆管结石。

治疗

于2013年9月12日行胆总管探查和T管引流术。给予禁饮食，胃肠减压，维持水电解质平衡，维持有效血容量，采用早期全胃肠外营养（TPN）作为营养支持。抗感染、抑制酶活性、抑制胃酸等治疗。

会诊理由：于2013年9月23日T管引流通畅，患者仍有右上腹不适、恶心，精神、食欲差，请中医会诊协助治疗。

中医四诊：消瘦，乏力，右上腹不适，恶心，纳差，大便不畅，舌质淡，苔薄黄腻，脉弦。

中医辨证：少阳兼阳明热结轻症。

主方：大柴胡汤加减。

主治：和解少阳，泄热通腑。

会诊意见

中药汤剂处方如下：

柴胡10g 黄芩10g 生白芍10g 半夏10g 枳实10g 大黄5g 生姜

10g 大枣 10g，4 剂。水煎服，每日 1 剂。

治疗效果

服上方后，诸症减轻。

按语：本案例为肝内胆管结石，行胆总管探查和 T 管引流术后腹胀。患者虽为 T 管引流胆汁，但是少阳阳明证未除。《金匮要略》："按之心下满痛，此为实，当下之，宜大柴胡汤。"因此，大柴胡汤可以用于肝内结石 T 管引流术后的腹胀。

病案 8

王 ×，男，58 岁，普外科，入院时间 2014 年 4 月 30 日。

主诉：右下腹肿物 40 余天。

现病史：患者 40 天前右下腹及腰背疼痛，当地医院检查后诊断为"带状疱疹"，同时右下腹扪及一直径约 0.5cm 大小的圆形肿物，质硬，触痛不明显，未予重视，对症治疗 20 余天好转出院。之后右下腹肿物自发现以来持续增大，现直径 2cm，质韧，边界清楚，活动度可，皮色、皮温正常，轻度触痛，为明确诊断及治疗，就诊于我院普外科，以"右下腹肿物性质待查"收住我院普外科。经完善相关化验及检查后，诊断为：右下腹腹壁囊肿，于 2014 年 5 月 4 日在局麻下行肿物切开，见内有暗红色液体，放置引流管，病理诊断为：囊肿。于 2014 年 5 月 10 日再次出现右下腹及腰背疼痛，查体见腹壁皮肤散在小疱疹，考虑带状疱疹，给予口服抗病毒药物治疗，效果不佳。

会诊理由：于 2014 年 5 月 13 日患者右下腹腹壁带状疱疹，请中医会诊协助治疗。

中医四诊：患者面色苍白，疼痛，怕冷，腹壁囊肿引流通畅，有脓性分泌物，腹壁皮肤有小疱疹，舌淡红，无苔，脉弦。

中医辨证：肝郁气滞。

主方：逍遥丸加减。

主治：疏肝解郁，温经止痛。

会诊意见

1. 中药汤剂处方如下：

当归 10g 柴胡 10g 生白芍 15g 白术 10g 茯苓 10g 川楝子 10g 延胡索 20g 生甘草 5g，4 剂，水煎服，每日 1 剂。

2. 自制黄连膏油纱条引流外敷。

3. 艾灸疱疹区域，以灸之不痛为度。

治疗效果

疼痛减轻。

按语： 本案例为带状疱疹。患者带状疱疹 2 月余，经多种治疗久不愈。带状疱疹中医病名为缠腰火丹，病名始记载于《疡科选粹》一书。表现为胸胁腹部一侧疱疹性疾病，病机为与心肝淤热，毒邪凝结。患者经多种治疗，心肝气机郁滞，寒邪停留经络，郁久不去，不通则痛。艾叶性味苦、辛、温，归脾、肝、肾经，具有温经止痛的作用。艾灸法有很好的温阳补虚的作用，适于病久虚寒者。艾灸是中医外治法中的重要治疗方法，使用得当，能够解决临床上很多难以解决的问题。艾灸配合中医辨证施治，对带状疱疹引起的神经痛有很好的治疗作用。

431

病案 9

牛 ××，男，65 岁，普外，入院时间 2013 年 11 月 1 日。

主诉：呕血 4 次，黑便 1 次。

现病史：患者 3 日前出现大量呕血和便血，伴有头晕、乏力、心悸，急测血压 80/70mmHg，给予止血、输血浆等对症治疗，出血止。遂以"消化道出血"收住我院消化科住院治疗。腹部 B 超示：胆囊结石。胃镜检查：贲门溃疡（癌不除外），病理检查：腺上皮呈中重度非典型增生。诊断：溃疡型高分化胃癌。转普外科治疗。于 2013 年 11 月 18 日全麻下行腹腔镜胃癌根除术、胆囊切除术、幽门括约肌成形术，并放置腹腔引流管。术后给予禁饮食，胃肠减压，维持水电解质平衡，维持有效血容量，采用早期全胃肠外营养（TPN）作为营养支持。抗感染、抑制酶活性、抑制胃酸等治疗。

会诊理由：于 2013 年 12 月 4 日患者腹腔引流通畅，腹腔镜切口渗出较多，愈合差。请中医协助治疗。

中医四诊：伤口红肿，脓性分泌物，舌质红，苔黄腻，脉弱。

中医辨证：气血不足，热毒内蕴。

主方：排脓散加减。

主治：益气活血，透热排脓。

会诊意见

1. 中药汤剂处方如下：

穿山甲 10g 黄芩 10g 当归 10g 金银花 30g 知母 10g 白芷 10g 防风 10g 川芎 10g 栝楼 10g 黄芪 30g，4 剂，水煎服，每日 1 剂。

2. 自制黄连膏油纱条引流外敷。

治疗效果

患者诸症减轻。

按语：本案例为胃癌根除术后腹腔镜切口感染。患者术后切口感染与腹腔内感染有关。内治法益气活血，扶正透脓，配合黄连膏有利于腹腔引流通畅，热毒已去，伤口即可愈合。因此，内外治结合是治疗腹腔镜术后切口感染的主要方法。

病案 10

李 ××，女，80 岁，ICU，入院时间 2015 年 10 月 8 日。

主诉：臀部皮肤溃破 3 月余

现病史：患者因长期卧床，3 月前臀部皮肤出现溃破，给予局部红外线理疗和中药换药，症状时轻时重，但溃疡始终未愈合。以"压疮"收住我院皮肤科。查体：骶尾区皮肤表面可见一大小约 2cm×3cm 破溃口，有脓性分泌物，有异味，破溃口周围皮肤质硬，呈红色、灰色。给予换药、抗感染、营养支持等治疗。治疗过程中患者出现高热、神昏、呼吸困难转入 ICU 治疗。当前诊断为：肺部感染、感染性休克、2 型呼吸衰竭、呼吸性酸中毒、电解质紊乱、低蛋白血症、右骶尾区褥疮。给予经鼻气管插管接呼吸机辅助呼吸，留取血标本、痰标本送培养、药敏试验，确定敏感抗生素。补液，纠正电解质紊乱，纠正低蛋白血症，营养支持等治疗，加强呼吸道、皮肤护理，物理降温。经上述治疗，血压仍不能维持，给予去甲肾上腺素，维持血压。

会诊理由：于 2015 年 11 于 2 日患者目前肺部感染已基本控制，已撤机，体温、血象正常，神志转清，血压仍需去甲肾上腺素维持，请中医会诊，协助治疗。

中医四诊：神志清，疲乏，口干渴，手足心热，心烦，眠差，右骶尾区创面愈合缓慢，仍有少量渗出，舌质红，苔少，脉微弱。

中医辨证：气阴两虚。

主方：生脉饮加减。

主治：益气养阴。

会诊意见

中药汤剂处方如下：

人参 5g 麦冬 10g 五味子 10g 山萸肉 30g 龙骨 10g 牡蛎 10g，4 剂，水煎服，每日 1 剂。

治疗效果

服上方后，又进 4 剂。于 2015 年 11 月 10 日血压已稳定，停去甲肾上腺素。

按语：本案例为感染性休克，心肺复苏后血压难以维持。休克中医属脱证。生脉饮记载于李东垣所著的《内外伤辨惑论》一书，具有益气生津，敛阴止汗之功。目前，已被广泛用于休克的治疗。具有强心、升压的作用。民国时期的中西汇通派医家张锡纯尤喜用山萸肉来治疗休克，"山萸肉味酸性温，大能收敛元气，振作精神，固涩滑脱"，又有"山萸肉救脱之功，较参、术、芪更胜……凡人身之阴阳气血将散者，故救脱药当以萸肉为第一。"故大量山萸肉有很好的升压作用。《医学衷中参西录》记载的来复汤是治疗脱证第一方。本案例患者经该方剂治疗后停用升压药，血压正常。说明中药配方有很好的升压作用。

病案 11

董××，男，44 岁，ICU- 普外，入院时间 2014 年 4 月 1 日。

主诉：外伤后 10 天。

现病史：患者 10 日前因腹部外伤，就诊于当地医院，诊断为"肠穿孔"，行肠破裂修补术。术后给予禁饮食，胃肠减压，维持水电解质平衡，维持有效血容量，采用早期全胃肠外营养（TPN）作为营养支持。抗感染、抑制酶活性、抑制胃酸等治疗。2014 年 4 月 1 日患者自觉腹胀明显，出现咳嗽，咳痰，痰中带血，尿血，胃管引流有出血，腹部术区有血性分泌物，收住我院 ICU 治疗。当日出现失血性休克，考虑与腹腔伤口出血有关，经抑酸、抑酶、抗感染、补液、抗休克等支持对症治疗，病情稳定。于次日在全麻下拆开腹部缝线再次进腹探查，止血，清洗腹腔，放置腹腔引流管。

会诊理由：于 2014 年 4 月 29 日，现术后恢复尚可，切口中 1/3 处有脂肪液化，患者腐肉较多，肉芽不新鲜，请中医科协助治疗。

中医四诊：乏力，虚弱，伤口红肿，脓性分泌物，腐肉，肉芽不新鲜，舌质红，苔黄腻，脉弱。

中医辨证：气血不足，热毒内蕴。

主方：排脓散加减。

主治：益气活血，透热排脓。

会诊意见

1. 中药汤剂处方如下：

穿山甲 10g 黄芩 10g 当归 10g 金银花 30g 知母 10g 白芷 10g 防风 10g 川芎 10g 栝楼 10g 黄芪 30g，4 剂，水煎服，每日 1 剂。

2. 以自制大黄甘草膏去腐肉之后，用生肌散促进伤口愈合，隔日 1 次，外敷。

治疗效果

患者精神好，伤口愈合较快。

按语：本案例为肠破裂术后修补后伤口感染。患者内脏器官修补术后，经脉气血不通，淤血内阻，新血不生，会导致伤口难以愈合。因此，补益气血、疏通经络、清热排脓有利于伤口的愈合。

病案 12

姜××，女，51 岁，骨科，入院时间 2015 年 4 月 30 日。

主诉：腰椎骨折后 1 月，伴截瘫。

现病史：患者 1 月前不慎跌倒后出现截瘫，就诊于当地医院，脊椎 X 线检查示：胸 12 椎体骨折，行手术切开复位和椎板减压内固定术后好转出院。今晨 9 时出现双下肢肿胀、疼痛，左下肢较重，当地医院考虑双下肢深静脉血栓形成，转入我院骨科住院治疗。给予抗凝、溶栓等对症治疗。

会诊理由：经给予抗凝、溶栓等对症治疗。患者双下肢肿胀疼痛消失。于 2015 年 5 月 6 日近来常感恶心，不欲饮食，睡眠质量差，请中医会诊，协助治疗。

中医四诊：乏力，口干不欲饮，恶心，纳差，失眠，烦躁，心慌，大便不畅，小便黄，舌质红，舌面根部薄，黄腻苔，舌两边苔少，脉弦滑。

中医辨证：邪热弥漫三焦，少阳枢机不利。

主方：柴胡龙骨牡蛎汤加减。

主治：和解清热，镇静安神。

会诊意见

中药汤剂处方如下：

柴胡 10g 黄芩 10g 生地 10g 龙胆草 10g 半夏 10g 生姜 10g 大枣 10g 桂枝 10g 茯苓 20g 龙骨 20g 牡蛎 20g 大黄 10g 石决明 10g 栀子 10g，4 剂，水煎服，每日 1 剂。

第二次会诊理由：于 2015 年 5 月 13 日，中药已服完，恶心、食欲差、睡眠差有改善，请中医会诊继续协助治疗。

中医四诊：患者仍感乏力，容易出汗，伴心慌，口渴，睡眠欠佳，大便不畅，舌淡红，苔白腻，脉滑数。

会诊意见

继续服上方 4 剂。

治疗效果

诸症减轻。

按语：本案例为骨折术后深静脉血栓。患者因骨折致截瘫后患者情志不遂，肝郁化火，耗伤阴血，血脉凝滞为淤。治疗当疏通三焦，调理气血为主。

病案 13

沈 ×，女，31 岁，普外，入院时间 2015 年 2 月 2 日。

主诉：右下腹疼痛 3 天。

现病史：右下腹疼痛 3 天，为持续性胀痛，伴低热，无恶心、呕吐、腹泻等症状。腹部 B 超示：右下腹异常回声。查体：右下腹压痛、反跳痛，无腹肌紧张。以"急性阑尾炎"收住我院普外科。于 2015 年 2 月 3 日在全麻下行阑尾切除术。术后 10 天，切口处红肿。2015 年 2 月 13 日请中医科会诊协助治疗。

会诊意见

自制黄连膏油纱条引流外敷。

治疗效果

伤口愈合。

按语： 本案例为急性阑尾炎术后伤口不愈合。自制黄连膏油纱条引流外敷，有很好的抗感染、促进伤口愈合的功效。

病案 14

闫××，女，79 岁，普外，入院时间 2013 年 8 月 21 日。

主诉：脐周痛 3 天。

现病史：患者 3 天前无明显诱因出现脐周痛，腹胀，伴恶心、呕吐 1 次，为胃内容物，自测体温 37.5℃，排水样便 2 次，之后转为右下腹痛，就诊于当地医院，考虑急性阑尾炎，给予对症治疗，腹痛缓解不明显，出现轻微气紧，以"急性阑尾炎"收住我院普外科。既往间断房颤 30 余年。2 型糖尿病 30 余年。28 年前子宫切除。高血压病 15 年。7 年前胆囊切除。1 年前诊断为冠心病，同年发现腔隙性脑梗塞。

查体

T 36.3℃，P 98 次 / 分，R22 次 / 分，BP 145/92mmHg，神志清，精神差。双部听诊呼吸音清，未闻及干湿性啰音。心率 98 次 / 分，律不齐，第一心音强弱不等，各瓣膜听诊区未闻及病理性杂音。腹部稍膨隆，未见胃肠型及蠕动波，触之软，肝脾肋下未触及，右下腹麦氏点压痛阳性、反跳痛阳性，无腹肌紧张，肠鸣音 3 次 / 分。双下肢无水肿。

化验及检查

血常规：白细胞计数（WBC）3.7×10^9/L，中性粒细胞百分比（N%）79%，血红蛋白（HGB）105g/L，血小板计数（PLT）140×10^9/L。

肝功：丙氨酸氨基转移酶（ALT）23U/L，天门冬氨酸氨基转移酶（AST）26U/L，血清白蛋白（ALB）39.6g/L，血清总胆红素（TBIL）15.3μmol/L，血清直接胆红素（DBIL）4.5μmol/L，血清间接胆红素（IBIL）10.8μmol/L。

肾功：肌酐（CRE）51μmol/L，血尿素氮（BUN）3.3mmol/L。

血清电解质：钾（K）3.4mmol/L，钠（Na）132mmol/L，氯（Cl）99mmol/L，钙（Ca）2.20mmol/L。

凝血检查：血浆凝血酶原时间（PT）12s，活化的部分凝血活酶时间（APTT）38s。

心电图示：房颤、陈旧性心肌梗塞。

心脏彩超：左心房、左心室扩大；二尖瓣、主动脉瓣轻度关闭不全。

腹部B超：右下腹异常回声。

诊断

急性阑尾炎。

治疗

2013年8月26日全麻下开腹探查、盲肠切除、空肠造瘘术。

会诊理由：2013年9月17日患者术后伤口液化，不愈合，请中医科会诊。

会诊意见

自制黄连膏油纱条引流外敷。

治疗效果

伤口愈合。

按语： 本案例为急性阑尾炎术后伤口不愈合。多次使用自制黄连膏油纱条引流外敷，伤口愈合较快。

病案15

刘××，男，62岁，普外，入院时间2014年8月8日。

主诉：左下肢皮肤变黑10余年。

现病史：患者10年前出现左下肢皮肤颜色改变，继而出现远端破溃，溃疡久不愈合。就诊于我院普外科，查血管超声示：左下肢深静脉血栓形成。以"下肢深静脉血栓形成"收住我院普外科。行下腔静脉远端、左侧髂总静脉、髂外静脉支架植入术，好转出院。2月前患者左小腿下端局部皮肤破溃，再次入住我院普外科。查体：神志清，精神可，体温 36.2℃，心率 72 次／分，律齐，左小腿皮肤流淡红色稀薄液体，皮肤干燥，脱屑，有恶臭，感觉存在，足背动脉搏动可。给予清创、换药、抗炎，支持对症治疗。

第一次会诊理由：于 2014 年 8 月 13 日，患者左下肢溃疡愈合缓慢，请中医会诊，协助治疗。

中医四诊：患者诉胸背部及两腋下灼热，偶有刺痛，剑突下憋胀，口干渴欲饮，入睡困难，左下肢皮温低，皮肤干燥脱屑，局部溃疡，表面有渗出，舌质暗，苔少，脉沉细数。

中医辨证：湿热内壅，气滞血淤。

主方：四妙勇安汤合四妙丸加减。

主治：清热解毒，活血通络。

会诊意见

1. 中药汤剂处方如下：

苍术 10g 黄柏 10g 牛膝 10g 生薏仁 30g 玄参 20g 当归 15g 金银花 40g 生甘草 10g 黄芪 15g 赤小豆 20g 丹参 20g 柴胡 10g 川芎 10g，4 剂，水煎服，每日 1 剂。

2. 大黄甘草膏：清洁患处，将大黄、生甘草熬膏，敷于局部，有解毒、去腐敛疮的作用。

3. 生肌散外用。腐肉去后给予生肌散外用。隔日换药 1 次。

第二次会诊理由：上方服完，胸部刺痛及剑突下憋胀感消失，仍有轻度灼热感，左下肢溃疡渗出较前减少。2014 年 9 月 1 日请中医科继续会诊，协助治疗。

中医四诊：患者左下肢颜色变黑，干燥，脱屑，溃疡表面有白色脓性渗出，舌质红，少苔，脉沉。

中医辨证：气血不足，气滞血淤。

主方：血府逐淤汤合当归四逆汤加减。

主治：行气活血通络。

会诊意见

中药汤剂处方如下：

枳壳 10g 桔梗 10g 川牛膝 10g 柴胡 10g 桃仁 10g 红花 10g 当归 10g 川芎 10g 熟地 10g 生白芍 10g 生甘草 10g 赤芍 10g 生地 10g 桂枝 10g 细辛 3g 通草 10g，4 剂，水煎服，每日 1 剂。

治疗效果

渗出减少，逐渐愈合。

按语：本案例为下肢深静脉血栓形成，支架植入术后溃疡不愈合。患者下肢深静脉血栓形成多年，随着介入技术的广泛应用，进行下腔静脉远端、左侧髂总静脉、髂外静脉支架植入术，术后患者下肢血供有所改善。但是对于患肢颜色、溃疡愈合、疼痛症状没有明显的改善。静脉血管支架植入术是目前治疗周围血管病变的主要治疗手段。但是有的患者需要配合内科保守治疗。中医传统有治疗该病的多种手段，应当继续传承并造福患者。

附录一

浆细胞性乳腺炎中医治疗验案

山西医科大学第一医院中医科　武嫣斐
山西医科大学研究生学院　强　亚

　　浆细胞性乳腺炎是一种以乳腺管扩张、浆细胞浸润为基础病变的非细菌性乳腺炎症。临床常见急慢性炎症反应并存，西医保守治疗疗效欠佳，现手术治疗占主导地位，其中患侧乳腺切除是主要的手术类型，但患者难以接受[1]。中医药治疗本病具有一定优势，但是我们在临床治疗中发现，每一份病案都具有特殊性，个案分析在提高中医临床技能方面起到重要的作用。现举一案例，并浅谈治疗心得。

病案实录

　　师某，女，30岁，主诉左乳疼痛、肿胀20天，于2014年7月15日初诊。患者诉20天前无明显诱因出现左乳疼痛，波及左腋下部位，在左乳外下象限靠近乳晕处可触及约核桃大小一枚结节、质硬、活动度可，当时正值月经期间，考虑与之有关，未重视。7月5日左乳疼痛剧烈，整个乳房较右侧明显肿大、皮温升高、皮色发红，原先约核桃大小的硬结增大至约成人手掌大小。遂就诊于普外科，经抗炎治疗7日，无明显改善，诊断为"浆细胞性乳腺炎"，建议手术治疗。患者拒绝，转求中医治疗。发病以来易疲劳，心烦易怒，口渴，纳差，失眠，大便黏腻不爽，小便黄。

441

初诊 2014 年 7 月 15 日。

患者左乳红肿，外下象限内结节局部有波动感，精神欠佳，面色少华，舌质红，苔黄腻，脉滑数。西医诊断：浆细胞性乳腺炎（脓成期）。中医诊断：乳痈。给予切开排脓，并以负压吸引管吸出脓液约100ml，切口周围外敷金黄膏，用消毒干纱布覆盖疮面，隔日更换 1 次。内用药处方：金银花 20g、蒲公英 20g、紫花地丁 10g、当归 5g、川芎5g、乳香 5g、没药 5g、延胡索 10g、穿山甲 10g、皂角刺 10g、白芷10g、桔梗 10g、黄芪 10g、玄参 20g、麦冬 10g、天花粉 10g、赤小豆20g、柴胡 10g、半夏 10g。6 剂，水煎服，每日 1 剂，分 2 次服。

按： 病机要点为淤热毒邪内蕴，热盛肉腐成脓，气血阴津暗耗，正常乳腺管疏通无力，形成新的乳腺管扩张，新的窦道形成，病情反复发作。所以，顾护正气，恢复正常的乳腺管功能是治疗的关键。治疗以清热解毒，活血止痛，消肿排脓为主，兼以扶正，选择四妙勇安汤作为基础方。期间脓液引流不畅，发现单纯及复杂窦道形成，将九一丹[2]砂条插入窦道内引流，以拔毒祛腐生新，后脓液转多。

二诊 2014 年 7 月 22 日。

患者左乳红肿疼痛明显减轻，外下象限疮口引流物由豆渣样变为稀薄脓液，夹杂少量淤血块，疮面肉芽组织鲜红；外上象限靠近乳晕处局部皮肤发红，可触及一枚鹌鹑蛋大小结节，有触痛。患者乏力，口渴明显，舌质淡红，苔白腻，脉滑数。嘱原疮口继续引流、换药，隔日 1 次。内治处方：人参 5g、黄芪 10g、当归 10g、川芎 10g、肉桂 5g、白芷 10g、防风 10g、桔梗 10g、金银花 20g、乳香 10g、没药10g。6 剂，水煎服，每日 1 剂，分 2 次服。

按： 病机要点为脓成致气血津液暗耗，乳腺脂肪组织、乳腺微循环损伤，大肉已脱，再次形成乳腺组织脉络淤阻，痰湿淤内阻，形成新的结节，再次形成新的脓腔窦道，致乳腺蜂窝状改变。故以扶正托毒为主，化淤通络散结为辅，选择托里十补散作为基础方。

三诊 2014 年 7 月 30 日。

患者诉治疗期间左乳新生结节自行成脓溃破愈合，外下象限疮口引流物逐渐减少。诊见左乳外上象限小疮口已愈合，有褐色色素沉着，外下象限大疮口基本无渗液，疮面局部肉芽色淡，周围皮肤生长缓慢。患者精力较前好转，口渴减轻，二便可，面色稍红润，舌质淡，苔薄白，脉细弱。嘱停止引流，疮面外敷生肌散，隔日换药 1 次。内治处方：党参 10g、黄芪 30g、白术 10g、茯苓 10g、炙甘草 6g、当归 10g、熟地 10g、赤芍 10g、远志 10g、五味子 10g、肉桂 5g、乳香 10g、没药 10g、陈皮 10g、焦神曲 10g、焦山楂 10g。6 剂为 1 疗程。用药 2 个疗程后，患者自觉精力明显好转，左乳内窦道逐渐变浅，疮面肉芽红润，疮口缩小。

按：病机要点为病程日久耗伤正气，正气不足，余邪留恋。故以益气和血、敛疮生肌、祛邪通络为主，选择十全大补汤为基础方。2014 年 8 月 20 日患者左乳疮面完全愈合，无不适，至今电话随访，未见复发。

体会

该患者先天乳头轻度内陷，2 年前哺乳期出现乳汁排出不畅，请催乳师行乳房揉按催乳，致乳汁排出困难，遂放弃母乳喂养。考虑此次发病与既往乳腺导管损伤、闭锁、乳汁淤积、乳腺管扩张等病理变化有关，亦与患者长期情志不遂、肝气不疏有关。中医认为乳头属肝，乳房属胃，乳腺为肝、脾、胃经所主。肝主疏泄，疏通、调畅全身气机，气机通畅是机体内血、津、液等一切液态物质正常运行的根本保障。肝失疏泄，则气郁而滞，在乳腺则表现为与乳头相连的乳络内乳汁积聚、微循环淤阻。乳房为腺体和脂肪组织，属五体中"肉"，为脾所主。脾运失健，湿浊内停，聚而成痰，痰湿内聚乳腺发为乳中痰核。痰湿淤阻，气血运行不畅，郁而化热，热毒内盛，肉腐成脓。

在本病治疗上，我们借鉴姜良铎教授"从状态论治"学术思想[3]，全面了解与疾病相关的所有信息，辨识状态，寻找疾病的基础病机和发病病机，因势利导，内外治结合。本案例的基础病机为气滞痰凝血淤，发病病机为淤热毒邪炽盛，气虚乳络血脉不畅，营血不和。故疏肝行气通络，不忘温阳补气；散结化淤排脓，不忘生津养血和血。在治疗的整个过程注意顾护正气，急性期助邪外达，缓解期以恢复乳腺管、腺体正常功能为主。内外治法结合，早期清热解毒，促进脓液排出，中晚期祛腐生肌，进一步排出脓液腐肉，促进创面肉芽生长，临床整体疗效显著。

浆细胞性乳腺炎在个案上具有特殊性，但以上治疗思路及方法，笔者认为有一定的临床借鉴意义。

参考文献

[1].贾喜花，唐汉钧，浆细胞性乳腺炎研究进展．中国中西医结合外科杂志，2002(02)：第72-74页．

[2].陈红风，程亦勤，叶媚娜，等，九一丹外用治疗粉刺性乳痈30例安全性分析研究，与时俱进的中医乳房病学——第十二次全国中医、中西医结合乳房病学术会议2011：中国北京．第5页．

[3].姜良铎，刘承，从状态论治——中医临床创新思维方法与技术，2009年中华中医药学会内科分会全国中医内科临床科学研究专题研讨会2009：中国浙江杭州．第11页．

附录二

决流汤加味外敷治疗胰腺癌晚期腹水

山西医科大学第一医院中医科　武嫣斐
山西医科大学研究生学院　强　亚

我国古人留有许多治疗危重病案的方药，但现代临床上应用较少，原因与药物的毒副作用、给药方式不利于临床应用有关。笔者认为在现代临床技术的辅助下，对于危重病症患者使用中医治疗具有可行性。以决流汤粉剂外用治疗胰腺癌晚期腹水1例，利水作用显著，用药安全，疗效稳定。

1 病案实录

445

患者，男，71岁。初诊日期：2014年12月16日。

患者因腹胀、便血3天，于2014年12月16日住院治疗。患者于2014年9月因上腹部疼痛、进食减少、恶心、呕吐等不适就诊于当地医院，经腹部CT检查示：胰头癌，肝内广泛转移灶，肺内多发转移灶，腹腔淋巴结转移，不完全性肠梗阻，诊断为胰腺癌晚期。经消化科、肿瘤科、普外科会诊，认为胰腺癌晚期，不考虑手术放化疗治疗，患者家属要求保守治疗。近3日来，患者出现多次便血、呈柏油样便，伴有倦怠乏力，面色苍白。查体：形体消瘦，贫血貌，恶病质；肺部听诊呼吸音较弱，心率85次/分，律齐；腹部膨隆，上腹部压痛明显，肠鸣音较弱，腹部叩诊移动性浊音阳性。急查血常规：红细胞$2.4×10^{12}/L$，血红蛋白 65 g/L，血小板 77×10⁹/L。血浆总蛋白 58.3 g/L，血浆白蛋白 27.0 g/L。大便潜血（＋）。给予补液、止血、补充人血白蛋白、输注浓缩红细胞、营养支持等治疗。

于 2014 年 12 月 26 日患者腹胀较前加重，卧位时呼吸困难。查床旁 B 超，胸腹水测定发现：胸水、腹水形成，腹水中等量。给予患者呋塞米 60 mg 加入 50 ml 5% 葡萄糖注射液，微量泵泵入，4 ml/h。患者 24 h 入量 2 800 ml，小便 800 ml，腹胀明显，呼吸困难，考虑穿刺抽取胸腹水会使胸腹水增加更快，同时利尿剂剂量增加过快会导致电解质紊乱或利尿效果减弱而加速肾功能衰竭，疾病进一步恶化。

西医诊断：胰腺癌晚期；中医诊断：水臌；辨证：脾肾阳虚，水饮内停；治法：攻逐水饮。处方：黑丑 6 g，甘遂 6 g，肉桂 6 g，车前子 30 g，冰片 6 g。研细末，黄酒调，敷于神阙穴周围，每 24 小时更换 1 次。

用药当天患者呼吸困难、腹部憋胀减轻，小便量增多，大便 1 次，腹部较前变软，腹围由 100 cm 减至 86 cm。遂减少呋塞米用量至 40 mg，保持出入量基本平衡。

继续使用 4 日，患者胸腹水未见明显增加，便血停止，大便潜血试验阴性；血常规：红细胞 3.31×10¹²/L，血红蛋白 91 g/L，血小板 85×10⁹/L；血浆白蛋白 29.7 g/L。治疗第 5 日，患者因胰头癌压迫胆总管、肝内转移瘤压迫肝内胆管出现皮肤及巩膜急剧黄染，因梗阻性黄疸停止使用上述中药粉剂敷脐。

2 临床体悟

2.1 决流汤为《傅青主男科》主治水臌方

傅山，字青主，为明末清初医学大家，著有《傅青主女科》《傅青主男科》等传世之作，在当时有"医圣"之名。其中《傅青主女科》是其代表作，而《傅青主男科》亦有很高的临床应用价值。《傅青主男科》共分 25 门，包括伤寒、火证、郁结、虚劳、痰嗽喘证、吐血、臌证、湿证等200余种病证证治。决流汤为其臌证门中治疗水臌病证的方剂，书中记载"此症满身皆水，按之如泥者，是若不急治，水流四肢，不得从膀胱出，则为死症矣，方用决流汤，黑丑、甘遂（各二钱），肉桂（三分），车前（一两），水煎服。一剂水流斗余，二剂痊愈，断勿与三剂也"。傅山以其自身的诊疗经验，为我们提供了一则治疗腹水行之有效的方剂，且该方疗效显著，不得连续使用3剂。

2.2 方证分析

腹水，常见于肝硬化、腹腔肿瘤等疾病的晚期阶段，属中医"臌胀"范畴。傅青主记载以决流汤治疗水臌，显效迅速，"一剂水流斗余，二剂全愈"。若按1两=30克，1钱=3克，1分=0.3克进行古今用量换算，则原方为：黑丑、甘遂（各6克），肉桂（0.9克），车前（60克）。

牵牛子，有黑白两种，分别称为黑丑、白丑，此药汉前未入本草，《名医别录》始载之，宋后始多用者。"牵牛，味苦，寒，有毒。主下气，治脚满水肿，除风毒，利小便。"现代药理研究发现，其有效成分牵牛子苷在肠内遇胆汁及肠液分解出牵牛子素，刺激肠道，增进肠蠕动，具有强烈的泻下作用，大量使用不良反应较多且重[1]。

447

《神农本草经》对甘遂有这样的记载"主大腹疝瘕，腹满，面目浮肿，留饮宿食，破癥积聚，利水谷道。"现代药理研究显示甘遂能刺激肠管，增加肠蠕动，造成峻泻，以生品作用最强，醋制后泻下作用缓和[2-3]。甘遂醇提物具有利尿作用[3]，醋制后利尿作用增强[4]。目前对甘遂的毒性作用研究主要集中在肠道刺激反应以及肝肾中毒性损伤等方面。临床上内服严格控制剂量，多用醋制品；入丸、散剂剂量约0.5~1g；外用适量，生用。

《本草汇言》记载："肉桂，治沉寒痼冷之药也。"其有效成分桂皮油能促进肠运动，排除消化道积气[5]。《神农本草经》记载："车前子，主气癃，止痛，利水道小便，除湿痹。"动物实验表明，车前子的利尿作用显著，与其降低肾髓质水通道蛋白 AQP2 和 AQP1 作用有关 [6]，车前子多糖能够提高小肠推进率，改善胃肠动力，有缓泻作用 [7]。可见决流汤利水途径为：使腹内积水（包括肠内、肠间之水）走肠、走膀胱而去。水停与气阻常互为因果，治疗上常行气药与利水药同时使用，该汤也不例外。参考现今中药内服常规用量，决流汤中除甘遂外，其余三味药均在常规用量范围内。根据傅青主记载决流汤治疗腹水临床有效，但是《中药学》记甘遂临床规范用量为内服每次 0.5~1 g，如按该剂量可能不会有明显的临床效果。如按照决流汤原方剂量，至今尚未有勇气尝试。

上述报道患者为胰腺癌晚期，肿瘤多处转移，病情危重，胸腹水增加明显，给予利尿、补充白蛋白等治疗，其腹胀、呼吸困难改善不明显，患者家属拒绝采用其他创伤性治疗方法，如穿刺抽液、留置引流管。在此，我们根据决流汤原方进行调整：加入冰片 6g，肉桂 6g，变更使用方法，采用粉剂外敷，加冰片、增大肉桂用量以增加透皮作用，促进药物吸收。内服变外用增加用药安全，增强药物疗效。同时嘱患者每日 10 粒红枣，浓煎，当水服用，以顾护正气。

2.3 中西医结合特色

不论中医或西医，对于急危重症患者的临床治疗困难较大，临床死亡率较高。我国古人留有许多治疗危重病案的方药，现代中医医生临床上应用较少，原因与药物的毒副作用、药物的给药方式不利于临床应用有关。

如甘遂导致剧烈呕吐、腹泻，易引起电解质紊乱，其可通过西医补液，纠正电解质紊乱等方式得以解决；如患者正气不足，可补充人血白蛋白得以纠正；如为防止牵牛子、甘遂刺激咽及胃肠黏膜引起呕吐，或导致重症患者出现误吸，可通过胃管给药或空肠给药。对于上述肿瘤晚期患者，水邪较盛，正气虚弱，用峻下逐水药可能会引起脱水、电解质紊乱而进一步伤及正气，笔者认为结合现代医学方法可预防、纠正危重症的发生。因此，结合现代医学技术，可使诸如决流汤之类的中医治疗急危重症的古代方剂得到临床实践的机会，使中医治疗急危重症具有可行性。

主要参考文献

[1] 孙方成 . 牵牛子及其所致的副作用 [J]. 中医杂志 ,1964,05:29.

[2] 聂淑琴，李泽琳，梁爱华，薛宝云，李桂琴，王孝涛 . 炮制对甘遂、牛膝、苦杏仁特殊毒性及药效的影响 [J]. 中国中药杂志 ,1996,03:153-156,190.

[3] 刘艳菊，李水清，夏艺，何冬黎 . 甘遂炮制前后不同极性部位泻下作用的药效研究 [J]. 湖北中医杂志 ,2010,01:77-78.

[4] 曹艳，苏汉文，周志文，成忠皇，方念伯，余尚工 . 甘遂及醋炙甘遂提取物对小鼠的肾脏毒性及利尿作用的研究 [J]. 时珍国医国药 ,2011,11:2711-2712.

[5] 高学敏 . 中药学 [M]. 中国中医药出版社 ,2007,240-241.

[6] 颜升，曾金祥，毕莹，魏娟，王晓云，罗光明，朱继孝，任刚 . 车前子提取物对正常大鼠利尿活性及肾脏水通道蛋白与离子通道的作用 [J]. 中国医院药学杂志 ,2014,12:968-971.

[7] 王东，袁昌鲁，林力，车鑫，陈静 . 车前子多糖对小肠运动障碍小鼠的影响 [J]. 中华中医药学刊 ,2008,06:1188-1189.

图书在版编目（ＣＩＰ）数据

武嫣斐解析急性胰腺炎 / 武嫣斐著 . -- 太原 : 山西科学技术出版社 , 2016.9
ISBN 978-7-5377-5396-8

Ⅰ . ①武… Ⅱ . ①武… Ⅲ . ①急性病－胰腺炎－诊疗 Ⅳ . ① R576

中国版本图书馆 CIP 数据核字 (2016) 第 215648 号

武嫣斐解析急性胰腺炎

出　版　人：	赵建伟
作　　　者：	武嫣斐
责 任 编 辑：	王　璇
责 任 发 行：	阎文凯
封 面 设 计：	岳晓甜

出 版 发 行：	山西出版传媒集团·山西科学技术出版社
	地址：太原市建设南路 21 号　邮编：030012
编辑部电话：	0351-4922134
发 行 电 话：	0351-4922121
经　　　销：	各地新华书店
印　　　刷：	山西人民印刷有限责任公司
网　　　址：	www.sxkjcbs.com
微　　　信：	sxkjcbs

开　　本：	147 mm×210 mm　　1/32　印张：14.625
字　　数：	392 千字
版　　次：	2016 年 11 月第 1 版　2016 年 11 月太原 第 1 次印刷

书　　号：	ISBN 978-7-5377-5396-8
定　　价：	39.00 元

本社常年法律顾问：王葆柯
如发现印、装质量问题，影响阅读，请与发行部联系调换。